· 执业医师资格考试通关系列 ·

中医执业助理医师资格考试
真 题 解 析

（医学综合）

吴春虎　主　编

阿虎医考研究组　组织编写

全国百佳图书出版单位

中国中医药出版社

· 北 京 ·

图书在版编目（CIP）数据

中医执业助理医师资格考试真题解析/吴春虎主编.—北京：中国中医药出版社，2023.1

执业医师资格考试通关系列

ISBN 978 - 7 - 5132 - 7779 - 2

Ⅰ.①中…　Ⅱ.①吴…　Ⅲ.①中医师 - 资格考试 - 题解　Ⅳ.①R2 - 44

中国版本图书馆 CIP 数据核字（2022）第 160623 号

中国中医药出版社出版

北京经济技术开发区科创十三街 31 号院二区 8 号楼

邮政编码　100176

传真　010 - 64405721

河北省武强县画业有限责任公司印刷

各地新华书店经销

开本 787 × 1092　1/16　印张 13.75　字数 430 千字

2023 年 1 月第 1 版　2023 年 1 月第 1 次印刷

书号　ISBN 978 - 7 - 5132 - 7779 - 2

定价　69.00 元

网址　www.cptcm.com

服 务 热 线　010 - 64405510

购 书 热 线　010 - 89535836

维 权 打 假　010 - 64405753

微信服务号　zgzyycbs

微商城网址　https://kdt.im/LIdUGr

官 方 微 博　http://e.weibo.com/cptcm

天猫旗舰店网址　https://zgzyycbs.tmall.com

如有印装质量问题请与本社出版部联系(010 - 64405510)

使 用 说 明

  中医执业助理医师资格考试是评价申请中医执业助理医师资格者是否具备从事医师工作所必需的专业知识与技能的考试。由于重点、难点较多，广大考生在复习考试中感觉困难重重，本考试已成为专业基础较薄弱、信心不足的考生从医之路上一道难以跨越的门槛。

  无论哪个类别的考试，真题无疑都是考生应优先选择的复习资料。考生通过真题，一方面可以检验复习效果，另一方面，也可以巩固知识、了解出题趋向、摸索考点分布。为了帮助考生更好地复习和掌握考试要点，我们广泛征求考生、考试组织者及命题人员等多方面的意见，组织北京中医药大学的优秀博士、硕士研究生（均为一次通过考试者）编写了这本《中医执业助理医师资格考试真题解析》。

  全书内容按 2020 版中医执业助理医师资格考试最新大纲进行梳理，按科目排列，细化到考点，真题与考点相对应，层次清晰，重点明确。考点后标注"★"的，表明该考点为重点、高频考点，高频考点一目了然，以求让考生心中有数，合理安排复习时间。

  所有试题均是全真试题，题后附有正确答案、考点以及解析。解析采取了选项解析法，除了帮助考生掌握正确答案的含义外，还尽可能地对干扰选项进行分析，使考生能够举一反三，触类旁通，尤其适合基础薄弱、时间紧迫的考生。

  书中收录了原卷真题 1500 道，其中以近十年的真题为主，以使考生能更好地了解考试动向，把握考试脉搏，从而使考生更有针对性地进行重点复习、提高成绩，顺利通过考试。

目　　录

中医基础理论

【A1 型题】

1. 中医理论体系的主要特点是

  A. 阴阳五行和脏腑经络

  B. 五脏为中心的整体观

  C. 望闻问切和辨证论治

  D. 整体观念和辨证论治

  E. 辨证求因和审因论治

  考点：中医学理论体系的主要特点★

  解析：中医理论体系是经过长期临床实践，在中国古代哲学的指导下逐步形成的，其主要特点是整体观念和辨证论治。其余选项均为这一特点的具体体现。故本题选 D。

2. 下列哪项属于中医学的基本特点

  A. 同病异治

  B. 异病同治

  C. 审因论治

  D. 辨证论治

  E. 标本同治

  考点：中医学理论体系的主要特点★

  解析：参见 1 题。故本题选 D。

3. 下列体现"证"的内在本质的是

  A. 病位

  B. 病性

  C. 病势

  D. 病因

  E. 病机

  考点：辨证论治★

  解析：证，是疾病过程中某一阶段或某一类型的病理概括，一般由一组相对固定的、有内在联系的、能揭示疾病某一阶段或某一类型病变本质的症状和体征构成。证是病机的外在反映；病机是证的内在本质。故本题选 E。

4. 依据精气学说，精的概念的起源是

  A. 水地说

  B. 云气说

  C. 阴阳说

  D. 五行说

  E. 天气说

  考点：精的概念

  解析：精，又称精气，在中国古代哲学中，一般泛指气，是一种充塞宇宙之中的无形（指肉眼看不见形质）而运动不息的极细微物质，是构成宇宙万物的本原；在某些情况下专指气中的精粹部分，是构成人类的本原。精的概念源于"水地说"，气的概念源于"云气说"。故本题选 A。

5. 在中医理论中，能体现生死过程的是

  A. 气的聚散

  B. 气的升降

  C. 气的出入

  D. 气的运动

  E. 气的转化

  考点：天地精气化生为人

  解析：人为宇宙万物之一，宇宙万物皆由精气构成，是由天地阴阳精气交感聚合而化生。人类与宇宙中的他物不同，不仅有生命，还有精神活动，故由"精气"，即气中的精粹部分所化生。气聚则成形，气散则形亡，人的生死过程，也就是气的聚散过程。故本题选 A。

6. 以昼夜分阴阳，则前半夜为

  A. 阴中之阳

  B. 阳中之阴

  C. 阳中之至阳

  D. 阴中之阴

  E. 阴中之至阴

  考点：事物阴阳属性的相对性

  解析：阴阳相对性可表现为阴阳中复有阴阳。昼为阳，夜为阴。白天上午为阳中之阳，下午为阳中之阴；夜间前半夜为阴中之阴，后半夜为阴中之阳。故本题选 D。

7. "阴阳离决，精气乃绝"所反映的阴阳关

系是

A. 互根互用

B. 相互交感

C. 对立制约

D. 消长平衡

E. 相互转化

考点：阴阳互根互用★

解析：阴阳互根，指一切事物或现象中相互对立的阴阳两个方面，具有相互依存，互为根本的关系。如果由于某些原因，阴和阳之间的互根关系遭到破坏，就会导致"孤阴不生，独阳不长"，甚则"阴阳离决，精气乃绝"而死亡。阴阳互用，指阴阳双方具有相互资生、促进和助长的关系。《素问·阴阳应象大论》说："阴在内，阳之守也；阳在外，阴之使也。"故本题选 A。

8. "阴中求阳，阳中求阴"治法的理论依据是

A. 阴阳协调平衡

B. 阴阳对立制约

C. 阴阳互根互用

D. 阴阳相互转化

E. 阴阳互为消长

考点：阴阳互根互用★

解析：阴阳互根是指一切事物或现象中相互对立着的阴阳两方面，具有互相依存，互为根本的关系。互用是指阴阳双方不断地资生、促进和助长对方。根据这一原则，治疗阳偏衰时，扶阳剂中适当佐以滋阴药，使"阳得阴助而生化无穷"；治疗阴偏衰时，滋阴药中适当佐以扶阳剂，使"阴得阳生而源泉不竭"。此即"阴中求阳，阳中求阴"。故本题选 C。

9. "寒极生热，热极生寒"主要说明的是

A. 阴阳平衡

B. 阴阳对立

C. 阴阳消长

D. 阴阳互根

E. 阴阳转化

考点：阴阳的转化

解析：阴阳转化，是指一事物的总体属性在一定条件下，可以向其相反的方向转化。阴阳双方的消长运动发展到一定阶段，事物内部阴与阳的比例出现了颠倒，该事物的属性即发生转化。阴阳相互转化，一般都产生于事物发展变化的"物极"阶段，即所谓"物极必反"。其余四项阴阳相互关系均不能达到阴阳相互转化，不能形成"寒极生热，热极生寒"。故本题选 E。

10. "重阴必阳"所体现的阴阳关系是

A. 阴阳交感

B. 阴阳互根

C. 阴阳对立

D. 阴阳消长

E. 阴阳转化

考点：阴阳的转化★

解析：阴阳的转化是需要一定条件的。所谓物极必反，这个"极"或"重"就是阴阳转化所必须的条件，阴有了"重"这个条件就会转化为阳。故本题选 E。

11. 阴中之至阴的脏是

A. 心

B. 肝

C. 脾

D. 肺

E. 肾

考点：阴阳学说在组织结构和生理功能方面的应用★

解析：心为阳中之阳；肝为阴中之阳；脾为阴中之至阴；肺为阳中之阴；肾为阴中之阴。故本题选 C。

12. 阴中之阴的脏是

A. 肝

B. 心

C. 脾

D. 肺

E. 肾

考点：阴阳学说在组织结构和生理功能方面的应用★

解析：参见 11 题。故本题选 E。

13. 泻南补北法的理论基础是

A. 五行相克

B. 五行制化

C. 五行相生

D. 五行相乘

E. 五行相侮

考点：五行学说在疾病治疗方面的应用

解析：依据五行相克规律确定的治法，常用的有抑木扶土法、培土制水法、佐金平木法和泻南补北法四种。依据五行相生规律确定的治法，常用的有滋水涵木法、益火补土法、培土生金法和金水相生法四种。故本题选 A。

14. 下述说法，哪一项不是"金"的特性

A. 从革

B. 沉降

C. 肃杀

D. 寒凉

E. 收敛

考点：五行的特性

解析："金曰从革"，"从革"是指"变革"的意思，引申为具有沉降、肃杀、收敛等性质或作用的事物，都归属于金。"木曰曲直"，凡具有生长、升发、条达、舒畅等性质或作用的事物，都归属于木。"火曰炎上"，凡具有温热、上升、光明等性质或作用的事物，都归属于火。"土爰稼穑"，凡具有生化、承载、受纳等性质或作用的事物，都归属于土。"水曰润下"，凡具有滋润、下行、寒凉、闭藏等性质或作用的事物，都归属于水。所以 D 应属于水。故本题选 D。

15. 下列归属五行之"土"的是

A. 目

B. 舌

C. 口

D. 鼻

E. 耳

考点：事物与现象的五行归类 ★

解析：人体五官的五行归属为目属木、舌属火、口属土、鼻属金、耳属水。故本题选 C。

16. 下列不按五行相生顺序排列的是

A. 呼、笑、歌、哭、呻

B. 筋、脉、肉、皮、骨

C. 青、赤、黄、白、黑

D. 角、徵、商、宫、羽

E. 酸、苦、甘、辛、咸

考点：事物与现象的五行归类 ★

解析：五脏中的肝、心、脾、肺、肾分别对应五音中的角、徵、宫、商、羽。故本题选 D。

17. 下列说法错误的是

A. 木为水之子

B. 水为金之子

C. 金为木之所胜

D. 土为水之所不胜

E. 金为水之母

考点：五行相生与相克

解析：五行相生次序：木生火，火生土，土生金，金生水，水生木。"生我"者为母，"我生"者为子。五行相克次序：木克土，土克水，水克火，火克金，金克木。"克我"者为"所不

胜"，"我克"者为"所胜"。故本题选 C。

18. 土不足时，木对土的过度制约，属于

A. 相克

B. 相乘

C. 相侮

D. 母病及子

E. 子病犯母

考点：五行相乘与相侮 ★

解析：五行相乘指五行中某一行对其所胜一行的过度克制，原因有"太过""不及"两方面。次序为：木乘土，土乘水，水乘火，火乘金，金乘木。五行相侮指五行中某一行对其所不胜一行的反向克制，原因有"太过""不及"两方面。次序为：木侮金，金侮火，火侮水，水侮土，土侮木。故本题选 B。

19. 属于"子病犯母"的是

A. 肾病及肝

B. 肺病及肾

C. 脾病及心

D. 肝病及心

E. 脾病及肺

考点：五行的母子相及 ★

解析：子行亢盛，引起母行亦亢盛，结果是子母两行皆亢盛，一般称为"子病犯母"。心属火、肝属木、脾属土、肺属金、肾属水。从选项来看只有 C 项前者为"子"，后者为"母"（火生土）。故本题选 C。

20. 五脏的生理特点是

A. 满而不能实

B. 化生和贮藏精气

C. 传化物而不藏

D. 实而不能满

E. 中空而贮藏精气

考点：五脏、六腑、奇恒之腑的分类

解析：五脏内部组织相对充实，共同生理特点是化生和贮藏精气；六腑多呈中空的囊状或管腔形态，共同生理特点是受盛和传化水谷。故本题选 B。

21. 下列有关五脏生理功能及特点的表述，错误的是

A. 化生精气

B. 贮藏精气

C. 藏精气而不泻

D. 满而不能实

E. 泻而不能藏

考点：五脏、六腑、奇恒之腑的分类

解析：五脏共同的生理特点是化生和贮藏精气。六腑共同的生理特点是受盛和传化水谷。"所谓五脏者，藏精气而不泻也，故满而不能实；六腑者，传化物而不藏，故实而不能满也。"故本题选 E。

22. 下列各项，属心生理功能的是

A. 主藏气

B. 主藏神

C. 主藏血

D. 主藏精

E. 主藏津

考点：心的生理功能

解析：心的主要生理功能是主血脉，主藏神。心主血脉是指心气推动和调控血液在脉道中运行，流注全身，发挥营养和滋润作用。心主血脉包括主血和主脉两个方面。心藏神，指心统帅人体生命活动和主宰意识、思维等精神活动的功能。故本题选 B。

23. 心脏的正常搏动，主要依赖于

A. 心神

B. 心血

C. 心阴

D. 心阳

E. 心气

考点：心的生理功能

解析：心主血脉，只有心气推动和调控血液在脉管中正常运行，流注全身，才能濡养五脏六腑。心气充足，血液流行，心脏得以正常搏动。心神可以主宰人体五脏六腑、形体官窍的一切生理活动和人体精神意识思维活动；心血要经心气的推动才能正常运行，维持心脏正常搏动；心阳有促进心的活动，升散、兴奋和温煦作用；心阴有促进心的宁静、内守，抑制与制约阳热的作用。故本题选 E。

24. 称"心为五脏六腑之大主"的根据是

A. 心开窍于舌，其华在面

B. 心主身之血脉

C. 心主神志

D. 心者，生之本

E. 心为火脏

考点：心的生理功能 ★

解析：心藏神，又称主神明或主神志，具有主宰人体五脏六腑、形体官窍的一切生理活动和人体精神意识、思维活动的功能。故《素

问·灵兰秘典论》说："心者，君主之官也，神明出焉。"无论生理活动还是心理活动，都是五脏六腑尤其是五脏共同完成的，都是人体的生命活动。在这些生命活动中，心起着主宰作用，故历代医家皆称心为人身之君主，五脏六腑之大主。故本题选 C。

25. 肺的主行水主要依赖于

A. 主气

B. 司呼吸

C. 朝百脉

D. 主宣发肃降

E. 输精于皮毛

考点：肺的生理功能 ★

解析：肺主行水，是指肺的宣发和肃降运动对体内津液的输布、运行和排泄有疏通和调节作用。通过肺的宣发，能使水液布散全身，外达皮毛，代谢后以汗的形式排泄；通过肺的肃降，使水液生成尿液排出体外。若宣发与肃降失职，则可见水液代谢障碍，故肺的通调水道功能主要依赖于肺的宣发与肃降。故本题选 D。

26. "肺主一身之气"取决于

A. 主宣发

B. 主肃降

C. 通调水道

D. 主行水

E. 主呼吸

考点：肺的生理功能

解析：肺主气：指肺为五脏中与气关系最密切的内脏，亦指肺对全身气机的调节作用。《素问·五脏生成》说："诸气者，皆属于肺。"肺主呼吸，是指肺是气体交换的场所。通过肺的呼吸作用，不断吸进清气，排出浊气，吐故纳新，实现机体与外界环境的气体交换。可见，肺主气主要取决于肺司呼吸的功能。故本题选 E。

27. 肺主一身之气的生理基础是

A. 贯注心脉

B. 宣发卫气

C. 吸精排浊

D. 生成宗气

E. 朝汇百脉

考点：肺的生理功能 ★

解析：肺主一身之气，指肺有主司一身之气的生成和运行的作用。一身之气主要由先天之气和后天之气构成。宗气属后天之气，由肺吸入的自然界清气，与脾胃运化的水谷之精所化生的谷

气相结合而生成。<u>故本题选 D</u>。

28. 温分肉，充皮肤，肥腠理，司开合的脏腑是
　　A. 肝
　　B. 心
　　C. 脾
　　D. 肺
　　E. 肾
　　考点：肺的生理特性
　　解析：肺气宣发，是肺气向上向外的布散运动，主要表现为：①呼出体内浊气；②将脾所转输来的津液和部分水谷精微上输头面诸窍，外达全身皮毛肌腠；③宣发卫气于皮毛肌腠，以温分肉，充皮肤，肥腠理，司开合，将代谢后的津液化为汗液，并控制和调节其排泄。<u>故本题选 D</u>。

29. 脾气统摄血液，体现了
　　A. 气的推动作用
　　B. 气的温煦作用
　　C. 气的防御作用
　　D. 气的固摄作用
　　E. 气的中介作用
　　考点：脾的生理功能
　　解析：脾主统血指脾气具有统摄、控制血液在脉中正常运行而不逸出脉外的作用。脾气统摄血液，实际上是气的固摄作用的体现。脾气是一身之气分布到脾脏的部分，一身之气充足，脾气必然充盛；而脾气健运，一身之气自然充足。气足则能摄血，故脾统血与气摄血是统一的。<u>故本题选 D</u>。

30. "气血生化之源"是指
　　A. 心
　　B. 肺
　　C. 肝
　　D. 脾
　　E. 肾
　　考点：脾的生理功能
　　解析：脾主运化，饮食的消化及精微物质的吸收、传输都由脾所主。脾气将饮食化为水谷精微，为化生精、气、血、津液提供充足的原料，故称脾为"后天之本""气血生化之源"。<u>故本题选 D</u>。

31. 情绪与肝有关是因为
　　A. 肝能藏血和调节血量
　　B. 肝主升发
　　C. 肝主疏泄能调节情志

　　D. 肝能调节女子月经和男子排精
　　E. 肝为刚脏
　　考点：肝的生理功能
　　解析：肝主气机疏泄，能调节情志，情绪活动与肝有关。<u>故本题选 C</u>。

32. 在肝主疏泄的各种作用中，最根本的是
　　A. 调畅情志
　　B. 促进消化
　　C. 调畅气机
　　D. 调节血量
　　E. 疏通水道
　　考点：肝的生理功能
　　解析：肝主疏泄指肝气具有疏通、畅达全身气机的作用。肝的疏泄功能正常，则气的运动疏散通畅，血的运行和津液的输布也随之畅通无阻。如果肝失疏泄，则气的升发不足，气机的疏通和发散不力，因而气行郁滞，气机不畅，出现胸胁、少腹等胀痛不适。<u>故本题选 C</u>。

33. 机体的生长发育主要取决于
　　A. 血液的营养
　　B. 津液的滋润
　　C. 水谷精微的充养
　　D. 肾中精气的充盈
　　E. 脾气的升清
　　考点：肾的生理功能 ★
　　解析：肾的主要生理功能是藏精，主生长、发育与生殖。精气是构成人体的基本物质，是人体生长发育及各种功能活动的物质基础。肾对于精气的闭藏储存，主要是为精气在体内能充分发挥其应有的生理效应创造良好条件，影响机体的生长、发育和生殖能力。<u>故本题选 D</u>。

34. 与髓海空虚关系最密切的脏器是
　　A. 肝
　　B. 脾
　　C. 肺
　　D. 大肠
　　E. 肾
　　考点：肾的生理功能
　　解析：肾主骨生髓，上通于脑，脑又称髓海，故髓海空虚主要与肾的功能相关。<u>故本题选 E</u>。

35. 对全身水液的调节起着主宰作用的是
　　A. 胃的游溢精气
　　B. 肺的通调水道
　　C. 脾的运化水液

D. 肾的蒸腾气化

E. 肝的疏泄条达

考点：肾的生理功能★

解析：肾主水液，主要是指肾中精气的气化作用，对于体内津液的输布和排泄，维持体内津液代谢的平衡，起着极为重要的调节作用。所以《素问·逆调论》说："肾者水脏，主津液。"肾中精气的蒸腾气化主宰着整个津液的代谢，肺、脾等内脏对津液的气化均依赖肾中精气的蒸腾气化。故本题选 D。

36. 关系表现在血液生成和血液运行方面的两脏是

A. 肝与脾

B. 脾与肾

C. 心与肝

D. 心与脾

E. 心与肺

考点：心与脾的关系

解析：脾主运化而为气血生化之源，水谷精微经脾转输至心肺，贯注于心脉而化赤为血。心主血脉，心血养脾以维持其运化功能。血液在脉中正常运行，既有赖于心气的推动，又依靠脾气的统摄，心主行血与脾主统血共同维持着血液的正常运行。故本题选 D。

37. 下列各项，与血液和神志关系最密切的是

A. 心与肾

B. 心与脾

C. 心与肺

D. 心与肝

E. 肝与肾

考点：心与肝的关系

解析：人体的血液化生于脾，贮藏于肝，通过心以运行全身。人的精神、意识和思维活动，虽由心所主，但与肝的疏泄功能亦密切相关。所以与血液和神志关系最密切的是心和肝。故本题选 D。

38. 相互关系表现为"精神互用，君相安位"特点的是

A. 肝与脾

B. 心与肝

C. 肝与肾

D. 心与肾

E. 脾与肾

考点：心与肾的关系★

解析：心与肾在生理上的联系，主要表现为

"心肾相交"，从水火既济、精神互用、君相安位来阐发。肝与脾主要表现在疏泄与运化的相互为用、藏血与统血的相互协调关系。心与肝主要表现在行血与藏血以及精神调节两个方面。肝与肾有"肝肾同源""乙癸同源"之称，主要表现在精血同源、藏泄互用以及阴阳互滋互制等方面。脾与肾主要表现在先天与后天的互促互助关系和水液代谢方面的关系。故本题选 D。

39. 在调节女子月经和男子排精方面有密切关系的两脏是

A. 心与脾

B. 肝与肾

C. 心与肾

D. 脾与肾

E. 肝与脾

考点：肝与肾的关系★

解析：肝主疏泄，肾主封藏，二者之间存在着相互为用、相互制约的关系。肝气疏泄可促使肾气封藏有度，肾气闭藏可防肝气疏泄太过。疏泄与封藏，相反而相成，从而调节女子的月经来潮、排卵和男子的排精。故本题选 B。

40. 在血的生成中起主要作用的两脏是

A. 心、肺

B. 肺、脾

C. 肝、脾

D. 肾、脾

E. 心、脾

考点：脾与肾的关系★

解析：肾藏精，源于父母的先天之精以及机体从食物中摄取的营养成分和脏腑代谢所化生的精微物质皆藏于肾，这为血的生成提供了本源。脾主运化，可将精微物质转化成血液散布全身。肾、脾、心主血脉，可推动血液在全身运行；肺朝百脉，可使血液在此会聚，进行体内外清浊之气交换后再通过百脉输送到全身；肝藏血，具有储藏血液、调节血量及防止出血的功能。综上，与血液生成有关的只有肾和脾。故本题选 D。

41. "罢极之本"对应五体的

A. 筋

B. 脉

C. 肉

D. 皮

E. 骨

考点：五脏与五体的关系

解析：肝在体合筋：筋依赖肝血的濡养。肝血充足，筋得其养，才能运动灵活而有力，能耐受疲劳，并能较快地解除疲劳，故称肝为"罢极之本"。心在体合脉，脾在体合肉，肺在体合皮，肾在体合骨，生髓。故本题选 A。

42. 根据藏象理论，肝其华在

A. 面

B. 爪

C. 唇

D. 毛

E. 发

考点：五脏的外华

解析：心其华在面；肝其华在爪；脾其华在唇；肺其华在毛；肾其华在发。故本题选 B。

43. 依据五脏和五液的关系，在液为汗的脏是

A. 心

B. 肝

C. 脾

D. 肺

E. 肾

考点：五脏与五液的关系

解析：五脏与五液的关系：心在液为汗，肺在液为涕，脾在液为涎，肝在液为泪，肾在液为唾。故本题选 A。

44. 五脏与时令季节相适应，肺气通应的是

A. 春

B. 夏

C. 秋

D. 冬

E. 长夏

考点：五脏与季节的关系

解析：五脏和自然界的四时阴阳相通应。心气通于夏，肺气通于秋，脾气与四时之外的"长夏"（夏至与处暑）相通应，肝气通于春，肾气通于冬。故本题选 C。

45. 既是六腑，又是奇恒之腑者是

A. 胆

B. 胃

C. 大肠

D. 小肠

E. 三焦

考点：胆的生理功能★

解析：六腑，即胆、胃、大肠、小肠、膀胱、三焦的总称。其生理功能是腐熟、消化饮食物，传化糟粕。奇恒之腑包括脑、髓、骨、脉、

胆、女子胞，形态中空与腑相似，在功能上却不是饮食物消化排泄的通道，但又贮藏精气，与脏的生理功能特点相似。胆的主要生理功能是贮存和排泄胆汁，胆汁直接有助于饮食物的消化，故为六腑之一；但是胆本身无传化饮食物的生理功能，且藏精汁，又属奇恒之腑。故本题选 A。

46. "水谷之海"是指

A. 胆

B. 脾

C. 大肠

D. 小肠

E. 胃

考点：胃的生理功能★

解析：胃主受纳、腐熟水谷。饮食入口，经过食管，容纳于胃，故称胃为"太仓""水谷之海"。故本题选 E。

47. 下列各项，属胃的生理功能的是

A. 主运化水谷

B. 主受纳腐熟

C. 主受盛化物

D. 主泌别清浊

E. 主传输降浊

考点：胃的生理功能★

解析：胃的主要生理功能是主受纳和腐熟水谷，有"太仓""水谷之海"之称。胃主受纳水谷，指胃气具有接受和容纳饮食水谷的功能。胃主腐熟水谷，指胃气将饮食物初步消化，并形成食糜的功能。故本题选 B。

48. 胃的特性是

A. 喜燥

B. 喜满

C. 喜润

D. 喜升

E. 喜运

考点：胃的生理特性★

解析：胃的特性是喜润恶燥。故本题选 C。

49. 下列具有"喜润恶燥"生理特性的是

A. 肾

B. 脾

C. 胃

D. 小肠

E. 大肠

考点：胃的生理特性★

解析：参见48题。故本题选 C。

50. 被称为"受盛之官"的是

A. 胆

B. 胃

C. 小肠

D. 大肠

E. 三焦

考点：小肠的生理功能★

解析：小肠为"受盛之官"。胆为"中正之官"；胃为"受纳之官"；大肠为"传导之官"；膀胱为"州都之官"；三焦为"决渎之官"。故本题选 C。

51. 下列哪项是小肠的功能

A. 主受盛

B. 主运化

C. 主传化

D. 主受纳

E. 主腐熟水谷

考点：小肠的生理功能★

解析：小肠的生理功能为受盛化物，泌别清浊。主运化、主传化为脾的生理功能；主受纳、主腐熟水谷为胃的生理功能。故本题选 A。

52. 具有"汇聚水液"生理功能的是

A. 小肠

B. 大肠

C. 膀胱

D. 三焦

E. 脾胃

考点：膀胱的生理功能

解析：膀胱的生理功能：汇聚水液；贮存和排泄尿液。小肠的生理功能：受盛化物；泌别清浊；主液。大肠的生理功能：传化糟粕；主津。三焦的生理功能：疏通水道，运行津液；通行诸气。故本题选 C。

53. 三焦的生理功能是

A. 通行元气

B. 传化水谷

C. 化生精气

D. 调畅气机

E. 宣发肃降

考点：三焦的生理功能

解析：三焦主通行元气，运行水液。D 为肝的生理功能；E 为肺的生理功能。B、C 两项则是多个脏腑协同完成的。故本题选 A。

54. 三焦被称为"孤腑"的原因是

A. 无表里配合

B. 形态似腑功能似脏

C. 有名而无形

D. 十二脏腑中惟它最大

E. 总司人体气机与气化

考点：三焦的生理特性

解析：《灵枢·本输》："三焦者……属膀胱，是孤之腑也。"张景岳注："于十二脏之中，惟三焦独大，诸脏无与匹者，故名曰是孤之腑也。"三焦是十二脏腑中最大的腑，称为"孤腑"。故本题选 D。

55. 全身气机升降的枢纽为

A. 心、肾

B. 肝、肺

C. 脾、肾

D. 脾、胃

E. 肝、肾

考点：脾与胃的关系★

解析：脾胃位于人体中焦，上有心肺，下临肝肾，是气机升降的中间场所。上升之气，经脾胃输于上，下降之气，经脾胃行于下，使整个机体的气机得以循环。同时，脾主升清，以升为顺；胃主通降，以降为和。脾胃这一升一降的生理作用，使全身气机循环更加调畅。故本题选 D。

56. 脏与腑的关系中，体现"升降相因"关系的是

A. 肝与胆

B. 脾与胃

C. 肺与大肠

D. 心与小肠

E. 肾与膀胱

考点：脾与胃的关系★

解析：参见 55 题。故本题选 B。

57. 人体"髓之海"指的是

A. 脑

B. 肾

C. 骨

D. 肝

E. 胃

考点：脑的生理功能★

解析：脑位于头部的颅腔之内，为髓汇聚之处，故《灵枢·海论》说："脑为髓之海"。肾者，作强之官，伎巧出焉。肝者，将军之官，谋虑出焉。胃有"太仓""水谷之海"之称。故本题选 A。

58. "元神之府"指的是

A. 心

B. 肾

C. 脑

D. 头

E. 肝

考点：脑的生理功能★

解析：脑的功能与五脏相关。人之灵机记性、思维语言、视、听、嗅等均为脑所主，故称脑为"元神之府"，脑为人体生命活动的中枢。故本题选 C。

59. 生理病理统归于心而分属于五脏的奇恒之腑是

A. 脑

B. 髓

C. 骨

D. 脉

E. 胆

考点：脑与脏腑精气的关系

解析：脑的功能与五脏相关。人之灵机记性、思维语言、视、听、嗅等均为脑所主，脑为人体生命活动的中枢。人的精神、意识和思维活动，属于大脑的生理功能，是大脑对外界事物的反映。这在中医文献中早有明确论述。但藏象学说则将人的精神、意识和思维活动不仅归属于五脏，而且主要归属于心的生理功能。病理亦是如此。故本题选 A。

60. 与气的生成密切相关的脏是

A. 心、肝、脾

B. 肺、肾、肝

C. 肺、脾、肾

D. 肝、脾、肾

E. 心、肺、肾

考点：人体之气的生成★

解析：人体的气来源于先天之精气，水谷之气和存在于自然界的清气。先天精气依赖于肾藏精气的作用，水谷之精气依赖于脾胃的运化功能，存在于自然界的清气依赖于肺的呼吸功能才能吸入。故与气的生成密切相关的脏为肾、脾和肺。故本题选 C。

61. 下列气的作用，能维持人体正常体温恒定的是

A. 推动

B. 温煦

C. 防御

D. 固摄

E. 气化

考点：人体之气的功能

解析：气具有推动与调控、温煦与凉润、防御、固摄、中介作用。温煦作用指阳气气化生热，温煦人体。人的体温需要气的温煦作用来维持恒定。故本题选 B。

62. 下列各项，与机体易感外邪的原因有关的是

A. 气推动的功能减弱

B. 气温煦的功能减弱

C. 气营养的功能减弱

D. 气固摄的功能减弱

E. 气防御的功能减弱

考点：人体之气的功能

解析：气的防御作用可体现为护卫肌表，抵御外邪，祛除侵入人体内的病邪。气防御的功能减弱，则易使机体感受外邪。故本题选 E。

63. 下列气的生理功能，能控制汗液、唾液等液态物质分泌、排泄的是

A. 推动作用

B. 固摄作用

C. 防御作用

D. 气化作用

E. 中介作用

考点：人体之气的功能

解析：固摄作用，指气对体内血、津液、精等液态物质的固护、统摄和控制作用，防止其无故流失，保证它们发挥正常的生理功能。气的固摄作用表现为：统摄血液，使其在脉中正常运行，防止其逸出脉外；固摄汗液、尿液、唾液、胃液、肠液，控制其分泌量、排泄量，使之有度而规律地排泄，防止其过多排出及无故流失；固摄精液，防止其妄泄。故本题选 B。

64. 气的固摄作用主要表现在

A. 维持血液在脉管内运行

B. 维持体内水液代谢的相对平衡

C. 维持脏腑组织器官位置的稳定

D. 维持胎儿在胞宫内的安定和正常发育

E. 维持体温的正常恒定

考点：人体之气的功能★

解析：参见 63 题。故本题选 A。

65. 人体生命活动的原动力是

A. 宗气

B. 营气

C. 元气

D. 卫气

E. 中气

考点：人体之气的分类★

解析：宗气：由肺吸入的清气与脾胃化生的水谷精气结合而成，聚于胸中。营气：行于脉中，具有营养作用之气。元气：人体中最基本、最重要的气，是人体生命活动的原动力，又称"真气"。卫气：卫有"卫护""保卫"之义，是行于脉外之气。中气：泛指中焦脾胃之气。故本题选C。

66. 具有行气血作用的气是

A. 元气

B. 宗气

C. 营气

D. 卫气

E. 脏腑之气

考点：人体之气的分类★

解析：宗气聚于两乳之间的膻中（又称气海）。走息道而行呼吸，凡语言、声音、呼吸皆与宗气有关。同时宗气贯心脉以行气血，有维持气血运行、维持心脏运动、维持肢体体温与活动能力的作用。故本题选B。

67. 营气的作用是

A. 营养全身

B. 推动人体的生长发育

C. 走息道而行呼吸

D. 护卫肌表，防御外邪入侵

E. 调节腠理开合

考点：人体之气的分类

解析：营气，是血脉中具有营养作用的气。因其富于营养，故称为营气。由于营气行于脉中，而又能化生血液，故常"营血"并称。营气与卫气相对而言，一属阴，一属阳，所以又称为"营阴"。故本题选A。

68. 生成血液的基本物质是

A. 肺之津

B. 肝之阴

C. 心之阴

D. 胃之津液

E. 水谷之精

考点：血的生成

解析：《灵枢·决气》指出："中焦受气取汁，变化而赤，是谓血。"此即是说明中焦脾胃受纳运化饮食水谷，吸取其中的精微物质，即所谓"汁"，其中包含营气和津液，二者进入脉中，变化而成红色的血液。因此，由水谷之精化

生的营气和津液是化生血液的主要物质，也是血液的主要构成成分。故本题选E。

69. 与血液生成无直接关系的是

A. 脾

B. 肺

C. 胃

D. 心

E. 肝

考点：血的生成

解析：脾胃是血液生化之源。心肺对血液的生成起重要作用。肾藏精，精生髓，精髓是化生血液的基本物质之一。肝藏血，而对血的生成无直接作用。故本题选E。

70. 藏失统摄而致出血的两脏是

A. 心、脾

B. 肝、脾

C. 肺、脾

D. 心、肺

E. 肝、肾

考点：血的运行

解析：肝能藏血和调节血量，肝藏血的功能异常可导致女子月经异常。脾统血，控制血液不溢出脉外。肝不藏血、脾不统血可导致藏失统摄而致出血。故本题选B。

71. 下列各项，不属津布散部位的是

A. 皮肤

B. 肌肉

C. 孔窍

D. 血脉

E. 脑髓

考点：津液的基本概念★

解析：津液是人体一切正常水液的总称，包括各脏腑组织的内在体液及正常的分泌物。津与液的区别：性质清稀，流动性大，主要布散于体表皮肤、肌肉和孔窍等部位，并渗入血脉，起滋润作用者，称为津；其性较为稠厚，流动性小，灌注于关节、脏腑、脑、髓等组织，起濡养作用者，称为液。故本题选E。

72. 对关节起润泽和滑利作用的主要是

A. 精

B. 气

C. 血

D. 津

E. 液

考点：津液的基本概念★

解析：参见 71 题。故本题选 E。

73. 与津液生成关系密切的脏腑是
　　A. 脾、胃、小肠、大肠
　　B. 肺、肾、三焦、大肠
　　C. 胃、肾、小肠、大肠
　　D. 心、肺、膀胱、小肠
　　E. 脾、肺、小肠、膀胱
　　考点：津液的生成

解析：津液的生成取决于如下两方面的因素：其一是充足的水饮类食物，这是生成津液的物质基础；其二是脏腑功能正常，特别是脾胃、大小肠的功能正常。故本题选 A。

74. 下列各项与津液的代谢关系最为密切的是
　　A. 脾、胃、肾
　　B. 心、脾、肾
　　C. 肝、脾、肾
　　D. 肺、脾、肾
　　E. 肺、肝、肾
　　考点：津液的生成输布与排泄

解析：津液的代谢包括津液的生成、输布和排泄。津液的生成依赖于脾胃对饮食物的运化功能。津液的输布依赖脾散精和肺通调水道的功能。津液的排泄主要依靠汗液、尿液和呼吸排出的水汽。津液的运行主要依赖肾的蒸腾气化作用。可见，津液维持代谢平衡依赖于气和诸多脏腑一系列生理功能的协调平衡，其中尤以肺、脾、肾之脏的生理功能起着主要的调节平衡作用。故本题选 D。

75. 《灵枢·本神》所言"因志而存变"谓之
　　A. 志
　　B. 智
　　C. 虑
　　D. 意
　　E. 思
　　考点：人体之神的分类

解析：《灵枢·本神》："心有所忆谓之意，意之所存谓之志，因志而存变谓之思，因思而远慕谓之虑，因虑而处物谓之智。"故本题选 E。

76. 依据气能生血理论确立的治疗方法是
　　A. 治疗血虚常配用补气药
　　B. 治疗津亏常配用补气药
　　C. 治疗出血常配用补气药
　　D. 治疗血瘀常配用补气、行气药
　　E. 治疗痰饮常配用补气、行气药
　　考点：气与血的关系★

解析：气能生血是指气的运动变化是血液生成的动力。气为阳，血为阴，气能生血，血能载气。根据阳生阴长的理论，血虚之重证，于补血方内常配入补气药物，可收补气生血之效。故本题选 A。

77. 血能养气指的是
　　A. 气的充盛和功能的发生离不开血的濡养
　　B. 血能生气
　　C. 血能行气
　　D. 血能载气
　　E. 气能行血
　　考点：气与血的关系★

解析：血能养气即血能化气，包括两方面含义：其一，血中蕴含的清气和水谷精气在必要的时候释放出来以供机体所需；其二，血营养脏腑，使化气功能活跃并促使气的各项功能运行。故本题选 A。

78. "津血同源"的理论依据是
　　A. 同为营气化生
　　B. 同为元气化生
　　C. 同为宗气化生
　　D. 同为水谷精微化生
　　E. 可属阴液，生理功能相同
　　考点：精、血、津液之间的关系

解析：津液和血液同源于水谷精微，二者之间可相互资生，相互转化，所以，有"津血同源"之说。故本题选 D。

79. "夺血者无汗"的生理基础是
　　A. 精血同源
　　B. 津血同源
　　C. 乙癸同源
　　D. 肝肾同源
　　E. 心脾同源
　　考点：精、血、津液之间的关系★

解析：运行于脉中的血液，渗于脉外便化为有濡润作用的津液。当血液不足时，可导致津液的病变。失血过多时，脉外之津液渗入脉中以补偿血容量的不足，因而导致脉外津液不足，出现口渴、尿少、皮肤干燥等表现。历代医家有"夺血者无汗""衄家不可发汗""亡血家，不可发汗"之说。故本题选 B。

80. 手三阳经与足三阳经交接的部位是
　　A. 四肢部
　　B. 肩胛部
　　C. 头面部

D. 胸部

E. 背部

考点：十二经脉的交接规律★

解析：阳经与阳经交接：同名的手足三阳经在头面相交接。如手足阳明经皆通于鼻，手足太阳经皆通于目内眦，手足少阳经皆通于目外眦。故本题选 C。

81. 分布于外侧前缘的经脉是

A. 手少阴心经

B. 手阳明大肠经

C. 手厥阴心包经

D. 手少阳三焦经

E. 手太阳小肠经

考点：十二经脉的分布规律★

解析：手经循行于上肢，足经循行于下肢；阳经循行于四肢外侧，阴经循行于四肢内侧；分布于四肢内侧前缘的称太阴经；分布于四肢内侧中间的称厥阴经；分布于四肢内侧后缘的称少阴经；分布于四肢外侧前缘的称阳明经；分布于四肢外侧中间的称少阳经；分布于四肢外侧后缘的称太阳经。故本题选 B。

82. 循行于人体腹面正中线，具有调节阴经气血作用的经脉是

A. 任脉

B. 冲脉

C. 督脉

D. 带脉

E. 阳维脉

考点：任脉的循行特点和基本功能

解析：任脉起于胞中，下出于会阴，经阴阜，沿腹部和胸部正中线上行，经咽喉部，到达下颌部，环绕口唇，沿面颊，分行至目眶下。任脉能调节阴经气血，为"阴脉之海"。故本题选 A。

83. 称为"阴脉之海"的是

A. 胞脉

B. 冲脉

C. 带脉

D. 督脉

E. 任脉

考点：任脉的基本功能

解析：任脉行于腹面正中线，其脉多次与手足三阴和阴维脉交会，能总任一身之阴经，故称为"阴脉之海"。奇经八脉中无胞脉；冲脉，"冲为血海"；带脉，约束纵行诸脉；督脉为

"阳脉之海"。故本题选 E。

84. 被称为"十二经脉之海"的是

A. 任脉

B. 督脉

C. 冲脉

D. 阴跷脉

E. 阳跷脉

考点：冲脉的基本功能★

解析：冲脉上行于头，下至于足，后行于背，前布于胸腹，贯穿全身，通受十二经之气血，为总领诸经气血之要冲。冲脉能调节十二经脉气血，故称为"十二经脉之海"或"五脏六腑之海"。任脉调节阴经气血，为"阴脉之海"。督脉调节阳经气血，为"阳脉之海"。阴、阳跷脉主司下肢运动、司眼睑开合。故本题选 C。

85. 所谓"得气"，体现的经络功能是

A. 沟通联络作用

B. 运输渗灌作用

C. 感应传导作用

D. 调节平衡作用

E. 运行气血作用

考点：经络的生理功能

解析：经络的生理功能为沟通联系作用、运输渗灌作用、感应传导作用、调节作用。感应传导，是指经络系统具有感应及传导针灸或其他刺激等各种信息的作用。如对经穴刺激引起的感应及传导，通常称为"得气"，即局部有酸、麻、胀的感觉及沿经脉走向传导，就是经络感应传导作用的体现。故本题选 C。

86. "六淫"是指

A. 六种自然界的气候变化

B. 六种时令疫邪

C. 六种外感病邪的总称

D. 六种病理产物

E. 六种致病因素

考点：六淫的概念★

解析：六淫是指风、寒、暑、湿、燥、火六种外感病邪。六气指风、寒、暑、湿、燥、火六种正常的自然界气候。六气太过或不及，非其时而有其气，以及气候变化过于急骤都会使机体不能与之适应，导致疾病发生。这种情况下的六气，便称为"六淫"。故本题选 C。

87. 下列各项，不属于六淫共同致病特点的是

A. 季节性

B. 相兼性

C. 外感性

D. 流行性

E. 地域性

考点：六淫的共同致病特点

解析：六淫的共同致病特点：季节性；地域性；相兼性；外感性。流行性是疠气的特点之一。故本题选 D。

88. 突发皮肤瘙痒，红疹发无定处，此起彼伏，是因感受哪种邪气引起

A. 寒

B. 湿

C. 火

D. 暑

E. 风

考点：风邪的致病特点 ★

解析：风邪，轻扬开泄，易袭阳位，风性善行而数变，主动，风为百病之长。"善行"指风邪致病，病位游移，行无定处；"数变"指风邪致病具有发病急、变化快的特点。如荨麻疹的皮疹，皮肤瘙痒，发无定处，此起彼伏。故本题选 E。

89. 下列各项，与疼痛关系最密切的是

A. 寒

B. 风

C. 湿

D. 暑

E. 燥

考点：寒邪的致病特点 ★

解析：寒性凝滞，人之气血所以能运行不息，通畅无阻，全赖阳气的温煦、推动。寒邪具有凝结、阻滞不通的特性，寒邪侵犯人体往往使经脉气血凝结、阻滞，从而出现各种疼痛。故本题选 A。

90. 趋下，易袭阴位，致病后病程较长，反复发作，缠绵难愈的邪气是

A. 风

B. 寒

C. 湿

D. 暑

E. 燥

考点：湿邪的致病特点

解析：湿性趋下、重浊、黏滞，易袭阴位，易伤阳气。"黏"即黏腻，"滞"即停滞。湿邪的黏腻停滞主要表现在两个方面：一是指症状多黏滞不爽；二是指湿邪为病多缠绵难愈，病程

较长或反复发作。故本题选 C。

91. 六淫致病，季节性最强的邪气是

A. 风

B. 寒

C. 暑

D. 湿

E. 燥

考点：暑邪的致病特点 ★

解析：暑邪为夏季的火热之邪。大凡夏至以后，立秋以前，自然界中的火热外邪称为暑邪。暑邪具有明显季节性，《素问·热论》曰："先夏至日者为病温，后夏至日者为病暑。"暑邪只有外感没有内生，这是在六淫中独有的。故本题选 C。

92. 六淫中，致病皆易伤津液的邪气是

A. 风、热、火

B. 暑、燥、风

C. 燥、火、暑

D. 风、燥、火

E. 寒、火、湿

考点：暑邪、燥邪、火（热）邪的致病特点 ★

解析：暑为阳邪，其性炎热；暑性升散，易扰心神，易伤津耗气；暑多夹湿。燥性干涩，易伤津液；燥易伤肺。火热为阳邪，其性燔灼趋上；火热易扰心神、易伤津耗气、易生风动血、易致疮痈。余参见 88、89、90 题。故本题选 C。

93. 大怒易损伤的脏腑是

A. 心

B. 肺

C. 肾

D. 肝

E. 脾

考点：情志内伤的致病特点

解析：《类经·疾病类·情志九气》："心为五脏六腑之大主，而总统魂魄，兼赅意志。故忧动于心则肺应，思动于心则脾应，怒动于心则肝应，恐动于心则肾应，此所以五志惟心所使也。"故本题选 D。

94. 以下哪种情志伤脾

A. 怒

B. 忧

C. 悲

D. 思

E. 恐

考点：情志内伤的致病特点★

解析：《黄帝内经》认为，人有喜、怒、悲、思、恐五志，也就是五种情绪，这是五脏的功能表现之一。五脏与五志的对应关系是：心主喜、肝主怒、肺主悲、肾主恐、脾主思；怒伤肝、喜伤心、思伤脾、忧伤肺、恐伤肾。故本题选 D。

95. 恐伤

    A. 肾

    B. 脾

    C. 肝

    D. 肺

    E. 心

考点：情志内伤的致病特点★

解析：参见94题。故本题选 A。

96. 过度饱食日久，易损伤的是

    A. 肺脾之气

    B. 心脾之气

    C. 肠胃之气

    D. 脾胃之气

    E. 脾肾之气

考点：饮食不节

解析：过饱即饮食过量，或暴饮暴食，或中气虚弱而强食，以致脾胃难以运化而致病。轻则饮食积滞不化，以致"宿食"内停，可见脘腹胀满疼痛、嗳腐泛酸、呕吐、泄泻、厌食等。重则食滞日久，可致脾胃大伤，或可聚湿、化热、生痰而变生他病。故本题选 D。

97. 下列各项，与痰饮形成关系不密切的是

    A. 肾

    B. 肺

    C. 脾

    D. 心

    E. 三焦

考点：痰饮的形成★

解析：肾阳主水液蒸化；肺为水之上源，主宣降，敷布津液，通调水道；脾主运化水液；三焦为水液运行的道路。以上脏腑功能失常，均会聚湿而成痰饮。故本题选 D。

98. 下列哪项与瘀血的形成无关

    A. 气虚

    B. 血虚

    C. 气滞

    D. 血寒

    E. 血热

考点：瘀血的形成

解析：气虚无力推动血液运行可形成瘀血，气虚无力统摄血液，可导致血溢脉外为瘀；气行则血行，气滞血亦滞，因此，气滞常可导致瘀血；血得温则行，得寒则凝，故血寒可致瘀血；热入营血，或血与邪热互结，或血液受热煎熬而黏滞，运行不畅，或热邪灼伤脉络，血溢脉外，留于体内，均可形成瘀血。故本题选 B。

99. 导致疾病发生的关键因素是

    A. 邪气偏盛

    B. 正气不足

    C. 邪胜正衰

    D. 正胜邪退

    E. 邪正相持

考点：正气不足是发病的基础★

解析：一般情况下，若人体脏腑功能正常，气血充盈，常足以抗御邪气的侵袭，即使邪气侵入，亦能驱邪外出。人体正气的强弱，可以决定疾病的发生与否，并与发病部位、病变程度轻重有关。所以，正气不足是发病的基础。故本题选 B。

100. 发病的内在根据是

    A. 邪正相搏

    B. 邪气亢盛

    C. 正胜邪负

    D. 邪胜正负

    E. 正气不足

考点：正气不足是发病的基础★

解析：参见99题。故本题选 E。

101. "至虚有盛候"是指

    A. 正气虚极

    B. 真实假虚

    C. 真虚假实

    D. 阳热亢盛

    E. 阴虚阳盛

考点：邪正盛衰与虚实变化

解析：真虚假实：是指"虚"为病机的本质，而其"实"象则是表现的假象，多由于正气虚弱，脏腑气血不足，功能减退，气化无力所致。故真虚假实证又称为"至虚有盛候"。故本题选 C。

102. 外感病汗出热退身凉者，表示

    A. 表邪入里

    B. 阳气衰少

    C. 汗出亡阳

    D. 真热假寒

E. 邪去正安

考点：邪正盛衰与疾病转归

解析：外感病治以发汗，表邪随汗而出，故见热退身凉，此为邪去正安之候，疾病趋于痊愈。**故本题选 E。**

103. 在疾病过程中，邪气深伏伤正，正气无力祛除病邪，使疾病处于缠绵难愈的病理变化的是

　　A. 虚中夹实

　　B. 实中夹虚

　　C. 邪正相持

　　D. 邪胜正衰

　　E. 正虚邪恋

考点：邪正盛衰与疾病转归

解析：正虚邪恋指在疾病过程中，正气大虚，余邪未尽，或邪气深伏伤正，正气无力祛除病邪，致使疾病处于缠绵难愈的病理变化。虚中夹实即以正虚为主，又兼有实邪为患的病理变化。实中夹虚即以邪实为主，又兼有正气虚损的病理变化。邪正相持指在疾病过程中，正气抗御邪气，邪气退却而正气大伤的病理变化。邪胜正衰指疾病过程中，邪气亢盛，正气渐弱，机体抗邪无力，疾病趋于恶化、危重，甚至向死亡方面转归的一种病理变化。**故本题选 E。**

104. 阴阳偏盛形成的是

　　A. 实证

　　B. 里证

　　C. 表证

　　D. 寒证

　　E. 热证

考点：阴阳偏盛

解析：阴或阳的偏盛，主要可见于"邪气盛则实"的病机和病证。阳偏盛，即是阳盛，是指机体在疾病过程中所出现的一种阳偏盛，功能亢奋，代谢活动亢进，机体反应性增强，阳热过剩的病理状态。阴偏盛，即是阴盛，是指机体在疾病过程中所出现的一种阴气偏盛，功能障碍或减退，产热不足，以及病理代谢产物积聚的病理状态。**故本题选 A。**

105. 阴盛格阳是指下列哪种病理状态

　　A. 真虚假实

　　B. 真寒假热

　　C. 真实假虚

　　D. 真热假寒

　　E. 虚实错杂

考点：阴阳格拒 ★

解析：阴盛格阳指阴气偏盛至极，壅闭于里，寒盛于内，逼迫阳气浮越于外的一种病理变化。寒盛于内是疾病的本质，由于排斥阳气于外，可在原有寒盛于内表现的基础上，又出现假热之象，故称为真寒假热证。**故本题选 B。**

106. 下列各项，属未病先防的预防措施是

　　A. 增强正气和慎避邪气

　　B. 增强正气和控制病传

　　C. 早期诊断与早期治疗

　　D. 早期诊治和防止传变

　　E. 先安未受邪之地

考点：未病先防 ★

解析：未病先防是指在人体未发生疾病之前，采取各种措施，做好预防工作，以防止疾病的发生。未病先防包括①养生以增强正气。②防止病邪侵害。**故本题选 A。**

107. 适用于"寒者热之"的是

　　A. 热病见热象

　　B. 寒病见寒象

　　C. 阴虚见热象

　　D. 热病见寒象

　　E. 寒病见热象

考点：正治 ★

解析：寒性病证表现寒象，用温热性质的方药来治疗，称为"寒者热之"，亦即以热药疗寒证。热病见热象，"热者寒之"；阴虚见热象，"虚则补之" A、B、C 都是正治法。热病见寒象，"寒因寒用"；寒病见热象，"热因热用"，D、E 都属反治法。**故本题选 B。**

108. 阴邪盛而导致的实寒证，其治疗方法是

　　A. 虚者补之

　　B. 寒者热之

　　C. 热者寒之

　　D. 阴病治阳

　　E. 阳病治阴

考点：正治 ★

解析：正治是采用与疾病证候性质相反的方药进行治疗。患者阴邪盛而导致的寒实证，当用寒者热之的方法治疗。虚证当用"虚者补之"；热证当用"热者寒之"。阴盛者，以扶阳的方法消退阴盛，称为"阴病治阳"；阳盛者，以滋阴的方法制约阳亢，称为"阳病治阴"。**故本题选 B。**

109. 可用寒因寒用法治疗的证候是

　　A. 实寒证

B. 虚寒证

C. 真热假寒证

D. 真寒假热证

E. 寒热错杂证

考点：反治★

解析：寒因寒用是指用寒性药物治疗具有假寒症状的病证之法。适用于阳盛格阴的真热假寒证。这种治法，对其假寒的症状来说，就是"以寒治寒"的反治法。故本题选C。

110. 大出血证的治则是

A. 扶正兼祛邪

B. 祛邪兼扶正

C. 急则治标

D. 缓则治本

E. 标本同治

考点：治标与治本

解析：大出血应以止血为要，因为失血过多会引起生命危险；血止后或流血减少后，才针对引起流血的病因进行治疗。所以大出血证的治则是急则治标。故本题选C。

111. 阴病治阳的病理基础是

A. 阳偏衰

B. 阴偏衰

C. 阴阳两虚

D. 阳偏盛

E. 阴偏盛

考点：调整阴阳

解析：阴阳偏衰的治疗原则是"虚则补之"，即补其不足。阴偏衰产生的是"阴虚则热"的虚热证，治疗当滋阴制阳，用"壮水之主，以制阳光"的治法，《黄帝内经》称之为"阳病治阴"。阳偏衰产生的是"阳虚则寒"的虚寒证，治疗当扶阳抑阴，用"益火之源，以消阴翳"的治法，《黄帝内经》称之为"阴病治阳"。故本题选A。

112. 根据病人年龄、性别、体质、生活习惯等不同特点，来考虑治疗用药的原则，称为

A. 因人制宜

B. 因时制宜

C. 因地制宜

D. 辨证论治

E. 异病同治

考点：三因制宜★

解析：因人制宜：根据病人的年龄、性别、体质等不同特点，考虑用药的治则，因时制宜：

根据时令气候特点，考虑用药的治则，即"用寒远寒，用凉远凉，用温远温，用热远热，食宜同法"。因地制宜：根据不同地域环境特点，考虑用药的治则。因不同的地域，地势有高下，气候有寒热湿燥，水土性质各异，以及生活习惯与方式的不同，病理变化亦不尽相同。故本题选A。

113. 下列属于因地制宜的治则的是

A. 用温远温

B. 用热远热

C. 用凉远凉

D. 用寒远寒

E. 地势高而寒冷，其病多寒，治宜辛温

考点：三因制宜★

解析：参见112题。故本题选E。

114. "虚邪贼风，避之有时"的养生方法是

A. 适应自然，避其邪气

B. 调摄精神，内养真气

C. 饮食有节，谨和五味

D. 劳逸结合，不可过劳

E. 和于术数，适当调补

考点：养生的方法

解析：养生的方法：①适应自然，避其邪气。即提高自身的适应能力，顺应自然界四季气候变化规律，注意"虚邪贼风，避之有时"，防止疾病的发生。②调摄精神，内养真气。保持良好心态，精神内守，喜怒有节对养生具有重要意义。③饮食有节，谨和五味。注意饮食不可过饥过饱，不可过于偏食。④劳逸结合，不可过劳。讲究"起居有常，不妄作劳"，"与天地同纪"。⑤和于术数，适当调补。即要注意活动肢体，动静结合才有益养生。同时，可以根据自身的体质适当进食调补之品。故本题选A。

【B1型题】

A. 疾病

B. 证候

C. 症状

D. 病症

E. 体征

115. 机体阴阳失调后的一个完整的异常生命过程，指的是

116. 疾病过程中某一阶段或某一类型的病理概括，指的是

考点：辨证论治★

解析：疾病是指致病邪气作用于人体，人体正气与之抗争而引起的机体阴阳失调、脏腑组织损伤、生理功能失常或心理活动障碍的一个完整的生命过程。证候是指疾病过程中某一阶段或某一类型的病理概括，一般由一组相对固定的、有内在联系的、能解释某一阶段或某一类型病变本质的症状和体征构成。故115题选A，116题选B。

A. 互根互用
B. 阴阳转化
C. 阴阳消长
D. 阴阳互藏
E. 对立相反

117. 阳虚日久，导致阴气化生不足反映的阴阳关系是

118. 统一体中的阴阳双方，每一方都包含有另一方的阴阳关系是

考点：阴阳互根互用、阴阳交感互藏★

解析：阴阳互根是指一切事物或现象中相互对立着的阴阳两个方面，具有相互依存，互为根本的关系。阴阳互用是指阴阳双方具有互相资生、促进和助长的关系。如果相互为用的关系破坏，阴阳不得相互资助，则出现阴损及阳、阳损及阴的病变。阴阳互藏是指相互对立的阴阳双方中的任何一方都包含着另一方，即阴中有阳，阳中有阴。故117题选A，118题选D。

A. 心
B. 肝
C. 脾
D. 肺
E. 肾

119. 君主之官指的是

120. 将军之官指的是

考点：心、肝的生理功能

解析：心的主要生理功能是主血脉，主藏神。由于心主宰人体整个生命活动，故称心为"君主之官""生之本""五脏六腑之大主"。肝的主要生理功能是主疏泄与主藏血。生理特性主要有肝气升发与肝为刚脏。《素问·灵兰秘典论》说："肝者，将军之官，谋虑出焉。"故119题选A，120题选B。

A. 心
B. 肝
C. 胆
D. 脾
E. 胃

121. 主决断的是

122. 主谋略的是

考点：肝、胆的生理功能

解析：肝主谋略；胆主决断。故121题选C，122题选B。

A. 心
B. 肝
C. 脾
D. 肺
E. 肾

123. 依据《内经》所论，具有主蛰守位生理特性的脏是

124. 依据《内经》所论，被称为"生之本"的脏是

考点：肾的生理特性、心的生理功能

解析：主蛰，喻指肾有潜藏、封藏、闭藏之生理特性，是对其藏精功能的高度概括。守位，指肾中相火（肾阳）潜藏不露，以发挥其温照、推动等作用。心的主要生理功能是主血脉、主藏神。由于心主宰人体整个生命活动，故称心为"君主之官""生之本""五脏六腑之大主"。故123题选E，124题选A。

A. 肝肾
B. 肺脾
C. 心肺
D. 脾肾
E. 肝脾

125. 与五更泄泻的形成关系最密切的两脏是

126. 具有阴阳互滋互制关系的两脏是

考点：脾与肾、肝与肾的关系★

解析：中医认为，五更泻主要由于命门火衰，火不暖土，脾失健运，肠失固涩所致。肝肾阴阳之间存在着互滋互制的联系。肾阴与肾阳为五脏阴阳之本，肾阴滋养肝阴，共同制约肝阳；肾阳资助肝阳，温煦肝脉，防其寒滞。肝肾阴阳之间互制互用维持了肝肾之间的协调平衡。故

125 题选 D，126 题选 A。

A. 脉
B. 皮
C. 肉
D. 筋
E. 骨

127. 五体中与脾相合的是
128. 五体中与肺相合的是

考点：五脏与五体的关系

解析：中医认为，心在体合脉，其华在面；肺在体合皮，其华在毛；脾在体合肌肉而主四肢，其华在唇；肝在体合筋，其华在爪；肾在体合骨，生髓，通脑，其华在发。故 127 题选 C，128 题选 B。

A. 胆
B. 胃
C. 小肠
D. 大肠
E. 膀胱

129. 具有"主津"功能的是
130. 具有"主液"功能的是

考点：大肠、小肠的生理功能★

解析：胆：贮藏和排泄胆汁；主决断。胃：受纳、腐熟水谷。小肠：受盛化物；主液，泌别清浊。大肠：主津、主传导糟粕。膀胱：储存和排泄尿液。故 129 题选 D，130 题选 C。

A. 卫气
B. 宗气
C. 营气
D. 中气
E. 元气

131. 与语言、呼吸、心搏强弱有关的气是
132. 行于脉外具有剽疾滑利之性的气是

考点：人体之气的分类★

解析：宗气上走息道，推动肺的呼吸，即"助肺司呼吸"，所以，凡言语、声音、呼吸的强弱，均与宗气的盛衰有关。卫气其性剽疾滑利，行于脉外，具有温养脏腑，护卫体表之能。故 131 题选 B，132 题选 A。

A. 心烦脉洪
B. 气短乏力
C. 四肢困倦
D. 尿赤短少
E. 头昏目眩

133. 暑性炎热，故致病可出现的症状是
134. 暑性夹湿，故致病可出现的症状是

考点：暑邪的性质及致病特点

解析：暑为盛夏之火气，具有酷热之性，火热属阳，故暑邪属阳邪。暑邪伤人多表现出一系列阳热症状，如高热、心烦、面赤、脉象洪大等。暑季不仅气候炎热，且常多雨而潮湿，热蒸湿动，湿热弥漫空间，暑令湿胜多兼感。表现为身热不扬、汗出不畅，常兼见四肢困倦、胸闷呕恶、大便溏泄不爽等湿阻症状。故 133 题选 A，134 题选 C。

A. 风
B. 寒
C. 火
D. 湿
E. 燥

135. 最易伤肺的病邪是
136. 易伤津耗气的病邪是

考点：燥邪、火邪的致病特点

解析：风邪，轻扬开泄，易袭阳位（上部），风性善行而数变，主动，风为百病之长；寒邪，易伤阳气，寒性凝滞、收引；热（火）邪，其性炎上，易伤津耗气，易生风、动血，易扰心神，易致疮痈；湿邪，易伤阳气，湿性重浊、黏滞，易袭阴位；燥邪，干涩，易伤津液，易伤肺。故 135 题选 E，136 题选 C。

A. 惊
B. 怒
C. 喜
D. 恐
E. 悲

137. 七情内伤，易伤肺的是
138. 七情内伤，易伤肾的是

考点：七情与脏腑精气的关系

解析：喜、怒、忧、思、悲、恐、惊七种情志与内脏有着密切的关系。情志为病，内伤五脏，主要是使五脏气机失常、气血不和、阴阳失调而致病。至于所伤何脏，有常有变。七情生于五脏，又各伤对应之脏，如喜伤心、怒伤肝、惊恐伤肾、悲伤肺。故 137 题选 E，138 题选 D。

A. 气下
B. 气上
C. 气乱
D. 气消
E. 气结

139. 七情致病，恐则
140. 七情致病，怒则
141. 七情致病，思则
考点：情志内伤的致病特点★
解析：怒则气上；喜则气缓；悲则气消；恐则气下；惊则气乱；思则气结。故 139 题选 A，140 题选 B，141 题选 E。

A. 肝
B. 心
C. 脾
D. 肺
E. 肾

142. 生痰之源是指
143. 贮痰之器是指
考点：痰饮的形成
解析：脾为生痰之源，肺为贮痰之器。故 142 题选 C，143 题选 D。

A. 正胜邪退
B. 邪去正虚
C. 邪盛正衰
D. 邪正相持
E. 正虚邪恋

144. 疾病治疗及时，趋于好转痊愈的病机是
145. 疾病后期遗留某些后遗症的主要病机是
考点：邪正盛衰与疾病转归
解析：正胜邪退：指在疾病过程中，邪气渐趋衰减，疾病向好转和痊愈方向发展的一种病理变化。正虚邪恋：指在疾病过程中，正气大虚，余邪未尽，或邪气深伏伤正，正气无力驱除病邪，只是疾病处于缠绵难愈的病理变化。故 144 题选 A，故 145 题选 E。

A. 气滞
B. 气逆
C. 气陷
D. 气闭
E. 气脱

146. 上述各项，以突然昏厥、不省人事为特点的病理变化是
147. 上述各项，以全身功能突然衰竭为特点的病理变化是
考点：气的失常
解析：气闭：指气机闭阻，失于外达，甚至清窍闭塞，出现昏厥的一种病理变化。气闭病机有因触冒秽浊之气所致的闭厥，突然精神刺激所致的气厥，剧痛所致的痛厥，痰闭气道的痰厥等。气脱：指气虚至极，不能内守而大量脱失，以致生命功能突然衰竭的一种病理变化。故 146 题选 D，147 题选 E。

A. 真寒假热
B. 上热下寒
C. 真实假虚
D. 因实致虚
E. 里虚寒证

148. 属转化关系的是
149. 属错杂关系的是
考点：病性转化
解析：真寒假热：阴证似阳的证候，阴偏盛至极，阳极端虚弱，偏盛之阴盘踞于内，逼迫衰微之阳浮越于外，是阴阳相互格拒的一种病理状态。上热下寒：指寒邪感于上而热邪发于下，是寒热错杂表现之一。真实假虚：虚为病机本质，实为表现假象。多由于正气虚弱，脏腑气血不足，功能减退，气化无力所致，是虚实真假的一种病理状态。因实致虚：由于邪气过于强盛，正不敌邪，正气很快被邪气耗损而衰败所致，是虚实转化的一种病理状态。里虚寒证：是正气虚兼内寒的证候，是阴阳偏衰的一种病理状态。故 148 题选 D，149 题选 B。

A. 寒者热之
B. 热者寒之
C. 寒因寒用
D. 阴病治阳

E. 阳病治阴

150. 阳虚证的治法是

151. 阴虚证的治法是

考点：调整阴阳

解析：阳病治阴适于阴虚之证，阴病治阳适用于阳虚之候。"阴虚则热"所出现的虚热证，采用"阳病治阴"的原则，滋阴以制阳亢。"阳虚则寒"所出现的虚寒证，采用"阴病治阳"的原则，阴虚者补阴，阳虚者补阳，以平为期。故150题选 D，151题选 E。

中医诊断学

【A1 型题】

1. 下列各项，属中医诊断基本原则的是

 A. 司外揣内

 B. 见微知著

 C. 辨证论治

 D. 四诊合参

 E. 天人合一

考点：中医诊断的基本原则

解析：中医诊断的基本原则有整体审察、四诊合参、病证结合。司外揣内、见微知著属于中医诊断的基本原理。故本题选 D。

2. 得神的面部特征是

 A. 面色荣润，含蓄不露

 B. 面色少华，暗淡不荣

 C. 面色无华，晦暗暴露

 D. 面似有华，泛红如妆

 E. 面色无华，青如草兹

考点：得神

解析：得神又称有神，是精充气足神旺的表现。具体表现为：神志清楚，语言清晰，面色荣润含蓄，表情丰富自然；目光明亮，精彩内含；反应灵敏，动作灵活，体态自如；呼吸平稳，肌肉不削。故本题选 A。

3. 假神的病机是

 A. 气血不足，精神亏损

 B. 机体阴阳严重失调

 C. 脏腑虚衰，功能低下

 D. 精气衰竭，虚阳外越

 E. 阴盛于内，格阳于外

考点：假神★

解析：假神是久病、重病患者出现的精神暂时好转的假象，假神之所以出现，是由于精气衰竭已极，阴不敛阳，阳虚无所依附而外越，以致显露出一时"好转"的假象。故本题选 D。

4. 下列各项，属常色的是

 A. 枯槁晦暗

 B. 鲜明暴露

 C. 明润而不应时应位

 D. 红黄隐隐，明润含蓄

 E. 独呈色而无血色相间

考点：常色与病色★

解析：常色是人在正常生理状态时的面部色泽，有主色、客色之分，中国人的主色为红黄隐隐，明润含蓄，而余皆为病色。故本题选 D。

5. 赤色主

 A. 瘀血

 B. 痛证

 C. 寒证

 D. 热证

 E. 湿证

考点：五色主病

解析：赤色主热证，亦可主戴阳证。实热见满脸通红；虚热见两颧潮红；戴阳证见面红如妆。故本题选 D。

6. 虚热证的面色是

 A. 满面通红

 B. 两颧潮红

 C. 面色青灰

 D. 面红如妆

 E. 面黄带晦

考点：五色主病

解析：两颧潮红见于虚热证；A 见于实热证；C 多属心阳暴脱，心血瘀阻；D 多为戴阳证，是精气衰竭，阴不敛阳，虚阳上越所致；E 为寒湿郁阻所致。故本题选 B。

7. 白色主

 A. 受惊

 B. 湿证

 C. 水饮

 D. 痛证

 E. 寒证

考点：五色主病★

解析：白色主虚证、寒证、失血证。淡白无华主血虚或失血证；㿠白而虚浮主阳虚水泛；苍白主阳气暴脱或阴寒凝滞、血行不畅之实寒证，或大失血证。**故本题选 E。**

8. 表现为面目一身俱黄，鲜明如橘皮色的是

  A. 阳黄

  B. 阴黄

  C. 萎黄

  D. 黄胖

  E. 苍黄

考点：五色主病

解析：黄而鲜明如橘子色者，属阳黄，为湿热熏蒸之故。黄而晦暗如烟熏者，属阴黄，为寒湿郁阻之故。面色淡黄，枯槁无华，称"萎黄"。面黄虚浮，为"黄胖"。面色青黄（苍黄），多见于肝脾不调。**故本题选 A。**

9. 下列各项，不属青色所主病证的是

  A. 寒证

  B. 惊风

  C. 血瘀

  D. 疼痛

  E. 热证

考点：五色主病

解析：青色主寒证、痛证、瘀血证、惊风证、气滞。赤色主热证。黄色主湿证、虚证。白色主失血证、寒证、虚证。黑色主肾虚证、水饮证、寒证、剧痛及瘀血证。**故本题选 E。**

10. 肾虚水饮的面色特征是

  A. 面黑暗淡

  B. 面黑干焦

  C. 眼眶周围色黑

  D. 面色黧黑

  E. 面色晦暗如烟熏

考点：五色主病

解析：中医认为黑为阴寒水盛之色。由于肾阳虚衰，水饮不化，气化不行，阴寒内盛，血失温养，经脉拘急，气血不畅，面色黧黑。面黑而焦干，多为肾阴虚。目眶周围色黑，多见于肾虚水饮证或寒湿带下；面色青黑，且剧痛者，多为寒凝瘀阻。**故本题选 C。**

11. 头皮瘙痒，多脂多屑，头发脱落，其临床意义是

  A. 肾精亏损

  B. 血虚受风

  C. 肝经风热

  D. 血热化燥

  E. 脾胃蕴热

考点：望头发

解析：头发已脱，头皮瘙痒、多屑多脂者，多为血热化燥所致。**故本题选 D。**

12. 在"五轮学说"中，黑睛为

  A. 血轮

  B. 气轮

  C. 水轮

  D. 肉轮

  E. 风轮

考点：目的脏腑分属★

解析："五轮学说"：瞳仁属肾，称为"水轮"；黑睛属肝，称为"风轮"；眼睑属脾，称为"肉轮"；两眦属心，称为"血轮"；白睛属肺，称为"气轮"。**故本题选 E。**

13. 五轮学说认为，白睛所属的是

  A. 心

  B. 肺

  C. 肝

  D. 肾

  E. 脾

考点：目的脏腑分属★

解析：参见12题。**故本题选 B。**

14. 齿燥如枯骨者，属

  A. 热盛伤津

  B. 阳明热盛

  C. 肾阴枯涸

  D. 胃阴不足

  E. 肾气虚乏

考点：望齿

解析：齿燥如枯骨为肾阴枯涸，不能上荣于齿的表现。牙齿光燥如石，是阳明热盛，津液大伤。牙齿干燥，为胃阴已伤。牙齿枯黄脱落，见于久病者，多为骨绝。齿焦有垢，为胃肾热盛，但气液未竭；齿焦无垢，为胃肾热甚，气液已竭。**故本题选 C。**

15. 咽喉溃烂处上覆白腐，形如白膜者，称为

  A. 乳蛾

  B. 喉痈

  C. 鹅口疮

  D. 咽喉成脓

  E. 伪膜

考点：望咽喉★

解析：咽部两侧红肿突起如乳突，称为乳蛾，是肺胃热盛，邪客喉核，或虚火上炎，气血瘀滞而成。喉痈指因内外热毒搏结于咽喉所致的咽喉及其邻近部位的痈肿。鹅口疮是以口腔、舌上满布白屑为主要特征的一种口腔疾病，因其状如鹅口，故称"鹅口疮"。咽喉溃烂处上覆白腐，形如白膜者，则称为伪膜。<u>故本题选 E。</u>

16. 小腿部皮肤突然鲜红成片，色如涂丹，边缘清楚，灼热肿胀者，称为

    A. 抱头火丹

    B. 麻疹

    C. 流火

    D. 瘾疹

    E. 赤游丹

考点：望皮肤色泽

解析：皮肤发赤，皮肤忽然变红，如染脂涂丹，名曰"丹毒"。可发于全身任何部位，初起鲜红如云片，往往游走不定，甚者遍身。发于头面者称"抱头火丹"，发于全身、游走不定者称"赤游丹"，发于小腿足部者称"流火"。因部位、色泽、原因不同而有多种名称。<u>故本题选 C。</u>

17. 温病发斑，应属

    A. 气分热盛

    B. 热入营血

    C. 湿热蕴结

    D. 阳明经热

    E. 外感风热

考点：望斑疹

解析：热入营血，热窜血络，迫血妄行，则可见斑疹隐隐，温病发斑是热入营血的特有表现。<u>故本题选 B。</u>

18. 小儿食指络脉鲜红，其临床意义是

    A. 外感表证、寒证

    B. 里热证

    C. 疼痛、惊风

    D. 脾虚、疳积

    E. 血络郁闭

考点：望小儿食指络脉 ★

解析：小儿食指络脉的纹色变化，主要有红、紫、青、黑、白色的变化。纹色鲜红多属外感表证、寒证。纹色紫红，多主里热证。纹色青，主惊风或痛证。纹色青紫或紫黑色，是血络闭郁。纹色淡白，多属脾虚、疳积。<u>故本题选 A。</u>

19. 小儿食指络脉色紫红者，其临床意义是

    A. 表证

    B. 痛证

    C. 惊风

    D. 里热证

    E. 血络郁闭

考点：望小儿食指络脉 ★

解析：参见 18 题。<u>故本题选 D。</u>

20. 舌根所候的脏腑一般是

    A. 肝胆

    B. 肾

    C. 脾胃

    D. 三焦

    E. 心肺

考点：舌诊原理

解析：以脏腑分属诊舌部位，心肺居上，故以舌尖主心肺；脾胃居中，故以舌中部主脾胃；肾位于下，故以舌根部主肾；肝胆居躯体之侧，故以舌边主肝胆，左边属肝，右边属胆。<u>故本题选 B。</u>

21. 因年龄、体质禀赋影响，儿童舌象常见的生理变异是

    A. 舌苔偏干燥

    B. 舌质多淡嫩

    C. 舌苔多稍厚

    D. 舌色多暗红

    E. 舌上多裂纹

考点：正常舌象

解析：儿童的舌质多淡嫩，舌苔偏少易剥，老年人的舌色多暗红。<u>故本题选 B。</u>

22. 主里热亢盛的舌象是

    A. 舌色淡红

    B. 舌质淡白

    C. 舌质绛红

    D. 舌质紫暗

    E. 舌起红刺

考点：舌色变化

解析：舌质绛红见于里热亢盛、阴虚火旺；舌色淡红见于正常人；舌质淡白主阳虚或气血双亏；舌质紫暗见于瘀血或寒凝等；舌起红刺多因血热内盛或阴虚火旺所致。<u>故本题选 C。</u>

23. 阴寒内盛，血行瘀滞的舌象表现是

    A. 舌淡红润泽

    B. 舌红绛少苔

    C. 舌绛紫而干

D. 舌淡白光莹

E. 舌淡紫湿润

考点：舌色变化

解析：紫舌总由血液运行不畅，瘀滞所致。舌淡紫而湿润：阴寒内盛，或阳气虚衰所致寒凝血瘀。**故本题选 E。**

24. 舌边红起点刺的临床意义是

  A. 肝胆火盛

  B. 胃肠热盛

  C. 心火亢盛

  D. 心阴亏虚

  E. 胃阴不足

考点：舌形变化

解析：根据点刺出现的部位，可区分热在何脏。舌尖生点刺，多为心火亢盛；舌边有点刺，多属肝胆火盛；舌中生点刺，多为胃肠热盛。**故本题选 A。**

25. 伸舌偏左或偏右是

  A. 强硬舌

  B. 痿软舌

  C. 颤动舌

  D. 歪斜舌

  E. 吐弄舌

考点：舌态变化

解析：舌体板硬强直，运动不灵活，为强硬舌。舌体软弱，无力屈伸，痿废不灵，为痿软舌。舌体震颤抖动，不能自主，为颤动舌。伸舌时舌体偏向一侧，或左或右，为歪斜舌。舌伸于口外，不即回缩，为吐舌；舌微露出口，立即收回，或舐口唇上下左右，摇动不停，为弄舌。合称吐弄舌。舌体卷短、紧缩，不能伸长，为短缩舌。**故本题选 D。**

26. 观察舌苔以辨别病邪浅深的主要依据是

  A. 舌苔的有无

  B. 苔质的厚薄

  C. 苔色的黄白

  D. 苔质的润燥

  E. 舌苔的真假

考点：苔质变化★

解析：苔质厚薄以"见底"和"不见底"为标准。薄苔多为疾病初起或病邪在表，病情较轻；厚苔多为病邪入里，或胃肠积滞，病情较重。所以苔质的厚薄提示病情的深浅。舌苔的有无提示胃阴的变化；苔色的黄白提示病邪的性质；苔质的润燥提示津液的盈亏变化；舌苔的真

假提示胃气的衰败与否。**故本题选 B。**

27. 舌苔干燥，扪之无津，甚则干裂的舌象是

  A. 滑苔

  B. 燥苔

  C. 糙苔

  D. 润苔

  E. 腻苔

考点：苔质变化★

解析：滑胎：舌面水分过多，伸舌欲滴，扪之湿而滑。燥苔：舌苔干燥，扪之无津，甚则舌苔干裂。糙苔：苔质粗糙如砂石，扪之糙手，津液全无。润苔：舌苔干湿适中，不滑不燥。腻苔：苔质颗粒细腻致密，揩之不去，刮之不脱，如涂有滑腻之状，中间厚、边周薄者。**故本题选 B。**

28. 胃阴枯竭的舌象是

  A. 淡红舌

  B. 紫舌

  C. 绛舌

  D. 镜面舌

  E. 鲜红舌

考点：苔质变化★

解析：胃阴枯竭，胃无生发之气，见镜面舌。淡红舌常见于正常人；紫舌见于血行不畅的病证；绛舌常见于里热亢盛或阴虚火旺的病证；鲜红舌常见于热证、实证。**故本题选 D。**

29. 舌苔有根无根的临床意义是

  A. 邪气盛衰

  B. 津液存亡

  C. 气血盈亏

  D. 胃气有无

  E. 脏腑虚实

考点：苔质变化

解析：舌苔紧贴舌面，似从舌里生出，乃胃气所生，为真苔，又称有根苔。舌苔浮涂舌上，不像从舌上长出来者，为假苔，又称无根苔。病之初、中期，舌见真苔且厚，为胃气壅实，病邪深重；久病见真苔，说明胃气尚存；新病见假苔，说明邪浊渐聚，病情较轻；久病见假苔，说明胃气匮乏，病情危重。**故本题选 D。**

30. 大病、久病之人音哑或失音，称为

  A. 子喑

  B. 金破不鸣

  C. 金实不鸣

  D. 少气

E. 短气

考点：音哑与失音★

解析：子喑是妊娠晚期出现音哑或失音者。金破不鸣是久病音哑或失音，属虚证，多由阴虚火旺，肺肾精气内伤所致。金实不鸣属新病音哑失音，属实证，多见外感风寒或风热，痰浊阻滞以致肺气不宣。短气、少气与音哑或失音无关。故本题选 B。

31. 声高有力，语无伦次，称为

A. 郑声

B. 谵语

C. 错语

D. 夺气

E. 独语

考点：谵语★

解析：神志不清，语言重复，时断时续，声音低弱者，称为郑声。神志不清，语无伦次，声高有力者，称为谵语。语言错乱，语后自知，称为错语。言语轻缓，声音低微，欲言而不能接续者，称为夺气。自言自语，喃喃不休，见人则止，首尾不续者，称为独语。故本题选 B。

32. 以神识不清，语言重复，时断时续，语声低弱模糊为特征的是

A. 谵语

B. 郑声

C. 独语

D. 错语

E. 太息

考点：郑声★

解析：参见 31 题。故本题选 B。

33. 郑声的病因多为

A. 心神散乱

B. 心气不足

C. 痰火扰心

D. 风痰阻络

E. 热扰心神

考点：郑声★

解析：郑声表现为神识不清，语言重复，低微无力，时断时续，多因久病脏气衰竭，心神散乱而致。故本题选 A。

34. 咳声如犬吠样，可见于

A. 百日咳

B. 白喉

C. 感冒

D. 肺痨

E. 肺痿

考点：咳嗽★

解析：白喉为肺肾阴虚，疫毒攻喉而成，其咳声如犬吠，伴声音嘶哑，吸气困难。百日咳多因风邪与痰热搏结所致，其特点是咳嗽阵作，咳声连续，是痉挛性发作，咳声短促，咳后有鸡鸣样回声，并反复发作。C、D、E 无特殊。故本题选 B。

35. 白喉咳嗽的特点是

A. 干咳

B. 顿咳

C. 咳声清脆

D. 咳声重浊

E. 咳如犬吠

考点：咳嗽★

解析：参见 34 题。故本题选 E。

36. 嗳气酸腐者，多属

A. 肝胃不和

B. 肝脾不调

C. 脾胃虚弱

D. 宿食停积

E. 寒客于胃

考点：嗳气

解析：胃气以降为顺，食停胃脘，胃气郁滞，胃失和降而上逆，故见嗳气吞酸或呕吐酸腐食物。而其余选项无此特点。故本题选 D。

37. 久病畏寒，多见于哪种证候

A. 气虚

B. 阳虚

C. 表寒

D. 实寒

E. 阴虚

考点：但寒不热★

解析：久病畏寒，指病人经常怕冷，四肢凉，得温可缓的症状。常兼有面色㿠白，舌淡胖嫩，脉弱等症。主要见于里虚寒证。因阳气虚衰，形体失于温煦所致。故本题选 B。

38. 寒热往来见于下列哪种证候

A. 表寒

B. 里寒

C. 表热

D. 里热

E. 半表半里

考点：寒热往来★

解析：寒热往来是在由表入里的过程中，邪

气停留于半表半里之间，既不能完全入里，正气又不能抗邪外出，正邪相争处于相持阶段，一胜一负，一进一退，故见寒热往来。故本题选 E。

39. 下列不属于但头汗出临床意义的是

A. 中焦湿热蕴结

B. 上焦热盛

C. 元气将脱，虚阳上越

D. 进食辛辣、热汤、饮酒

E. 里热蒸迫

考点：局部汗出

解析：头汗指病人仅头部或头颈部出汗较多，又称为"但头汗出"，多因上焦热盛，或中焦湿热蕴结，或病危虚阳上越所致，或进食辛辣、热汤，饮酒，使阳气旺盛，热蒸于头。故本题选 E。

40. 有形实邪闭阻气机所致疼痛的性质是

A. 胀痛

B. 灼痛

C. 冷痛

D. 绞痛

E. 隐痛

考点：疼痛的性质★

解析：胀痛多因气机郁滞所致。绞痛多为有形实邪闭阻气机，或寒邪凝滞气机而成。灼痛多由火热之邪窜入经络，或阴虚阳亢，虚热灼于经络所致。冷痛多因寒凝筋脉或阳气不足而致。隐痛多因精血亏虚，或阳气不足，机体失养所致。故本题选 D。

41. 病势较缓，尚可忍耐，但绵绵不休的症状是

A. 空痛

B. 刺痛

C. 胀痛

D. 重痛

E. 隐痛

考点：疼痛的性质★

解析：胀痛是痛且有胀感，在身体各部位都可以出现，但以胸胁、胃脘、腹部较为多见。重痛疼痛伴有沉重感，多见于头部、四肢及腰部。空痛为痛而有空虚之感，其特点是疼痛有空旷轻虚之感，喜温喜按。隐痛为痛而隐隐，绵绵不休，其特点是痛势较轻，可以耐受，隐隐而痛，持续时间较长。刺痛指疼痛如针刺之状，是瘀血致痛的特征之一，以头部及胸胁、脘腹等处较为常见。故本题选 E。

42. 阳明经头痛的特征是

A. 前额连眉棱骨痛

B. 头两侧太阳穴处痛

C. 后头部连项痛

D. 头痛连齿

E. 颠顶痛

考点：问头痛★

解析：头部不同部位的疼痛与经络的关系是，头项痛属太阳经病，前额痛连眉棱骨痛属阳明经病，头侧部痛属少阳经病，头顶痛属厥阴经病，头痛连齿属少阴经病。故本题选 A。

43. 头两侧疼痛，属

A. 太阳经

B. 阳明经

C. 少阳经

D. 太阴经

E. 少阴经

考点：问头痛★

解析：参见 42 题。故本题选 C。

44. 情志郁结不舒所致胸痛的特点是

A. 胸背彻痛

B. 胸痛喘促

C. 胸痛咳血

D. 胸痛走窜

E. 胸部刺痛

考点：问胸痛

解析：情志郁结不舒致胸中气机不利，气滞胸中走窜不定，故见胸痛走窜。胸背彻痛是因心脉急骤闭塞不通所致；胸痛喘促是因痰浊犯肺，或因脾虚聚湿生痰，痰浊上犯所致；胸痛咳血是因肺阴虚，虚火灼伤肺络所致；胸部刺痛是因瘀血所致。故本题选 D。

45. 右少腹作痛拒按，或出现反跳痛的临床意义是

A. 水鼓

B. 气鼓

C. 癥积

D. 肠痈

E. 虫积

考点：问腹痛

解析：肠痈表现为转移性右下腹痛，多为突然急性腹痛，初起在脐周围或上腹部，为阵发性钝痛，逐渐加重。经数小时后转移到右下腹阑尾点附近，呈持续性痛。右下腹阑尾点有固定压痛，拒按，重者可有反跳痛、腹肌紧张。故本题选 D。

46. 下列可导致嗜睡的是

    A. 心脾两虚

    B. 心肾阳衰

    C. 营血亏虚

    D. 心肾不交

    E. 胆郁痰扰

    考点：嗜睡★

    解析：嗜睡常因痰湿内盛，或阳虚阴盛导致。<u>故本题选 B。</u>

47. 饭后困倦嗜睡，少气懒言，食量减少的临床意义是

    A. 痰湿困脾

    B. 脾气不足

    C. 心肾阳虚

    D. 邪闭心神

    E. 热入营血

    考点：嗜睡★

    解析：若饭后嗜睡，兼神疲倦怠，食少纳呆者，多由脾失健运，清阳不升所致。<u>故本题选 B。</u>

48. 厌食，脘腹胀痛，嗳气酸腐的临床意义是

    A. 脾胃气虚

    B. 湿邪困脾

    C. 食滞胃脘

    D. 肝胆湿热

    E. 脾胃阳虚

    考点：食欲与食量★

    解析：厌食，兼脘腹胀满、嗳气酸腐、舌苔厚腻者，多属食滞胃肠。厌食油腻之物，兼脘腹痞闷，呕恶便溏，肢体困重者，多属湿热蕴脾。厌食油腻厚味，伴胁肋胀痛灼热，口苦泛呕，身目发黄者，为肝胆湿热。<u>故本题选 C。</u>

49. 消谷善饥兼见大便溏泄的临床意义是

    A. 脾胃虚弱

    B. 湿热蕴脾

    C. 肝胆湿热

    D. 胃阴不足

    E. 胃强脾弱

    考点：食欲与食量

    解析：消谷善饥指患者食欲亢进，食量较多，食后不久即感饥饿的症状。消谷善饥，兼多饮多尿，身体消瘦者，多见于消渴病。多食易饥，兼见大便溏泄者，为胃强脾弱。<u>故本题选 E。</u>

50. 饥不欲食可见于

    A. 胃火亢盛

    B. 胃强脾弱

    C. 脾胃湿热

    D. 胃阴不足

    E. 肝胃蕴热

    考点：食欲与食量★

    解析：饥不欲食，是患者感觉饥饿而又不想进食，或进食很少，可见于胃阴不足证。A、B 多见善饥；C、E 多见饮食减少。<u>故本题选 D。</u>

51. 妇女怀孕后厌食，呕恶，称为

    A. 恶食

    B. 厌食

    C. 纳减

    D. 纳呆

    E. 恶阻

    考点：食欲与食量

    解析：妇女妊娠早期，恶心呕吐，择食或厌食，或食入即吐，这是恶阻的症状表现，主要是由于冲气上逆、胃失和降所致。A、B 为厌恶食物；C、D 为食欲减退，不思进食。<u>故本题选 E。</u>

52. 口中黏腻不爽，其临床意义是

    A. 胃火炽盛

    B. 湿热蕴脾

    C. 胆火上炎

    D. 心火上炎

    E. 脾胃气虚

    考点：口味★

    解析：口黏腻，是指病人自觉口中黏腻不爽的症状，多见于痰热内盛、湿热蕴脾及寒湿困脾之证。<u>故本题选 B。</u>

53. 肝胃蕴热的口味是

    A. 口中泛酸

    B. 口中酸馊

    C. 口甜黏腻

    D. 口中味苦

    E. 口中味咸

    考点：口味

    解析：口酸多因肝胃郁热或饮食停滞所致。B 多见于伤食证；C 多属湿困脾胃；D 属热证的表现；E 多属肾病及寒证。<u>故本病选 A。</u>

54. 下列各项，口苦的临床意义是

    A. 湿热蕴脾

    B. 痰热内盛

    C. 心血不足

    D. 心火上炎

E. 胃火炽盛

考点：口味

解析：口苦，是指病人自觉口中有苦味的症状，多见于心火上炎或肝胆火热之证。故本题选 D。

55. 大便溏结不调，其临床意义是

    A. 胃肠积热

    B. 湿热蕴脾

    C. 气血瘀滞

    D. 肝脾不调

    E. 食滞胃肠

考点：大便异常

解析：大便溏结不调即是指大便时稀时干的症状，多因肝脾不调所致，若大便先干后溏，多属脾虚。故本题选 D。

56. 腹痛窘迫，时时欲便，肛门重坠，便出不爽，其临床意义是

    A. 食滞胃肠

    B. 脾虚下陷

    C. 肝郁脾虚

    D. 湿热内阻

    E. 气血瘀滞

考点：大便异常

解析：腹痛窘迫，时时欲便，肛门重坠，便出不爽为里急后重的症状，多因湿热内阻，肠道气滞所致，常见于湿热痢疾。故本题选 D。

57. 按寸口脉分候脏腑，左关脉可候

    A. 心与膻中

    B. 肾与小腹

    C. 脾与胃

    D. 肝、胆与膈

    E. 肺与胸中

考点：诊脉部位★

解析：寸口分寸、关、尺三部，两手共六部脉，分候脏腑，一般左寸可候心与膻中，右寸可候肺与胸中；左关可候肝、胆与膈，右关可候脾与胃；左尺可候肾与小腹，右尺可候肾与小腹。故本题选 D。

58. 切脉时三指沿寸口脉长轴循行，诊察脉之长短，比较寸、关、尺三部脉象特点的方法是

    A. 循法

    B. 寻法

    C. 总按

    D. 举法

    E. 按法

考点：诊脉方法

解析：三指平布，同时用力按脉，称为总按，目的是总体体会三部九候脉象；分别用一指单按其中一部脉象，重点体会某一部脉象特征，称为单按；用指轻按在皮肤上称为举，又称为浮取或轻取；用指重按在筋骨间，称为按，又称为沉取或重取；指力从轻到重，从重到轻，左右前后推寻，以寻找脉动最明显的特征，称为寻。切脉时三指沿寸口脉长轴循行，诊察脉之长短，比较寸、关、尺三部脉象特点，为循法。故本题选 A。

59. 脉体宽大，充实有力，来盛去衰的脉为

    A. 洪脉

    B. 滑脉

    C. 弦脉

    D. 实脉

    E. 数脉

考点：常见脉象★

解析：滑脉为往来流利，如盘走珠，应指圆滑。弦脉为端直而长，如按琴弦，脉势较强而硬。实脉为三部脉充实有力，其势来去皆盛。数脉为脉来急促，一息五至以上而不满七至。故本题选 A。

60. 往来流利，应指圆滑，如盘走珠的脉为

    A. 洪脉

    B. 滑脉

    C. 弦脉

    D. 数脉

    E. 实脉

考点：常见脉象★

解析：参见59题。故本题选 B。

61. 下列除哪项外，均有脉率快的特点

    A. 数

    B. 促

    C. 滑

    D. 疾

    E. 动

考点：常见脉象

解析：数脉每一息脉来五至以上而不满七至。促脉脉来数，时而一止，止无定数。疾脉脉来急疾，一息七八至。动脉形如豆，厥厥动摇，滑数有力。以上脉象均一息超过五至，故同归数脉类。滑脉往来流利，如珠走盘，应指圆滑，脉动应指有力，属于实脉类，无至数的异常。故本题选 C。

62. 脉象特征形细而行迟，往来不畅，脉势不匀，如轻刀刮竹，其临床意义是

    A. 气血两虚

    B. 阳气虚衰

    C. 气滞血瘀

    D. 痰湿内停

    E. 阴盛气结

    考点：常见脉象 ★

    解析：涩脉脉象形细而行迟，往来艰涩不畅，脉势不均，如轻刀刮竹，多见于气滞、血瘀和精伤、血少，痰食内停。故本题选 C。

63. 极细而软，按之欲绝，若有若无的脉为

    A. 细脉

    B. 微脉

    C. 濡脉

    D. 弱脉

    E. 缓脉

    考点：常见脉象 ★

    解析：微脉为极细极软，按之欲绝，似有若无。细脉脉细如线，但应指明显；濡脉浮细无力而软；弱脉沉细无力而软；缓脉脉来急缓无力，弛纵不鼓。故本题选 B。

64. 濡脉与弱脉的主要不同点，在于

    A. 脉位的浮沉

    B. 脉力的大小

    C. 脉形的长短

    D. 脉率的快慢

    E. 脉律的齐否

    考点：常见脉象

    解析：濡脉浮细无力而软，属浮脉类；弱脉沉细无力而软，属沉脉类。两者的差别在于脉位的浮沉。故本题选 A。

65. 结脉与促脉的主要不同点，在于

    A. 脉位的浮沉

    B. 脉力的大小

    C. 脉形的长短

    D. 脉率的快慢

    E. 脉律的齐否

    考点：常见脉象

    解析：结脉，脉来缓，时而一止，止无定数，属于迟脉类。促脉，脉来数，时而一止，止无定数，属于数脉类。两者脉率的快慢有差别。故本题选 D。

66. 结脉与代脉的主要区别在于

    A. 节律不同

    B. 至数不同

    C. 脉力不同

    D. 脉位不同

    E. 流利度不同

    考点：常见脉象 ★

    解析：脉来缓而时一止，止无定数为结脉，主阴盛气结、寒痰血瘀，亦主气血虚衰；脉来一止，止有定数，良久方来为代脉，主脏气衰微，亦主痛证、惊恐、跌打损伤。故本题选 A。

67. 既主气滞血瘀，又主精伤血少的脉象是

    A. 细脉

    B. 虚脉

    C. 涩脉

    D. 滑脉

    E. 弦脉

    考点：常见脉象 ★

    解析：涩脉的主病是精血亏少、气滞血瘀、痰食内停，而细脉的主病是气血两虚、湿邪为病，虚脉主病是虚证，滑脉主病是痰饮、食积、实热，弦脉主肝胆病、痰饮、痛证、或为胃气衰败者。故本题选 C。

68. 身热初按热甚，久按热反转轻的临床意义是

    A. 热在表

    B. 真热假寒

    C. 寒热错杂

    D. 表邪已解

    E. 实热证

    考点：按肌肤

    解析：身热初按热甚，久按热反转轻者，为热在表；久按其热反甚者，为热在里。身灼热而肢厥为阳热内盛，格阴于外所致，属真热假寒证。外感病汗出热退身凉，为表邪已解。肌肤灼热，体温升高者为阳气盛，多为实热证。故本题选 A。

69. 表证与里证的鉴别要点是

    A. 表证多为新病，里证多为久病

    B. 表证病较轻浅，里证病较深重

    C. 表证恶寒发热，里证或寒或热

    D. 表证起病较急，里证起病较缓

    E. 表证多为外感，里证皆属内伤

    考点：表证与里证 ★

    解析：表证又有表寒证、表热证、表虚证之分，表证主要见于外感疾病初期阶段，由于表证病位浅，正气未伤，病情轻，一般 1～2 周就可能痊愈，但若外邪太重或治疗不当等，外邪则可

进一步内传，形成半表半里证或里证。里证多见于外感病的中、后期阶段或内伤疾病之中，里证起病可急可缓，与表证相比一般病情较重、病程较长，除表证使半表半里后，基本可诊断为里证。故本题选 B。

70. 恶寒发热并见，常见的病证是

A. 虚证

B. 实证

C. 表证

D. 里证

E. 寒证

考点：寒证与热证

解析：寒邪袭表，卫阳奋起抗争，卫阳失去其正常温分肉、肥腠理的功能，则出现恶寒；卫阳浮盛于外，势必与邪相争，卫阳被遏，故出现发热。恶寒发热并见是表证的特征。故本题选 C。

71. 下列关于实证和虚证鉴别的描述，错误的是

A. 实证疼痛拒按，虚证疼痛喜按

B. 实证多发热，虚证多恶寒

C. 实证声高气粗，虚证声低息微

D. 实证舌质老，虚证舌质嫩

E. 实证脉有力，虚证脉无力

考点：虚证与实证★

解析：A、C、D、E 描述均正确。而虚证多为潮热、微热、畏寒，添衣近火得温则减。实证多为高热，恶寒，添衣近火得温不减。故本题选 B。

72. 危重病人，突然头额冷汗大出，四肢厥冷，属于

A. 亡阴

B. 亡阳

C. 阳虚

D. 阴虚

E. 阴阳两虚

考点：亡阳证

解析：突然头额冷汗大出为阳虚固摄无权，故腠理开而汗大出，四肢厥冷为阳虚则寒，此为阳气虚弱以致亡脱的病证。故本题选 B。

73. 下列各项，属亡阴证临床表现的是

A. 面色苍白

B. 热汗而黏

C. 呼吸微弱

D. 脉微欲绝

E. 四肢厥冷

考点：亡阴证

解析：亡阴的根本原因是机体内大量脱失津液，阳相对旺盛，热邪逼迫则汗液外泄，故热汗而黏。虚阳外越则面红；虚热上扰则烦躁不安；阴虚内热则身热肢暖；津枯虚热则脉细数无力。故本题选 B。

74. 下列症状不属戴阳证的是

A. 下利清谷

B. 手足厥冷

C. 里寒外热

D. 五心烦热

E. 脉微欲绝

考点：证候真假

解析：戴阳证的关键病机是虚阳浮越，属真寒假热证（内有真寒而外见某些假热的"寒极似热"证候）。其临床表现有自觉发热，欲脱衣揭被，触之胸腹无灼热，下肢厥冷；面色浮红如妆，非满面通红，神志躁扰不宁，疲乏无力；口渴但不欲饮；咽痛而不红肿；脉浮大或数，按之无力；便秘而便质不燥，或下利清谷；小便清长，或尿少浮肿；舌淡，苔白。故本题选 D。

75. 下列哪项不是气虚证的表现

A. 自汗

B. 神倦乏力

C. 头晕目眩

D. 耳鸣如蝉

E. 语声低微

考点：气虚证★

解析：气虚证以全身功能活动低下的表现为辨证要点。元气亏虚，脏腑组织功能减退，所以语声低微，神疲乏力；气虚清阳不升，不能温养头目，则头晕目眩；气虚毛窍疏松，卫外不固则自汗。耳鸣如蝉多为肝肾阴虚，肝阳上亢，痰火上扰所致。故本题选 D。

76. 气滞证的特征是

A. 头昏眼花

B. 手足发麻

C. 嗳气恶心

D. 腹部坠胀

E. 胀闷疼痛

考点：气滞证★

解析：气滞证，是指人体某一脏腑、某一部位气机阻滞，运行不畅所表现的证候，以胀闷、疼痛、攻窜阵发为主要临床表现。A 主要见于虚弱性疾病；B 主要见于筋脉失养等病证；C 主要见于胃气上逆的病证；D 主要见于下焦湿邪为患的病证。故本题选 E。

77. 血虚必有的特征性证候是
　　A. 心悸失眠
　　B. 经少经闭
　　C. 肢体麻木
　　D. 头晕眼花
　　E. 肌肤黏膜淡白
　　考点：血虚证
　　解析：血虚时血液亏虚，脏腑百脉失养，面色、口唇、爪甲失其血色为辨证要点。而 A、B、C、D 除由血虚引起外还可由其他原因引起，如肾精不足、肝郁等，不独见于血虚。故本题选 E。

78. 下列哪项不是血瘀证的表现
　　A. 面色黧黑
　　B. 肌肤甲错
　　C. 局部刺痛
　　D. 唇甲青紫
　　E. 头晕目眩
　　考点：血瘀证★
　　解析：瘀血内阻，气血运行不利，肌肤失养，则见面色黧黑，肌肤甲错，口唇、舌体、指甲青紫色暗等，瘀血阻塞络脉，阻碍气血运行，不通则痛，可见局部刺痛之象。E 见于血虚证，清窍失养。故本题选 E。

79. 以出血暗紫，固定刺痛，面色黧黑，脉细涩为辨证依据的证候是
　　A. 血瘀证
　　B. 血热证
　　C. 血虚证
　　D. 血寒证
　　E. 气不摄血证
　　考点：血瘀证★
　　解析：血瘀证以固定刺痛、肿块、出血、瘀血、脉涩为主要表现。血热证以身热口渴、斑疹吐衄、烦躁谵语、舌绛、脉数等为主要表现。血虚证以面、睑、唇、舌、爪甲的颜色淡白、脉细为主要表现。血寒证以患处冷痛拘急、畏寒、唇舌青紫，妇女月经愆期、经色紫暗夹块等为主要表现。气不摄血证以衄血、便血、尿血、崩漏、皮下青紫色斑块等各种慢性出血，并见面色淡白无华，神疲乏力，少气懒言，心慌心悸，食少，舌淡白，脉弱等为辨证依据。故本题选 A。

80. 下列哪项不是血热证的临床表现
　　A. 心气虚

　　A. 身热夜甚，或潮热，口渴，面赤
　　B. 心烦，失眠，躁扰不宁，甚或狂乱、神昏谵语
　　C. 或见各种出血色深红，或斑疹显露，或为疮痈
　　D. 舌绛，脉数疾
　　E. 唇舌青紫，苔白滑，脉沉迟弦涩
　　考点：血热证★
　　解析：E 为血寒证的临床表现。热聚体内，迫血妄行，造成皮下出血或大血管出血，可见身热面赤而发斑及咳血、吐血、衄血、月经量多、崩漏等；血热腐蚀血肉，可见肌肤生疮、疖、疔、痈；血热证可见于外感温热病中，即温热邪毒内传，深入血分，形成卫气营血辨证中的"血分证"。故本题选 E。

81. 下列哪项不是血寒证的临床表现
　　A. 舌绛，脉数疾
　　B. 畏寒，手足或少腹等患处冷痛拘急、得温痛减
　　C. 肤色紫暗发凉，或为痛经
　　D. 月经愆期、经色紫暗、夹有血块
　　E. 唇舌青紫，苔白滑，脉沉迟弦涩
　　考点：血寒证★
　　解析：血寒证见畏寒，手足或少腹等患处冷痛拘急，得温痛减，肤色紫暗发凉，或为痛经，月经愆期，经色紫暗，夹有血块，唇舌青紫，苔白滑，脉沉迟弦涩等。余参见 80 题。故本题选 A。

82. 心气虚与心阳虚的共有症状是
　　A. 心悸怔忡，胸闷气短
　　B. 五心烦热，潮热盗汗
　　C. 头晕目眩，面白无华
　　D. 畏寒肢冷，面色㿠白
　　E. 大汗淋漓，四肢厥冷
　　考点：心气虚证、心阳虚证
　　解析：心气虚证，是指心脏功能减退所表现的证候；心阳虚证，是指心脏阳气虚衰所表现的证候。心气虚衰，心中空虚，惕惕而动则心悸怔忡，心气不足，胸中宗气运转无力则胸闷气短。心阳虚证，在心气虚证的基础上出现虚寒症状。故心悸怔忡、胸闷气短为两者的共有症状。B 见于阴虚；C 见于血虚；D 见于阳虚；E 见于心阳虚脱。故本题选 A。

83. 心悸失眠，头晕眼花等可见于
　　A. 心气虚

B. 心血虚

C. 肝血虚

D. 脾气虚

E. 肺气虚

考点：心血虚证

解析：心血虚可见心悸，头晕眼花，失眠多梦，健忘，面色淡白或萎黄，唇舌色淡，脉细弱。故本题选B。

84. 心血虚与心阴虚的共有症状是

A. 头晕目眩，面白无华

B. 五心烦热，潮热盗汗

C. 心悸，失眠，多梦

D. 唇舌淡白，脉细数

E. 舌红少苔，脉细数

考点：心血虚证、心阴虚证★

解析：心血虚证，是指心血不足，不能濡养心脏所表现的证候。心阴虚证，是指心阴不足，不能濡养心脏所表现的证候。心悸怔忡，失眠多梦，为心血虚与心阴虚的共有症状，血属阴，心阴心血不足，则心失所养，致心动不安，出现心悸怔忡；神失濡养，致心神不宁，出现失眠多梦。A见于血虚；B、E属于阴虚；D属于血虚。故本题选C。

85. 下列哪项是燥邪犯肺证与肺阴虚证的鉴别要点

A. 有无发热恶寒

B. 有无胸痛咳血

C. 有无口干咽燥

D. 痰量的多少

E. 咯痰的难易

考点：燥邪犯肺证、肺阴虚证★

解析：燥邪犯肺证属于外感，肺阴虚证属于内伤。外感燥邪，可引起发热恶寒等表证，而由于肺脏受损，阴亏的病证不会出现发热恶寒。故本题选A。

86. 饥不欲食，舌质光红与下列哪项并见，对诊断胃阴虚证最有意义

A. 口泛清水

B. 呕吐酸腐

C. 干呕呃逆

D. 呕吐鲜血

E. 泛恶吞酸

考点：胃阴虚证

解析：胃阴不足，则胃阳偏亢，虚热内生，热郁胃中，胃气不和，致脘部隐痛，饥不欲食。

胃气上逆，可见干呕呃逆。A主要见于水饮停胃；B、D、E多见于实证、热证。故本题选C。

87. 肝气郁结常见的临床表现是

A. 少气

B. 太息

C. 呃逆

D. 嗳气

E. 气喘

考点：肝郁气滞证★

解析：肝气郁结证，又名肝郁气滞证，是由肝失疏泄，气机郁滞而成；肝气郁结，经气不利，则胸闷喜太息。A主要见于气虚证；C、D为胃气上逆的表现；E病位主要在肺肾。故本题选B。

88. 下列哪项是热极生风证的表现

A. 手足震颤

B. 肢体麻木

C. 手足蠕动

D. 角弓反张

E. 肌肉瞤动

考点：肝风内动四证★

解析：热极生风证，是指热邪亢盛引动肝风所表现的证候。热灼肝经，津液受灼，引动肝风，而见手足抽搐、角弓反张等筋脉挛急的表现。C见于阴虚动风证；A、B、E见于血虚生风证。故本题选D。

89. 肝胆湿热不可见

A. 尿频尿急，尿道灼痛，尿黄短少

B. 头痛目赤，急躁易怒，胁痛便秘

C. 腹部痞闷，纳呆便溏，面目发黄

D. 腹痛下痢，赤白黏冻，里急后重

E. 阴囊湿疹，瘙痒难忍，小便短赤

考点：肝胆湿热证

解析：肝胆湿热证，是指湿热蕴结肝胆所表现的证候。肝木横逆侮土，脾运失健，胃失和降，故腹部痞闷，纳呆便溏；胆汁不循常道而外溢肌肤，则面目发黄；湿热蕴内，则腹痛下痢，赤白黏冻，里急后重；湿热下注，膀胱气化失司则小便短赤，尿频尿急，尿道灼痛，尿黄短少；肝脉绕阴器，湿热随经下注，则见阴部湿疹或睾丸肿胀热痛，在妇女则见带浊阴痒。B为肝阳上亢之象。故本题选B。

90. 诊断肾虚证最有意义的临床表现是

A. 小便频数，滑精早泄

B. 大便稀薄，完谷不化

C. 下肢水肿，凹陷不起

D. 畏寒肢冷，精神萎靡

E. 腰膝冷痛，精冷不育

考点：肾虚证

解析：肾虚证是指因肾精、肾气、肾阴、肾阳不足所表现出来的一类病证。根据病变脏腑不同，其证候类型及临床表现多种多样。腰为肾之府，肾的生理功能为促进机体的生长、发育和生殖，上述选项中肾虚证最有意义的诊断指标就是腰膝冷痛，精冷不育。故本题选 E。

91. 下列哪项不是肾阴虚证的表现

A. 阳强易举

B. 遗精

C. 崩漏

D. 经少、经闭

E. 滑精早泄

考点：肾阴虚证★

解析：肾阴虚证是肾阴亏损，失于滋养，虚热内扰所表现的证候，阴虚相火妄动，则男子阳强易举，精室被扰则遗精；女子以血为用，阴亏则经血来源不足，所以经量减少，甚至闭经；阴虚则阳亢，虚热迫血可致崩漏。E 主要见于肾气不足，精关不固。故本题选 E。

92. 下列不属于肾精不足证临床表现的是

A. 生长发育迟缓

B. 囟门迟闭

C. 智力低下

D. 动作迟钝

E. 尿后余沥不尽

考点：肾精不足证

解析：肾精不足证的临床表现为小儿生长发育迟缓，身体矮小，囟门迟闭，智力低下，骨骼痿软；男子精少不育，女子经闭不孕，性欲减退；成人早衰，腰膝酸软，耳鸣耳聋，发脱齿松，健忘恍惚，神情呆钝，两足痿软，动作迟缓，舌淡，脉弱。尿后余沥不尽属肾气不固证。故本题选 E。

93. 以下症状由于肾气不固导致的是

A. 畏寒

B. 小便失禁

C. 呼多吸少

D. 男子精少不育

E. 腰膝酸软

考点：肾气不固证★

解析：畏寒是肾阳虚的表现；小便失禁是肾

气虚而致肾气不固的表现；呼多吸少是肾不纳气；男子精少不育是肾精不足；腰膝酸软多是肾阴虚。故本题选 B。

94. 以胸胁胃脘胀痛，急躁易怒，嗳气吞酸，不思饮食，舌淡红，脉弦为特征的证候是

A. 肝胃不和证

B. 胃肠气滞证

C. 脾气虚证

D. 肝郁气滞证

E. 肝脾不调证

考点：肝胃不和证

解析：肝胃不和证临床表现为胃脘、胁肋胀满疼痛，嗳气呃逆，嘈杂吞酸，不思饮食，烦躁易怒，舌红苔薄黄，脉弦。故本题选 A。

【A2 型题】

95. 患者，男，68 岁。神情痴呆，表情淡漠，喃喃独语，面色晦暗，苔白腻，脉滑。其辨证是

A. 心气虚证

B. 心阳虚证

C. 痰蒙心神证

D. 痰火扰神证

E. 肝郁气滞证

考点：痰蒙心神证★

解析：痰浊蒙蔽，心神不清，则见神情痴呆，表情淡漠，喃喃独语；痰浊内阻，气血不畅，则见面色晦暗；舌苔白腻，脉滑均为痰浊内盛之象，辨证为痰蒙心神证。心气虚证是以心悸、神疲及气虚症状为主的虚弱证候。心阳虚证是以心悸怔忡、心胸憋闷及阳虚症状为主的虚寒证候。痰火扰神证以神志狂躁、神昏谵语与痰热症状共见为辨证依据。肝郁气滞证多与情志因素有关，以情志抑郁、胸胁或少腹胀痛等为辨证依据。故本题选 C。

96. 患者，男，61 岁。自诉胃脘冷痛 1 年，喜温喜按，泛吐清水，畏寒，舌淡，脉弱。其辨证是

A. 胃阴虚证

B. 胃气虚证

C. 胃阳虚证

D. 寒滞胃脘证

E. 寒饮停胃证

考点：胃阳虚证

解析：胃阳不足，虚寒内生，寒凝气机，故胃脘冷痛，得温可使胃得暂时温养，气机暂时疏通，故喜温喜按；胃阳虚失于温化水液，津液内

停，上逆于口，故泛吐清水；阳虚，温煦功能减退，故畏寒；舌淡，脉弱为阳虚之象，辨证为胃阳虚证。胃阴虚证以胃脘嘈杂、灼痛，饥不欲食与虚热症状共见为辨证依据。胃气虚证以胃脘痞满、隐痛喜按，食少与气虚症状共见为辨证依据。寒滞胃脘证多有寒冷刺激的诱因，以胃脘冷痛，痛势急剧等为辨证依据。寒饮停胃证以脘腹痞胀、胃中有振水声、呕吐清水等为辨证依据。故本题选 C。

97. 患者，女，45 岁。胃脘胀满疼痛，走窜不定，痛而欲泻，嗳气，肠鸣，矢气，得嗳气后痛胀可缓解，苔厚，脉弦。其辨证是

A. 食滞胃肠证
B. 肝脾不调证
C. 胃肠气滞证
D. 肝胃不和证
E. 肝郁气滞证

考点：胃肠气滞证

解析：胃肠气滞证见胃脘、腹部胀满疼痛，走窜不定，痛而欲吐或欲泻，泻而不爽，嗳气，肠鸣，矢气，得嗳气、矢气后痛胀可缓解，或无肠鸣、矢气则胀痛加剧，或大便秘结，苔厚，脉弦。以脘腹胀痛走窜、嗳气、肠鸣、矢气等为辨证的主要依据。食滞胃肠多有伤食病史，以脘腹痞胀疼痛、呕泻酸馊腐臭等为辨证依据；肝脾不调证以胁胀作痛、情志抑郁、腹胀、便溏等为辨证依据；肝胃不和证以脘胁胀痛、嗳气、吞酸、情绪抑郁等为辨证依据；肝郁气滞证多与情志因素有关，以情志抑郁、胸胁或少腹胀痛等为辨证依据。故本题选 C。

【B1 型题】

A. 咽部溃烂，分散表浅
B. 咽部溃烂成片或凹陷
C. 咽部溃腐日久，周围苍白
D. 咽部溃烂，其上所覆白腐松厚
E. 咽部溃烂，其上所覆白腐坚韧

98. 上述各项，属虚证的是
99. 上述各项，属疫喉的是

考点：望咽喉

解析：咽喉溃腐日久，周围淡红或苍白者，多属虚证。伪膜是咽部溃烂处上覆白腐，形如白膜者。如伪膜松厚，容易拭去，去后不复生，此属肺胃热浊上壅于咽，证较轻；如伪膜松坚韧，不易剥离，重剥则出血，或剥去随即复生，此属

重证，多是白喉，又称"疫喉"，因肺胃热毒伤阴而成，属烈性传染病。故 98 题选 C，99 题选 E。

A. 鼻孔咽喉干燥
B. 鼻塞流浊涕
C. 鼻流浊涕腥臭
D. 鼻血鲜红
E. 鼻塞流清涕

100. 外感风热病人，可见的症状是
101. 鼻渊病人，可见的症状是

考点：望涕

解析：鼻孔咽喉干燥见于阴虚、外感燥邪；鼻塞流浊涕见于外感风热；鼻流腥臭脓涕，日久不愈者，见于鼻渊；鼻腔出血见于肺胃蕴热，或阴虚肺燥；鼻涕清涕见于外感风寒。故 100 题选 B，101 题选 C。

A. 显于风关
B. 达于气关
C. 达于命关
D. 透关射甲
E. 未超风关

102. 邪入脏腑，病情严重者，食指络脉的表现是
103. 病情凶险者，食指络脉的表现是

考点：望小儿食指络脉

解析：小儿食指络脉的长短反映着病情的轻重。病情越重，络脉越长。食指络脉仅显于风关，是邪气初入，病情轻浅；食指络脉达于气关，为病情发展，病位较深；食指络脉达于命关，为邪深病重；若食指络脉透过三关直达指端，称为透关射甲，病多凶险。故 102 题选 C，103 题选 D。

A. 食指络脉淡白
B. 食指络脉色青
C. 食指络脉鲜红
D. 食指络脉紫红
E. 食指络脉紫黑

104. 小儿外感风寒常见到的食指络脉是
105. 小儿疳积常见到的食指络脉是

考点：望小儿食指络脉 ★

解析：小儿食指络脉的纹色变化主要有红、紫、青、黑、白色的变化。食指络脉鲜红多属外

感表证、寒证。食指络脉紫红，多主里热证。食指络脉青，主惊风或痛证。食指络脉青紫或紫黑色，是血络闭郁。食指络脉淡白，多属脾虚、疳积。<u>故 104 题选 C，105 题选 A。</u>

  A. 青紫舌
  B. 淡紫舌
  C. 绛紫舌
  D. 点刺舌
  E. 瘦薄舌

106. 热毒炽盛，气血两燔证所见的舌象是

107. 阳气虚弱，气血运行不畅所见的舌象是

  考点：舌色变化

  解析：全舌青紫，多是全身性血行瘀滞。舌淡紫而湿润，为阴寒内盛，或阳气虚衰所致寒凝血瘀。舌紫红或绛紫而干枯少津，为热盛伤津，气血壅滞。点刺舌提示脏腑热极，或血分热盛。瘦薄舌多主气血阴液不足。<u>故 106 题选 C，107 题选 A。</u>

  A. 热盛伤津
  B. 血虚不润
  C. 脾虚湿侵
  D. 寒湿壅盛
  E. 痰浊内阻

108. 舌淡白有裂纹的临床意义是

109. 舌淡白胖嫩，边有齿痕，又有裂纹的临床意义是

  考点：舌形变化

  解析：舌淡白而有裂纹，多为血虚不润。舌淡白胖嫩，边有齿痕而又有裂纹，属脾虚湿侵。舌红绛而有裂纹，多是热盛伤津，或阴液虚损。<u>故 108 题选 B，109 题选 C。</u>

  A. 舌苔的润燥
  B. 舌苔的腐腻
  C. 舌苔的颜色
  D. 舌苔的偏全
  E. 舌苔的薄厚

110. 判断邪气在表在里，主要观察的舌苔变化是

111. 判断津液盈亏，主要观察的舌苔变化是

  考点：苔质变化★

  解析：舌苔的厚薄可知邪正的盛衰和邪气的深浅；舌苔的润燥，可知津液的盈亏；舌苔的腐腻，可知湿浊等情况；舌苔的剥落和有根、无根，可知气阴的盛衰及病情的发展趋势等。<u>故 110 题选 E，111 题选 A。</u>

  A. 谵语
  B. 独语
  C. 郑声
  D. 错语
  E. 狂言

112. 以自言自语，喃喃不休，见人则止为特征的是

113. 以神志清楚，但语言有时错乱，语后自知言错为特征的是

  考点：独语、错语

  解析：独语表现为独自说话，喃喃不休，首尾不续，见人便止。错语表现为语言颠倒错乱，或言后自知说错，不能自主。狂言表现为骂詈歌笑无常，胡言乱语，喧扰妄动，烦躁不安等。谵语表现为神志不清，胡言乱语，声高有力。郑声表现为神志昏沉，语言重复，低微无力，时断时续。<u>故 112 题选 B，113 题选 D。</u>

  A. 燥邪犯肺
  B. 痰湿阻肺
  C. 热邪犯肺
  D. 肺气虚损
  E. 肺阴不足

114. 咳嗽，咳声不扬，痰稠色黄，不易咯出，其临床意义是

115. 咳嗽，咳有痰声，痰多色白易咯，其临床意义是

  考点：咳嗽

  解析：咳嗽，咳声不扬，痰稠色黄，不易咯出，多属热证，多因热邪犯肺，肺津被灼所致。咳嗽，咳有痰声，痰多色白易咯，多属痰湿阻肺所致。<u>故 114 题选 C，115 题选 B。</u>

  A. 口气臭秽
  B. 口气酸臭
  C. 口气酒臭
  D. 口气腐臭
  E. 口中散发烂水果气味

116. 胃有宿食，可闻到

117. 消渴重证，可闻到

  考点：口气★

解析：口气酸臭，多属食积胃肠；消渴者，口气为丙酮味，即烂苹果味。故 116 题选 B，117 题选 E。

A. 恶寒重发热轻

B. 发热重恶寒轻

C. 发热轻而恶风

D. 但恶寒不发热

E. 但发热不恶寒

118. 风寒表证的寒热特点是

119. 风热表证的寒热特点是

考点：恶寒发热

解析：恶寒重发热轻，是风寒表证的特征。发热重恶寒轻，是风热表证的特征。发热轻而恶风，是伤风表证的特征。但恶寒不发热，是里寒证的特征。但发热不恶寒，是里热证的特征。故 118 题选 A，119 题选 B。

A. 胀痛

B. 绞痛

C. 刺痛

D. 重痛

E. 隐痛

120. 湿邪侵袭为

121. 寒邪侵袭为

考点：疼痛★

解析：胀痛为气滞；刺痛为瘀血；隐痛为虚证。故 120 题选 D，121 题选 B。

A. 风湿侵袭

B. 寒凝气机

C. 湿阻气机

D. 火邪窜络

E. 肝阳上亢

122. 肢体疼痛伴有沉重感，其临床意义是

123. 头目疼痛伴有胀满感，其临床意义是

考点：疼痛的性质★

解析：重痛指疼痛伴有沉重感的症状，多因湿邪困阻气机所致。常见于头部、四肢及腰部。胀痛指疼痛带有胀满的症状。但头目胀痛，多见于肝阳上亢或肝火上炎的病证。故 122 题选 C，123 题选 E。

A. 心肾阳衰，神失温养

B. 痰湿困脾，清阳不升

C. 大病之后，正气未复

D. 脾失健运，清阳不升

E. 心脾两失，气血亏虚

124. 饭后嗜睡，神疲倦怠，食少纳呆的临床意义是

125. 睡后易醒，不易再睡，兼心悸便溏的临床意义是

考点：嗜睡、失眠★

解析：睡后易醒，不易再睡者，兼心悸、便溏，多见于心脾两虚。心肾阳衰，神失温养可见精神极度疲惫，神识朦胧，困倦欲睡，肢冷脉微。痰湿困脾，清阳不升可见困倦嗜睡，伴头目昏沉，胸闷脘痞，肢体困重。大病之后，精神疲乏而嗜睡，是正气未复的表现。余参见 47 题。故 124 题选 D，125 题选 E。

A. 细脉

B. 弱脉

C. 微脉

D. 缓脉

E. 濡脉

126. 脉象特征表现为浮细无力而软的是

127. 脉象特征表现为沉细无力而软的是

考点：常见脉象★

解析：参见 63 题。故 126 题选 E，127 题选 B。

A. 涩脉

B. 弱脉

C. 细脉

D. 濡脉

E. 弦脉

128. 上述各项，痰饮或疼痛者多见的脉象是

129. 上述各项，精伤血少者多见的脉象是

考点：常见脉象★

解析：涩脉多见于气滞、血瘀和精伤、血少，痰食内停。弱脉主阳气虚衰，气血俱虚。细脉主气血两虚，湿邪为病。濡脉主虚证，湿证。弦脉主肝胆病，痰饮，痛证，或为胃气衰败者。故 128 题选 E，129 题选 A。

A. 瘀血

B. 痰饮

C. 癥积

D. 瘕聚

E. 痞满

130. 痛有定处，按之有形，推之不移的是

131. 痛无定处，按之无形，聚散不定的是

考点：按腹部辨积聚★

解析：痛有定处，按之有形而不移者，为癥积，病属血分；痛无定处，按之无形，聚散不定者为瘕聚，病属气分。**故 130 题选 C，131 题选 D。**

A. 里证
B. 半表半里证
C. 表证
D. 实证
E. 虚证

132. 肝胆湿热为

133. 寒热往来为

考点：表证与里证

解析：表证指六淫、疫疠等外邪经皮毛、口鼻侵入机体的初期阶段，正（卫）气抗邪于肌表，以新起恶寒发热为主要表现的轻浅证候。里证指病变部位在内，脏腑、气血、骨髓等受病所反映的证候。凡非表证（及半表半里证）的特定证候，一般都属里证的范畴，即所谓"非表即里"。其证候特征是无新起恶寒发热并见，以脏腑症状为主要表现。寒热往来指恶寒与发热交替发作，为半表半里证的特征之一。病机是正邪相争，互为进退。若发无定时，多见于少阳病；若发有定时。多见于疟疾。**故 132 题选 A，133 题选 B。**

A. 上热下寒
B. 上寒下热
C. 真寒假热
D. 真热假寒
E. 表寒里热

134. 脘腹冷痛，喜温喜按，小便频数，淋沥涩痛，色黄。其证候是

135. 恶寒发热，头痛无汗，心中烦热，口渴，鼻塞流清涕。其证候是

考点：证候错杂

解析：脘腹冷痛，喜温喜按，为上焦虚寒，小便频数，淋沥涩痛，色黄为下焦湿热，故此患者诊断为上寒下热。恶寒发热，头痛无汗，鼻塞流清涕为表寒证，心中烦热，口渴为里热证，故此患者诊断为表寒里热。**故 134 题选 B，135 题**

选 E。

A. 上热下寒
B. 表寒里热
C. 热证转化为寒证
D. 真寒假热
E. 真热假寒

136. 壮热，大汗不止，突然体温下降，四肢厥冷，面色苍白，脉微欲绝者证属

137. 恶寒发热，无汗，头痛，身痛，气喘，烦躁，口渴，脉浮紧者证属

考点：证候错杂与转化

解析：寒热转化，原为寒证，后突然出现热证，同时寒证小消失。壮热，大汗不止为热证，四肢厥冷，面色苍白，脉微欲绝为寒证，此为热证转化为寒证。表寒里热，表寒未解而里热内生，或脏腑有热再感表寒。恶寒发热，无汗，头痛，身痛为表寒证，烦躁，口渴为里热证，此为表寒里热。**故 136 题选 C，137 题选 B。**

A. 面色苍白，口唇青紫
B. 头晕眼花，气短疲乏
C. 脘腹坠胀，便意频频，久泄脱肛
D. 神疲乏力，气短，汗出不止，劳累后加重
E. 全身瘫软，神志朦胧

138. 气不固证的临床表现是

139. 脾虚气陷证的临床表现是

考点：气不固证、脾虚气陷证

解析：气不固证临床表现为气短疲乏，面白舌淡，脉虚无力；或见自汗不止；或为流涎不止；或见遗尿，余溺不尽，小便失禁；或为大便滑脱失禁等。脾虚气陷证临床表现为脘腹重坠作胀，食后益甚，或便意频数，肛门重坠，或久泻不止，甚或脱肛，或小便混浊如米泔，或内脏、子宫下垂，气短懒言，神疲乏力，头晕目眩，面白无华，食少，便溏，舌淡苔白，脉缓或弱。**故 138 题选 D，139 题选 C。**

A. 刺痛拒按，固定不移，舌暗，脉涩
B. 气短疲乏，脘腹坠胀，舌淡，脉弱
C. 胸胁胀闷窜痛，时轻时重，脉弦
D. 面色淡白，口唇爪甲色淡，舌淡，脉细
E. 少气懒言，疲乏无力，自汗，舌淡，脉虚

140. 血瘀证可见的症状是

141. 气陷证可见的症状是

考点：血瘀证、气陷证★

解析：血瘀证，刺痛，痛处不移，出血，色紫暗而质黏稠，唇、舌紫暗，舌上有瘀斑、瘀点。气陷证，因气虚而升举乏力，清阳下陷所致，其表现有腰腹气坠感，久泻久痢不止。胸胁胀闷窜痛，时轻时重为气滞证。面色淡白，口唇爪甲色淡，为血虚证。少气懒言，疲乏无力，自汗，舌淡，脉虚为气虚证。故 140 题选 A，141 题选 B。

  A. 唇甲淡紫，胁下痞块，拒按，舌暗，脉沉涩

  B. 胸胁胀闷窜痛，时轻时重，脉弦

  C. 两胁胀闷窜痛，胁下痞块，舌淡，脉涩

  D. 面唇色淡白，疲乏无力，自汗，舌淡，脉弱

  E. 少气懒言，疲乏无力，自汗，舌淡，脉弱

142. 属气滞血瘀证临床表现的是

143. 属气血两虚证的临床表现是

考点：气滞血瘀证、气血两虚证★

解析：气滞血瘀证表现为胸胁胀满走窜疼痛，性情急躁，并兼见痞块刺痛拒按，妇女经闭或痛经，经色紫暗夹有血块，乳房痛胀等症，舌质紫暗或有紫斑，脉弦涩。气血两虚证表现为头晕目眩，少气懒言，乏力自汗，面色淡白或萎黄，心悸失眠，舌淡而嫩，脉细弱等。故 142 题选 C，143 题选 D。

  A. 肝阳化风证

  B. 阴虚动风证

  C. 血虚生风证

  D. 热极生风证

  E. 肝阳上亢证

144. 可见步履不稳，眩晕欲仆症状的是

145. 可见眩晕肢体震颤，面白无华症状的是

考点：肝风内动四证★

解析：肝阳化风证主症有眩晕欲仆，步履不稳，耳鸣，头痛且胀；阴虚动风证主症有头晕目眩，耳鸣如蝉，久发不已；血虚生风证主症有眩晕，动则加剧，面白无华，遇劳则发；热极生风证主症有头晕目眩，心烦，渴喜冷饮；肝阳上亢证主症有眩晕，头痛，目赤。故 144 题选 A，

145 题选 C。

  A. 腰膝酸软，眩晕耳鸣，烦躁易怒

  B. 腰膝酸软，听力减退，神疲乏力

  C. 腰膝酸软，下肢浮肿，小便清长

  D. 腰膝酸软，小便频数，余沥不尽

  E. 腰膝酸软，失眠多梦，盗汗遗精

146. 肾阳虚证的临床表现是

147. 肾阴虚证的临床表现是

考点：肾阳虚证、肾阴虚证★

解析：肾阳虚证可见头目眩晕，面色㿠白或黧黑，腰膝酸冷疼痛，畏冷肢凉，下肢尤甚，精神萎靡，性欲减退，男子阳痿早泄、滑精精冷，女子宫寒不孕，或久泻不止，完谷不化，五更泄泻，或小便频数清长，夜尿频多，舌淡，苔白，脉沉细无力，尺脉尤甚。肾阴虚证可见腰膝酸软而痛，头晕，耳鸣，齿松，发脱，男子阳强易举、遗精、早泄，女子经少或经闭、崩漏，失眠，健忘，口咽干燥，形体消瘦，五心烦热，潮热盗汗，骨蒸发热，午后颧红，小便短黄，舌红少津，少苔或无苔，脉细数。故 146 题选 C，147 题选 E。

  A. 肾气不固

  B. 肾虚水泛

  C. 肾精不足

  D. 肾阳虚

  E. 肾阴虚

148. 患者，女，31 岁。妊娠 3 个月，精神不振，今日突感腰痛难忍，小腹坠痛，舌质淡白，脉弱。其证候是

149. 患者，男，30 岁。结婚 3 年不育，脱发，腰软无力，舌质淡白，尺脉弱。其证候是

考点：肾气不固证、肾精不足证★

解析：肾气不固证指肾气亏虚，失于封藏、固摄，以腰膝酸软，小便、精液、经带、胎气不固等为主要表现的虚弱证候。肾虚水泛证指肾的阳气亏虚，气化无权，水液泛滥，以水肿下肢为甚、尿少、畏冷肢冷等为主要表现的证候。肾精不足证指肾精亏损，脑与骨髓失充，以生长发育迟缓、早衰、生育功能低下为主要表现的证候。肾阳虚证指肾阳亏虚，机体失却温煦，以腰膝酸冷、性欲减退、夜尿多为主要表现的证候。肾阴虚证指肾阴亏损，失于滋养，虚热内扰，以腰酸而痛、遗精、经少、头晕耳鸣等为主要表现的证

候。148 题患者由于肾气亏虚，失于封藏、固摄，而胎气不固，见腰痛难忍，小腹坠痛；舌淡、脉弱为肾气亏虚，失于充养所致。149 题患者由于肾精亏损，无以充髓实脑，故脱发；肾精不足，生殖无源，故婚久不育；肾精不养腰府则腰软无力；舌质淡白、尺脉弱，为肾虚之象。<u>故 148 题选 A，149 题选 C。</u>

    A. 心肝血虚证

    B. 心肾阴虚证

    C. 脾肺气虚证

    D. 心肾不交证

    E. 心脾气血虚证

150. 心悸怔忡，纳呆腹胀，便溏乏力，舌淡嫩，脉弱，其证候是

151. 心烦失眠，腰膝酸软，遗精盗汗，舌红少苔，脉细数，其证候是

    考点：心肾不交证、心脾气血虚证

    解析：心脾气血虚证临床表现为心悸怔忡，失眠多梦，眩晕健忘，面色萎黄，食欲不振，腹胀便溏，神倦乏力，或皮下出血，妇女月经量少色淡，淋沥不尽等，舌质淡嫩，脉细弱。心肾不交证临床表现为心烦不寐，心悸健忘，头晕耳鸣，腰酸遗精，五心烦热，咽干口燥，舌红，脉细数，或伴见腰部下肢酸困发冷。<u>故 150 题选 E，151 题选 D。</u>

    A. 肺肾气虚

    B. 肺气虚

    C. 脾肺气虚

    D. 心肺气虚

    E. 肾气不固

152. 久病咳喘，乏力少气，呼多吸少，自汗耳鸣，舌淡脉弱。其证候是

153. 久病咳喘，胸闷心悸，乏力少气，自汗声低，舌淡脉弱。其证候是

    考点：肺肾气虚证、心肺气虚证★

    解析：肺肾气虚证见咳嗽无力，呼多吸少，气短而喘，动则尤甚，吐痰清稀，声低，乏力，自汗耳鸣，腰膝酸软，舌淡紫，脉弱；肺气虚证见咳嗽无力，气短而喘，动则尤甚，或自汗、畏风，易于感冒，舌淡苔白，脉弱；脾肺气虚证见食欲不振，食少腹胀，便溏，舌淡，苔白滑，脉弱；心肺气虚证见胸闷，咳嗽，气短而喘，心悸，动而尤甚，吐痰清稀，神疲乏力，声低懒言，舌淡苔白，脉弱；肾气不固证见腰膝酸软，神疲乏力，耳鸣失聪，尿后余沥不尽，遗尿，小便失禁，男子滑精，女子月经淋沥不尽，舌淡苔白，脉弱。<u>故 152 题选 A，153 题选 D。</u>

    A. 咳嗽，咳痰稀白

    B. 咳嗽，痰多泡沫

    C. 咳喘，咯痰黄稠

    D. 咳嗽，痰少难咳

    E. 咳喘，痰多易咳

154. 热邪壅肺证，可见

155. 燥邪犯肺证，可见

    考点：各脏腑间相关证候的鉴别要点

    解析：热邪壅肺证可见咳嗽，痰稠色黄，气喘息粗，壮热口渴甚则心烦，鼻翼扇动，或胸痛咳吐脓血腥臭痰；燥邪犯肺证可见肺失宣降，干咳痰少，鼻咽口舌干燥等。<u>故 154 题选 C，155 题选 D。</u>

中药学

【A1 型题】

1. 下列各项，属温热药的作用是

A. 引火归原

B. 凉血解毒

C. 滋阴除蒸

D. 清热利尿

E. 凉肝息风

考点：四气的作用★

解析：温热药分别具有温里散寒、暖肝散结、补火助阳、温阳利水、温经通络、引火归原、回阳救逆等作用。故本题选 A。

2. 下列各项，不属温热药作用的是

A. 温里散寒

B. 滋阴除蒸

C. 暖肝散结

D. 引火归原

E. 回阳救逆

考点：四气的作用★

解析：参见 1 题。故本题选 B。

3. 甘草与芫花配伍，属于

A. 相须

B. 相使

C. 相畏

D. 相杀

E. 相反

考点：各种配伍关系的意义★

解析：十八反歌：本草明言十八反，半蒌贝蔹及攻乌，藻戟遂芫俱战草，诸参辛芍叛藜芦。甘草与芫花为相反关系，即两种药物配合应用后，可能发生剧烈的副作用。故本题选 E。

4. 下列配伍中属于"十九畏"的药物是

A. 大戟与甘草

B. 贝母与乌头

C. 乌头与瓜蒌

D. 官桂与赤石脂

E. 芍药与藜芦

考点："十九畏"的内容★

解析：十九畏歌：硫黄原是火中精，朴硝一见便相争，水银莫与砒霜见，狼毒最怕密陀僧，巴豆性烈最为上，偏与牵牛不顺情，丁香莫与郁金见，牙硝难合京三棱，川乌草乌不顺犀，人参最怕五灵脂，官桂善能调冷气，若逢石脂便相欺，大凡修合看顺逆，炮熺炙煿莫相依。故本题选 D。

5. 豆蔻入汤剂宜

A. 先煎

B. 后下

C. 另煎

D. 包煎

E. 烊化

考点：煎煮方法★

解析：对于一些矿石贝壳类药物不易出汁的，需要先用水煎 20～30 分钟，如磁石、赭石、石决明等；一些含挥发油的芳香药物，久煎容易丧失药效的，应该在其他药物将煎好时，再放入煎一二沸；有些粉末或小粒的种子类药物，应该"包煎"，以免烧焦或使药汁混浊；有些药物需要"另煎"或"另烊"，如人参、阿胶等，再冲入煎好的药汁中饮服；有些药物不必煎煮，如芒硝等，只要将药汁冲入溶化后即可服用。豆蔻属芳香药物，应后下。故本题选 B。

6. 石决明入汤剂时应

A. 先煎

B. 另煎

C. 后下

D. 作散剂冲服

E. 包煎

考点：煎煮方法★

解析：参见 5 题。故本题选 A。

7. 入汤剂宜包煎的药物是

A. 蒲黄

B. 麻黄

C. 大黄

D. 姜黄

E. 雄黄

考点：煎煮方法

解析：蒲黄为粉末状，应该"包煎"，以免烧焦或使药汁混浊。故本题选 A。

8. 入汤剂宜另煎的药物是

A. 西洋参

B. 太子参

C. 沙参

D. 党参

E. 玄参

考点：煎煮方法

解析：有些贵重药物，为了更好地煎出有效成分，如人参、西洋参，需要"另煎"，余选项煎煮方法无特殊。故本题选 A。

9. 紫苏叶不具有的功效是

A. 发汗解表

B. 行气宽中

C. 解表散寒

D. 解鱼蟹毒

E. 平喘利水

考点：紫苏叶的功效

解析：紫苏叶解表散寒，行气宽中，解鱼蟹毒。故本题选 E。

10. 荆芥的功效是

A. 发表通窍，胜湿止痛，止血

B. 发表止痉，消疮止泻

C. 解表散风，透疹消疮，止血

D. 发表止痛，利水消肿

E. 消疮止泻，透疹止血

考点：荆芥的功效 ★

解析：荆芥解表散风，透疹消疮，止血。主治外感表证，麻疹不透，风疹瘙痒，疮疡初起兼有表证，吐衄下血。故本题选 C。

11. 具有透疹消疮功效的药物是

A. 紫苏叶

B. 荆芥

C. 香薷

D. 白芷

E. 防风

考点：荆芥的功效 ★

解析：紫苏的功效为解表散寒，行气宽中，解鱼蟹毒；荆芥的功效为解表散风，透疹消疮，

止血，其辛散作用能助麻疹透发；香薷的功效为发汗解表，化湿和中，利水消肿；白芷的功效为解表散寒，祛风止痛，宣通鼻窍，消肿排脓，燥湿止带；防风的功效为祛风解表，胜湿止痛，止痉。故本题选 B。

12. 夏月感冒，发热恶寒，头痛无汗当选

A. 薄荷

B. 广藿香

C. 佩兰

D. 香薷

E. 白扁豆

考点：香薷的主治病证

解析：A 疏散风热，清利头目，利咽透疹，疏肝行气。B 芳香化浊，止呕，发表解暑。C 芳香化湿，醒脾开胃，发表解暑。E 健脾化湿，和中消暑。D 发汗解表，化湿和中，利水消肿，有"夏月之麻黄"之称，善于治疗暑湿感冒、水肿脚气、小便不利。故本题选 D。

13. 细辛具有的功效是

A. 温助阳气

B. 祛风胜湿

C. 消肿排脓

D. 温肺化饮

E. 温中和胃

考点：细辛的功效 ★

解析：细辛的功效为解表散寒，祛风止痛，通窍，温肺化饮。故本题选 D。

14. 薄荷的功效是

A. 疏散风热，利咽透疹

B. 疏散风热，解毒透疹

C. 疏散风热，升举阳气

D. 疏散风热，息风止痉

E. 疏散风热，明目退翳

考点：薄荷的功效

解析：薄荷疏散风热，清利头目，利咽透疹，疏肝行气。故本题选 A。

15. 具有清利头目功效的药物是

A. 蔓荆子

B. 葛根

C. 柴胡

D. 升麻

E. 白芷

考点：蔓荆子的功效 ★

解析：蔓荆子疏散风热，清利头目；葛根解肌退热，透疹，生津止渴，升阳止泻，通经活

络，解酒毒；柴胡解表退热，疏肝解郁，升举阳气；升麻发表透疹，清热解毒，升举阳气；白芷解表散寒，祛风止痛，宣通鼻窍，消肿排脓，燥湿止带。<u>故本题选 A。</u>

16. 肝气郁结，胁肋胀痛，胸闷，月经不调。宜选用

    A. 蝉蜕

    B. 菊花

    C. 柴胡

    D. 蔓荆子

    E. 葛根

考点：柴胡的应用★

解析：蝉蜕疏散风热，利咽开音，透疹，明目退翳，息风止痉。菊花疏散风热，清肝明目，清热解毒，平抑肝阳。柴胡的功效为解表退热，疏肝解郁，升举阳气。蔓荆子疏散风热，清利头目。葛根解肌退热，透疹，生津止渴，升阳止泻。诸药都有疏散风热的作用，但只有柴胡有疏肝解郁的作用，可用于治疗肝气郁结，胁肋胀痛，胸闷，月经不调。<u>故本题选 C。</u>

17. 止泻宜煨用的药物是

    A. 葛根

    B. 柴胡

    C. 升麻

    D. 桑叶

    E. 薄荷

考点：葛根的用法

解析：葛根的功效为解肌退热，透疹，生津止渴，升阳止泻；性能升发清阳，鼓舞脾胃阳气上升，煨用有止泻的作用。余选项无止泻之功。<u>故本题选 A。</u>

18. 既能清热泻火，又能滋阴润燥的药物是

    A. 石膏

    B. 芦根

    C. 知母

    D. 葛根

    E. 决明子

考点：知母的功效

解析：石膏的功效为生用清热泻火，除烦止渴；煅用敛疮，生肌，收湿，止血。芦根的功效为清热泻火，生津止渴，除烦，止呕，利尿。知母的功效为清热泻火，滋阴润燥。葛根的功效为解肌退热，透疹，生津止渴，升阳止泻，通经活络，解酒毒。决明子的功效为清热明目，润肠通便。<u>故本题选 C。</u>

19. 栀子具有的功效是

    A. 清热除烦，泻火解毒，利尿

    B. 泻火除烦，清热利湿，凉血解毒

    C. 泻火解毒，利尿

    D. 清热燥湿，泻火解毒，止血

    E. 清热解毒，除烦止渴，消肿止痛

考点：栀子的功效

解析：栀子泻火除烦，清热利湿，凉血解毒。焦栀子凉血止血。<u>故本题选 B。</u>

20. 夏枯草具有的功效是

    A. 散结消肿

    B. 润肠通便

    C. 祛风明目

    D. 疏风散热

    E. 清热利湿

考点：夏枯草的功效

解析：夏枯草清热泻火，明目，散结消肿。主治目赤肿痛，头痛眩晕，目珠夜痛；瘰疬，瘿瘤；乳癖，乳痈肿痛。<u>故本题选 A。</u>

21. 长于清肺热的药物是

    A. 黄芩

    B. 黄连

    C. 黄柏

    D. 苦参

    E. 龙胆

考点：黄芩的功效★

解析：各选项都有清热燥湿的功效，但黄芩则以清肺热为专长，黄连善泻心火而除烦，黄柏善泻肾火而退虚热，苦参善清下焦湿热，龙胆为泻肝胆实火的要药。<u>故本题选 A。</u>

22. 具有疏散风热功效的药物是

    A. 金银花

    B. 大青叶

    C. 鱼腥草

    D. 穿心莲

    E. 淡竹叶

考点：金银花的功效

解析：金银花清热解毒，疏散风热。大青叶清热解毒，凉血消斑。鱼腥草清热解毒，消痈排脓，利尿通淋；穿心莲泻火解毒，清热燥湿，凉血，消肿；淡竹叶清热泻火，除烦止渴，利尿通淋。这四项都无疏散风热的功效。<u>故本题选 A。</u>

23. 既能清热解毒，又能疏散风热的药物是

    A. 连翘

    B. 薄荷

C. 紫花地丁
D. 蒲公英
E. 半边莲

考点：连翘的功效 ★

解析：连翘清热解毒，消肿散结，疏散风热。薄荷疏散风热，清利头目，利咽透疹，疏肝行气。紫花地丁、蒲公英、半边莲都只能清热解毒，无疏散风热的作用。故本题选 A。

24. 具有消痈排脓，祛瘀止痛功效的药物是
A. 金银花
B. 败酱草
C. 黄连
D. 黄芩
E. 栀子

考点：败酱草的功效

解析：败酱草的功效：清热解毒，消痈排脓，祛瘀止痛。金银花的功效：清热解毒，疏散风热。黄连的功效：清热燥湿，泻火解毒。黄芩的功效：清热燥湿，泻火解毒，止血，安胎。栀子的功效：泻火除烦，清热利湿，凉血解毒，外用消肿止痛。故本题选 B。

25. 功能凉血，解毒，养阴的药物是
A. 生地
B. 玄参
C. 牡丹皮
D. 紫草
E. 大青叶

考点：玄参的功效 ★

解析：生地清热凉血，养阴生津；玄参清热凉血，滋阴，泻火解毒；牡丹皮清热凉血，活血祛瘀；紫草清热凉血，活血消斑，解毒透疹；大青叶清热解毒，凉血消斑。故本题选 B。

26. 下列各项，不属玄参主治病证的是
A. 温毒发斑
B. 津伤便秘
C. 经闭痛经
D. 痈肿疮毒
E. 目赤咽痛

考点：玄参的应用

解析：玄参的功效：清热凉血，滋阴，泻火解毒。主治温邪入营，内陷心包，温毒发斑；热病伤阴，津伤便秘，骨蒸劳嗽；目赤肿痛、白喉、瘰疬、痈肿疮毒。药性：甘、苦、咸、微寒。归肺、胃、肾经。故本题选 C。

27. 具有截疟作用的中药是

A. 莱菔子
B. 青蒿
C. 百部
D. 白头翁
E. 苦参

考点：青蒿的功效 ★

解析：青蒿清透虚热，凉血除蒸，解暑，截疟。莱菔子消食除胀，降气化痰。百部润肺下气止咳，杀虫灭虱。白头翁清热解毒，凉血止痢。苦参清热燥湿，杀虫，利尿。故本题选 B。

28. 既善凉血除蒸，又可清肺降火的药物是
A. 黄芩
B. 地骨皮
C. 穿心莲
D. 石膏
E. 鱼腥草

考点：地骨皮的功效 ★

解析：地骨皮凉血除蒸，清肺降火；黄芩清热燥湿，泻火解毒，止血安胎；穿心莲泻火解毒，清热燥湿，凉血，消肿；石膏清热泻火，敛疮生肌；鱼腥草清热解毒，消痈排脓，利尿通淋。故本题选 B。

29. 治疗阴虚发热，盗汗骨蒸的药物是
A. 黄芩
B. 地骨皮
C. 黄连
D. 牡丹皮
E. 龙胆

考点：地骨皮的应用 ★

解析：地骨皮凉血除蒸，清肺降火，主治阴虚发热，盗汗骨蒸，肺热咳嗽，血热出血证。黄芩主治湿温、暑湿、胸闷呕恶、湿热痞满、黄疸泻痢；肺热咳嗽、高热烦渴；血热吐衄；痈肿疮毒、胎动不安。黄连主治湿热痞满，呕吐吞酸；湿热泻痢；高热神昏，心烦不寐，血热吐衄；痈肿疔疮，目赤牙痛；消渴；外治湿疹、湿疮、耳道流脓。牡丹皮主治温毒发斑，血热吐衄；温病伤阴，阴虚发热，夜热早凉，无汗骨蒸；血滞经闭、痛经、跌打伤痛；痈肿疮毒。龙胆主治湿热黄疸，阴肿阴痒，带下，湿疹瘙痒；肝火头痛，目赤耳聋，胁痛口苦；惊风抽搐。故本题选 B。

30. 既能退虚热，又能除疳热的药物是
A. 柴胡、银柴胡
B. 银柴胡、胡黄连
C. 牡丹皮、赤芍

D. 黄连、胡黄连

E. 白薇、秦艽

考点：银柴胡、胡黄连功效的共同点

解析：银柴胡清虚热，除疳热。胡黄连退虚热，除疳热，清湿热。柴胡解表退热，疏肝解郁，升举阳气。牡丹皮清热凉血，活血祛瘀。赤芍清热凉血，散瘀止痛。黄连善清心火，泻胃火。白薇清虚热，凉血，利尿通淋，解毒疗疮。秦艽祛风湿，通络止痛，退虚热，清湿热。故本题选B。

31. 大黄的功效不包括

A. 泻下攻积

B. 逐瘀通经

C. 清热泻火

D. 软坚散结

E. 凉血解毒

考点：大黄的功效★

解析：大黄的功效为泻下攻积，清热泻火，凉血解毒，逐瘀通经，除湿退黄。故本题选D。

32. 具有泻下、软坚、清热功效的药物是

A. 大黄

B. 芒硝

C. 芦荟

D. 郁李仁

E. 番泻叶

考点：芒硝的功效★

解析：大黄泻下攻积，清热泻火，逐瘀通经，凉血解毒，除湿退黄；芒硝泻下通便，润燥软坚，清火消肿；芦荟泻热通便，杀虫，凉肝；郁李仁润肠通便，下气利水；番泻叶泻热行滞，通便，利水。故本题选B。

33. 芒硝具有的功效是

A. 润燥软坚

B. 去积杀虫

C. 峻下冷积

D. 活血化瘀

E. 泄水逐饮

考点：芒硝的功效★

解析：芒硝的功效为泻下通便，润燥软坚，清火消肿。故本题选A。

34. 具有泻水逐饮，消肿散结功效的药物是

A. 大黄

B. 芒硝

C. 巴豆霜

D. 牵牛子

E. 甘遂

考点：甘遂的功效★

解析：巴豆霜峻下冷积，逐水退肿，豁痰利咽；外用蚀疮。牵牛子泻水通便，消痰涤饮，杀虫攻积。甘遂泻水逐饮，消肿散结。余参见32题。故本题选E。

35. 治疗胸胁停饮，风痰癫痫，应选用

A. 芒硝

B. 大黄

C. 甘遂

D. 牵牛子

E. 巴豆霜

考点：甘遂的主治病证

解析：甘遂的功效为泻水逐饮，消肿散结，主治水肿，鼓胀，胸胁停饮；风痰癫痫；疮痈肿毒。芒硝主治积滞便秘；咽痛、口疮、目赤，乳痈疮肿。大黄主治积滞便秘；血热吐衄，目赤咽肿，牙龈肿痛；热毒疮疡，烧烫伤；瘀血诸证；湿热痢疾，黄疸，淋证。牵牛子主治水肿，鼓胀；痰饮喘咳；虫积腹痛。巴豆霜主治寒积便秘；腹水鼓胀；喉痹痰阻；痈肿脓成未溃，疥癣恶疮。故本题选C。

36. 木瓜具有的功效是

A. 活血通经

B. 舒筋活络

C. 行气化湿

D. 温里散寒

E. 软坚散结

考点：木瓜的功效★

解析：木瓜的功效为舒筋活络，和胃化湿。故本题选B。

37. 尤其善治下半身风湿痹痛的药物是

A. 威灵仙

B. 白花蛇舌草

C. 羌活

D. 独活

E. 防己

考点：独活的应用★

解析：威灵仙祛风湿，通络止痛，治骨鲠；白花蛇舌草清热解毒消痈，利湿通淋；羌活解表散寒，祛风除湿，止痛，用于风湿痹痛，尤以风湿痹痛在身半以上者为宜；独活祛风湿，通痹止痛，用于风湿痹痛，尤以下部之风湿痹痛为适宜；防己祛风湿，止痛，利水消肿。故本题选D。

38. 威灵仙除能祛风湿，通络止痛外，还具有的功效是

    A. 清虚热

    B. 补肝肾

    C. 治骨鲠

    D. 消积平喘

    E. 行气温中

考点：威灵仙的功效

解析：威灵仙的功效为祛风湿，通络止痛，消骨鲠。故本题选 C。

39. 下列能祛风通络，用治小儿惊风的是

    A. 络石藤

    B. 威灵仙

    C. 青风藤

    D. 蕲蛇

    E. 秦艽

考点：蕲蛇的功效

解析：蕲蛇祛风，通络，止痉。主治风湿顽痹，中风半身不遂；小儿惊风，破伤风；麻风、疥癣。其余四药皆能祛风通络，但无止痉之功。注意与蕲蛇功效主治相同的是乌梢蛇。故本题选 D。

40. 肝肾不足所致之胎动不安，应首选

    A. 紫苏叶

    B. 狗脊

    C. 黄芩

    D. 桑寄生

    E. 五加皮

考点：桑寄生的应用★

解析：紫苏叶解表散寒，行气宽中，解鱼蟹毒；狗脊功效为补肝肾，强腰膝，祛风湿，无安胎之功；黄芩清热燥湿，泻火解毒，止血，安胎，主要用于血热胎动不安；桑寄生补肝肾，祛风湿，强筋骨，安胎元，治肝肾不足所致之胎动不安；五加皮祛风湿，补肝肾，强筋骨，利水，无安胎作用。故本题选 D。

41. 具有燥湿健脾，祛风散寒功效的是

    A. 山药

    B. 苍术

    C. 佩兰

    D. 豆蔻

    E. 厚朴

考点：苍术的功效

解析：苍术燥湿健脾，祛风散寒，明目。山药补脾养胃，生津益肺，补肾涩精。佩兰芳香化湿，醒脾开胃，发表解暑。豆蔻化湿行气，温中止呕，开胃消食。厚朴燥湿消痰，下气除满。故本题选 B。

42. 治疗痰饮喘咳，应选用的药物是

    A. 佩兰

    B. 苍术

    C. 广藿香

    D. 砂仁

    E. 厚朴

考点：厚朴的应用★

解析：佩兰芳香化湿，醒脾开胃，发表解暑。苍术主治湿阻中焦证、风湿痹证、风寒夹湿表证。广藿香主治湿滞中焦，呕吐，暑湿或湿温初起。砂仁主治湿阻中焦及脾胃气滞证；脾胃虚寒吐泻；气滞妊娠恶阻及胎动不安。厚朴主治湿阻中焦、脘腹胀满、食积气滞、腹胀便秘，痰饮喘咳，梅核气。故本题选 E。

43. 下列药物除哪项以外均有止呕作用

    A. 半夏

    B. 广藿香

    C. 佩兰

    D. 豆蔻

    E. 竹茹

考点：佩兰的功效

解析：A 燥湿化痰，降逆止呕，消痞散结；外用消肿止痛。B 芳香化浊，止呕，发表解暑。C 芳香化湿，醒脾开胃，发表解暑。D 化湿行气，温中止呕，开胃消食。E 清热化痰，除烦止呕。故本题选 C。

44. 治疗脾虚泄泻，应选用的药物是

    A. 泽泻

    B. 猪苓

    C. 滑石

    D. 海金沙

    E. 薏苡仁

考点：薏苡仁的应用★

解析：薏苡仁的功效：利水渗湿，健脾止泻，除痹，排脓。药性甘、淡、凉。归脾、胃、肺经。主治水肿，脚气浮肿，小便不利；脾虚泄泻；湿痹拘挛；肺痈，肠痈。故本题选 E。

45. 具有明目功效的药物是

    A. 车前子

    B. 滑石

    C. 石韦

    D. 地肤子

E. 猪苓

考点：车前子的功效★

解析：车前子的功效为清热利尿通淋，渗湿止泻，明目，祛痰；滑石的功效为利尿通淋，清解暑热，收湿敛疮；石韦利尿通淋，清肺止咳，凉血止血；地肤子的功效为清热利湿，祛风止痒；猪苓利水渗湿。故本题选 A。

46. 宜包煎，可用于治疗淋证，目赤肿痛的药物是

　　A. 薏苡仁

　　B. 海金沙

　　C. 车前子

　　D. 瞿麦

　　E. 石韦

考点：车前子的应用、用法★

解析：车前子主治淋证、水肿，泄泻，目赤肿痛、目暗昏花，痰热咳嗽。宜布包煎。薏苡仁主治水肿、小便不利、脚气浮肿，脾虚泄泻，湿痹拘挛，肺痈、肠痈。煎服，清利湿热宜生用，健脾止泻宜炒用。海金沙主治热淋，石淋，血淋，膏淋，尿道涩痛。宜包煎。瞿麦主治热淋，血淋，石淋，小便不通，淋沥涩痛；瘀阻经闭，月经不调。煎服。石韦主治热淋，血淋，石淋，小便不通，淋沥涩痛；肺热喘咳；血热出血。煎服。故本题选 C。

47. 能利尿通淋，清热解暑，收湿敛疮的药是

　　A. 滑石

　　B. 车前子

　　C. 地肤子

　　D. 木通

　　E. 石韦

考点：滑石的功效★

解析：参见 45 题。故本题选 A。

48. 大黄和虎杖均具有的功效是

　　A. 活血、解毒、通便、退黄

　　B. 活血、通便、利湿、止血

　　C. 活血、利湿、解毒、止痛

　　D. 活血、通便、解毒、止咳

　　E. 活血、止痛、止痉、解毒

考点：虎杖与大黄等相似药物性能功用的异同

解析：大黄与虎杖均具有活血散瘀、清热解毒、利胆退黄、泻下通便的功效，治疗瘀血诸证、痈肿疮疡、水火烫伤、湿热黄疸、淋证、热结便秘等。然大黄泻下攻积力强，又可清热凉

血，用于积滞便秘，血热吐衄，目赤咽肿，湿热痢疾。而虎杖还能清肺化痰止咳，用于肺热咳嗽。故本题选 A。

49. 能上助心阳、中温脾阳、下补肾阳，为"回阳救逆第一品药"的是

　　A. 附子

　　B. 干姜

　　C. 丁香

　　D. 吴茱萸

　　E. 小茴香

考点：附子的功效★

解析：附子的功效为回阳救逆，补火助阳，散寒止痛；本药能上助心阳以通脉，中温脾阳以健运，下补肾阳以益火，是"回阳救逆第一品药"。干姜的功效为温中散寒，回阳通脉，温肺化痰，善温脾胃之阳而除里寒；丁香温中降逆，散寒止痛，温肾助阳；吴茱萸散寒止痛，降逆止呕，助阳止泻，温中下焦；小茴香散寒止痛，理气和胃。故本题选 A。

50. 药性辛、热，为温暖中焦主药的是

　　A. 干姜

　　B. 附子

　　C. 肉桂

　　D. 生姜

　　E. 吴茱萸

考点：干姜的性能、应用★

解析：干姜性辛、热。归脾、胃、肾、心、肺经。主治脾胃寒证、腹痛、呕吐、泄泻，亡阳证、寒饮喘咳。干姜辛热燥烈，主入脾胃而长于温中散寒、健运脾阳，为温暖中焦之主药。附子辛、甘，大热；为回阳救逆第一品药。肉桂辛、甘，大热；为治命门火衰之要药。吴茱萸辛、苦，热；为治寒滞肝经诸痛之主药。故本题选 A。

51. 治疗亡阳证，寒饮喘咳，应选用的药物是

　　A. 附子

　　B. 肉桂

　　C. 干姜

　　D. 吴茱萸

　　E. 小茴香

考点：干姜的应用★

解析：干姜药性辛，热。归脾、胃、肾、心、肺经。功效：温中散寒，回阳通脉，温肺化饮。主治脾胃寒证，腹痛，呕吐泄泻；亡阳证；寒饮喘咳。本品辛热燥烈，阴虚内热、血热妄行

者忌用。故本题选 C。

52. 治疗命门火衰的要药是

　　A. 附子

　　B. 肉桂

　　C. 干姜

　　D. 吴茱萸

　　E. 高良姜

　　考点：肉桂的应用

　　解析：肉桂药性辛、甘、大热。归肾、脾、心、肝经。功效为补火助阳，散寒止痛，温通经脉，引火归原。主治肾阳虚证，脘腹冷痛，寒疝腹痛，寒痹腰痛，胸痹，阴疽，闭经，痛经，虚阳上浮。本品辛甘大热，能补火助阳，益阳消阴，作用温和持久，为治命门火衰之要药。故本题选 B。

53. 具有理气、燥湿化痰药效的药组是

　　A. 川楝子、乌药

　　B. 大腹皮、陈皮

　　C. 佛手、陈皮

　　D. 檀香、木香

　　E. 陈皮、青皮

　　考点：陈皮、佛手的功效

　　解析：佛手疏肝理气，和胃止痛，燥湿化痰。陈皮理气健脾，燥湿化痰。川楝子疏肝泄热，行气止痛，杀虫。乌药行气止痛，温肾散寒。大腹皮行气宽中，利水消肿。檀香行气温中，开胃止痛。木香行气止痛，健脾消食。青皮疏肝破气，消积化滞。故本题选 C。

54. 枳实的功效是

　　A. 破气化痰除痞为主

　　B. 燥湿化痰和胃为主

　　C. 行气宽中除胀为主

　　D. 理气和胃降逆为主

　　E. 行气止痛散结为主

　　考点：枳实的功效

　　解析：枳实破气消积，化痰除痞。主治胃肠积滞、湿热泻痢；胸痹、结胸；气滞胸胁疼痛。故本题选 A。

55. 治疗肝郁气滞证，久疟痞块，应选用的药物是

　　A. 陈皮

　　B. 木香

　　C. 枳实

　　D. 青皮

　　E. 乌药

　　考点：青皮的主治病证

　　解析：陈皮主治脾胃气滞证，呕吐、呃逆，湿痰、寒痰咳喘，胸痹。木香主治脾胃气滞证，泻痢里急后重，腹痛胁痛，黄疸。枳实主治胃肠积滞、湿热泻痢，胸痹、结胸，气滞胸胁疼痛。青皮主治肝郁气滞，胸胁胀痛，疝气疼痛，乳癖，食积气滞，脘腹胀痛，癥瘕积聚，久疟痞块。乌药主治寒凝气滞胸腹诸痛证，尿频遗尿。故本题选 D。

56. 苦寒有小毒，不宜持续及过量服用的药物是

　　A. 全蝎

　　B. 苦参

　　C. 花椒

　　D. 吴茱萸

　　E. 川楝子

　　考点：川楝子的使用注意

　　解析：全蝎，辛，平，有毒；吴茱萸辛、苦，热，有小毒；川楝子苦，寒，有小毒；花椒、苦参无毒。结合题干苦寒有小毒，排除 A、B、C、D。故本题选 E。

57. 下列各药，常用治疗肝气郁结所致月经不调的药物是

　　A. 香附

　　B. 木香

　　C. 枳实

　　D. 青皮

　　E. 川楝子

　　考点：香附的应用

　　解析：香附疏肝解郁，理气宽中，调经止痛，乃气病之总司，女科之主帅，常用于治疗肝气郁结所致月经不调。木香行气止痛，健脾消食。枳实破气消积，化痰除痞。青皮疏肝破气，消积化滞。川楝子疏肝泻热，行气止痛，杀虫。故本题选 A。

58. 薤白的主治病证是

　　A. 肝郁气滞

　　B. 肺热咳嗽

　　C. 虫积腹痛

　　D. 胸痹心痛

　　E. 胃寒呕吐

　　考点：薤白的主治病证

　　解析：薤白药性辛、苦，温。归心、肺、胃、大肠经。功效：通阳散结，行气导滞。主治胸痹心痛；脘腹痞满胀痛，泻痢后重。故本题选 D。

59. 消化油腻肉食积滞的要药是

A. 山楂

B. 麦芽

C. 莱菔子

D. 鸡内金

E. 厚朴

考点：山楂的应用★

解析：A、B、C、D都有消食的作用。山楂为消化油腻肉食积滞的要药；麦芽主要是促进淀粉类食物的消化；莱菔子善于行气除胀；鸡内金广泛用于米面、薯芋、乳肉等各种食积证；厚朴的功效为燥湿消痰，下气除满。故本题选A。

60. 治疗肉食积滞及泻痢腹痛，应选用的药物是

A. 莱菔子

B. 麦芽

C. 神曲

D. 山楂

E. 鸡内金

考点：山楂的应用★

解析：参见59题。故本题选D。

61. 多用于回乳消胀的药物是

A. 山楂

B. 神曲

C. 麦芽

D. 莱菔子

E. 鸡内金

考点：麦芽的功效★

解析：山楂消食健胃，行气散瘀，化浊降脂。神曲消食和胃。麦芽行气消食，健脾开胃，回乳消胀。莱菔子消食除胀，降气化痰。鸡内金消食健胃，固精止遗，通淋化石。故本题选C。

62. 治疗食积气滞，喘咳痰多，应选用的药物是

A. 山楂

B. 神曲

C. 麦芽

D. 莱菔子

E. 鸡内金

考点：莱菔子的应用

解析：山楂用于肉食积滞；泻痢腹痛，疝气疼痛；产后瘀阻腹痛，痛经；高脂血症。神曲用于饮食积滞。麦芽用于米面薯蓣食滞；乳房胀痛，妇女断乳；肝郁胁痛，肝胃气痛。莱菔子用于食积气滞，咳喘痰多，胸闷食少。鸡内金用于食积不消，小儿疳积；肾虚遗精，遗尿；石淋涩痛，胆结石。故本题选D。

63. 下列各药，既能消食健胃，又能通淋化石的药物是

A. 山楂

B. 神曲

C. 麦芽

D. 鸡内金

E. 莱菔子

考点：鸡内金的功效★

解析：参见61题。故本题选D。

64. 下列各项，不属槟榔功效的是

A. 消积

B. 行气

C. 利水

D. 截疟

E. 止血

考点：槟榔的功效★

解析：槟榔药性苦、辛，温。归胃、大肠经。功效：杀虫，消积，行气，利水，截疟。故本题选E。

65. 治疗血热所致之痔血、便血，宜首选

A. 小蓟

B. 艾叶

C. 地榆

D. 血余炭

E. 白及

考点：地榆的应用

解析：小蓟的功效为凉血止血，散瘀解毒消痈；艾叶的功效为温经止血，散寒止痛；地榆的功效为凉血止血，解毒敛疮；血余炭的功效为收敛止血，化瘀利尿；白及的功效为收敛止血，消肿生肌。治疗血热所致之痔血、便血应选凉血止血药，而地榆更善于治下焦之便血、痔血、崩漏下血。故本题选C。

66. 下列为伤科要药的是

A. 地榆

B. 三七

C. 艾叶

D. 炮姜

E. 延胡索

考点：三七的应用★

解析：三七散瘀止血，消肿定痛。主治出血证，跌打损伤，瘀滞肿痛，为伤科要药。故本题选B。

67. 三七、茜草、蒲黄的共同功效是

A. 凉血止血

B. 收敛止血

C. 温经止血

D. 化瘀止血

E. 补气摄血

考点：三七、茜草与蒲黄药物功用的异同

解析：三七散瘀止血，消肿定痛；茜草凉血化瘀止血，通经；蒲黄止血，化瘀，通淋。三者都有活血化瘀止血的功效。故本题选 D。

68. 下列为治妇科经寒腹痛要药的是

A. 茜草

B. 艾叶

C. 三七

D. 川芎

E. 乳香

考点：艾叶的应用

解析：艾叶性味辛、苦，温；有小毒。归肝、脾、肾经。散寒调经，温经止血，外用祛湿止痒。用于少腹冷痛，经寒不调，宫冷不孕，出血证；外治皮肤瘙痒。为治疗妇科经寒腹痛的要药。故本题选 B。

69. 具有温经止血、温中止痛功效的药物是

A. 附子

B. 炮姜

C. 干姜

D. 生姜

E. 血余炭

考点：炮姜的功效

解析：炮姜温经止血、温中止痛。附子回阳救逆，补火助阳，散寒止痛。干姜温中散寒，回阳通脉，温肺化饮。生姜解表散寒，温中止呕，温肺止咳，解鱼蟹毒。血余炭收敛止血，化瘀利尿。故本题选 B。

70. 善"上行头目"，功能祛风止痛，为治头痛要药的是

A. 羌活

B. 川芎

C. 细辛

D. 白芷

E. 吴茱萸

考点：川芎的功效、应用★

解析：川芎的功效为活血行气，善"上行头目"，功能祛风止痛，为治头痛的要药；羌活解表散寒，祛风胜湿，止痛；细辛解表散寒，祛风止痛，通窍，温肺化饮；白芷解表散寒，祛风止痛，宣通鼻窍，消肿排脓，燥湿止

带；吴茱萸散寒止痛，降逆止呕，杀虫，助阳止泻。故本题选 B。

71. 乳香具有的功效是

A. 消肿生肌

B. 祛风止痛

C. 化瘀止痛

D. 凉血消痈

E. 清利湿热

考点：乳香的功效

解析：乳香活血定痛，消肿生肌。主治跌打损伤，痈肿疮疡；气滞血瘀诸痛证，瘰疬痰核。故本题选 A。

72. 治疗瘀血证，肠痈，咳嗽气喘，应选用的药物是

A. 丹参

B. 桃仁

C. 红花

D. 益母草

E. 延胡索

考点：桃仁的主治病证

解析：桃仁活血祛瘀，润肠通便，止咳平喘。主治瘀血阻滞诸证；肺痈，肠痈；肠燥便秘；咳嗽气喘。故本题选 B。

73. 具有利尿消肿功效的药物是

A. 益母草

B. 鸡血藤

C. 丹参

D. 川芎

E. 郁金

考点：益母草的功效★

解析：益母草的功效为活血调经，利尿消肿，清热解毒；鸡血藤的功效为活血补血，调经止痛，舒筋活络；丹参的功效为活血祛瘀，通经止痛，清心除烦，凉血消痈；川芎的功效为活血行气，祛风止痛；郁金活血止痛，行气解郁，清心凉血，利胆退黄。上药都有活血作用，但只有益母草有利水消肿的作用。故本题选 A。

74. 益母草善治的病证是

A. 痰瘀互阻水肿

B. 脾肾阳虚水肿

C. 水瘀互阻水肿

D. 寒湿下注水肿

E. 风水水肿

考点：益母草的应用★

解析：益母草的应用：①血滞经闭、痛经、

经行不畅、产后恶露不尽、瘀滞腹痛。②水肿，小便不利。本品既能利水消肿，又能活血化瘀，尤宜用于水瘀互阻的水肿。③跌打损伤，疮痈肿毒，皮肤瘾疹。故本题选 C。

75. 牛膝的归经是

    A. 肝经、脾经、肾经

    B. 脾经、肾经

    C. 肝经、肾经

    D. 肝经、胃经、肾经

    E. 肾经、三焦经

    考点：牛膝的性能

    解析：牛膝苦、甘、酸，平。归肝、肾经。功效：逐瘀通经，补肝肾，强筋骨，利水通淋，引火（血）下行。故本题选 C。

76. 具有利气散结，通络止痛功效的药物是

    A. 川贝母

    B. 天南星

    C. 芥子

    D. 天竺黄

    E. 桑白皮

    考点：芥子的功效

    解析：芥子药性辛，温。归肺经。功效：温肺豁痰，利气散结，通络止痛。主治寒痰喘咳，悬饮；阴疽流注，肢体麻木，关节肿痛；治寒凝痰滞之阴疽肿毒，常与鹿角胶、肉桂、熟地黄等同用，如阳和汤。故本题选 C。

77. 具有温肺豁痰、通络止痛功效的药物是

    A. 白前

    B. 桔梗

    C. 芥子

    D. 瓜蒌

    · E. 海藻

    考点：芥子的功效

    解析：芥子温肺豁痰，利气散结，通络止痛。白前降气，祛痰，止咳。桔梗宣肺，祛痰，利咽，排脓。瓜蒌清热涤痰，宽胸散结，润燥滑肠。海藻消痰软坚散结，利水消肿。故本题选 C。

78. 竹茹的功效是

    A. 止咳化痰，降逆和胃

    B. 化痰行水，降逆止呕

    C. 清热化痰，除烦止呕

    D. 燥湿化痰，降逆止呕

    E. 温肺止咳，和胃止呕

    考点：竹茹的功效 ★

    解析：竹茹的功效为清热，化痰，除烦，止呕。故本题选 C。

79. 苦杏仁的归经是

    A. 肺经、心经、大肠经

    B. 肺经、大肠经

    C. 胃经、肺经

    D. 脾经、大肠经、心经

    E. 肺经、脾经

    考点：苦杏仁的性能

    解析：苦杏仁苦，微温。有小毒。归肺、大肠经。功效为降气止咳平喘，润肠通便。故本题选 B。

80. 苦杏仁和紫苏子均能

    A. 止咳平喘，润肠通便

    B. 降气化痰，止咳平喘

    C. 润肺化痰，止咳平喘

    D. 利水消肿，止咳平喘

    E. 清肺止咳，降逆平喘

    考点：苦杏仁与紫苏子功用的异同

    解析：苦杏仁与紫苏子均有止咳平喘、润肠通便的作用，可用于治疗咳嗽气喘，肠燥便秘。苦杏仁降肺又能宣肺；紫苏子降气兼能化痰。故本题选 A。

81. 治疗咳嗽，头虱，应选用的药物是

    A. 百部

    B. 紫菀

    C. 苦杏仁

    D. 桑白皮

    E. 葶苈子

    考点：百部的应用

    解析：百部药性甘、苦，微温。归肺经。功效：润肺下气止咳，杀虫灭虱。主治新久咳嗽，肺痨咳嗽，顿咳；头虱，疥癣，蛲虫病，阴痒。故本题选 A。

82. 治疗咳喘，水肿，应选用的药物是

    A. 百部

    B. 紫菀

    C. 五加皮

    D. 桑白皮

    E. 紫苏子

    考点：桑白皮的主治病证

    解析：桑白皮药性甘，寒。归肺经。功效：泻肺平喘，利水消肿。主治肺热喘咳；水肿。故本题选 D。

83. 既能泻肺平喘，又能利水消肿的是

A. 桑白皮、枇杷叶

B. 紫菀、款冬

C. 海藻、昆布

D. 川贝母、浙贝母

E. 桑白皮、葶苈子

考点：桑白皮与葶苈子功用的异同

解析：桑白皮、葶苈子二药均有泻肺平喘和利水消肿的作用。紫菀、款冬润肺化痰止咳。海藻、昆布消痰软坚，利水消肿。川贝母、浙贝母清热化痰散结。故本题选 E。

84. 具有潜阳安神，纳气平喘功效的药物是

A. 磁石

B. 龙骨

C. 牡蛎

D. 远志

E. 朱砂

考点：磁石的功效 ★

解析：磁石镇惊安神，纳气平喘，平肝潜阳，聪耳明目。龙骨镇惊安神，平肝潜阳，收敛固涩，收湿敛疮。牡蛎重镇安神，潜阳补阴，软坚散结。远志安神益智，交通心肾，祛痰，消肿。朱砂清心镇惊，安神解毒。故本题选 A。

85. 磁石治疗喘证的机理是

A. 敛肺

B. 泄肺

C. 化痰

D. 纳气

E. 宣肺

考点：磁石的应用 ★

解析：磁石主治心神不宁，惊悸失眠，癫痫；肝阳上亢，头晕目眩；耳鸣耳聋，视物昏花；肾虚气喘。本品入肾经，质重沉降，纳气归肾，有益肾纳气平喘之功。故本题选 D。

86. 下列能收敛固涩，治疗滑脱诸证的是

A. 磁石

B. 珍珠母

C. 代赭石

D. 龙骨

E. 海蛤壳

考点：龙骨的功效、应用

解析：龙骨镇惊安神，平肝潜阳，收敛固涩，收湿敛疮。用治心神不宁，心悸失眠，惊痫癫狂；肝阳眩晕；滑脱诸证；湿疮痒疹，疮疡久溃不敛。注意本品的收敛固涩作用与煅牡蛎相似，同可用于治疗遗精、滑精、遗尿、尿频、崩

漏、带下、自汗、盗汗等多种正虚不固、滑脱之证。故本题选 D。

87. 具有镇惊安神，活血散瘀，利尿通淋作用的药物是

A. 朱砂

B. 磁石

C. 龙骨

D. 牡蛎

E. 琥珀

考点：琥珀的功效 ★

解析：朱砂清心镇惊，安神解毒。磁石镇惊安神，平肝潜阳，聪耳明目，纳气平喘。龙骨镇惊安神，平肝潜阳，收敛固涩，收湿敛疮。牡蛎重镇安神，潜阳补阴，软坚散结。琥珀镇惊安神，活血散瘀，利尿通淋。故本题选 E。

88. 具有安神，敛汗功效的药物是

A. 朱砂

B. 磁石

C. 远志

D. 合欢皮

E. 酸枣仁

考点：酸枣仁的功效

解析：酸枣仁药性甘、酸，平。归肝、胆、心经。功效：养心益肝，宁心安神，敛汗，生津。主治虚烦不眠，惊悸多梦；体虚多汗；津伤口渴。故本题选 E。

89. 具有平肝潜阳，明目退翳功效的药物是

A. 珍珠母

B. 代赭石

C. 刺蒺藜

D. 钩藤

E. 牡蛎

考点：珍珠母的功效

解析：珍珠母药平肝潜阳，安神定惊，明目退翳。主治肝阳上亢，头痛眩晕；惊悸失眠；目赤翳障，视物昏花。故本题选 A。

90. 治疗心神不安，惊悸失眠，应选用的药物是

A. 刺蒺藜

B. 石决明

C. 羚羊角

D. 钩藤

E. 牡蛎

考点：牡蛎的应用 ★

解析：牡蛎药性咸，微寒。归肝、胆、肾经。功效：潜阳补阴，重镇安神，软坚散结，煅

牡蛎收敛固涩，制酸止痛。主治肝阳上亢，眩晕耳鸣；心神不安，惊悸失眠；瘰疬痰核，癥瘕痞块；滑脱诸证；胃痛吞酸。故本题选 E。

91. 天麻与僵蚕的共同功效是

A. 安神

B. 平喘

C. 固涩

D. 散结

E. 祛风

考点：天麻、僵蚕的功效

解析：天麻息风止痉，平抑肝阳，祛风通络。僵蚕息风止痉，祛风止痛，化痰散结。二者都具有祛风的功效。故本题选 E。

92. 地龙具有的功效是

A. 解毒，通络

B. 平喘，利尿

C. 息风，止血

D. 活血，平喘

E. 降逆，止呕

考点：地龙的功效 ★

解析：地龙的功效为清热定惊，通络，平喘，利尿。故本题选 B。

93. 苏合香入丸散的用量是

A. 0.05g ~ 0.1g

B. 0.1g ~ 0.3g

C. 0.3g ~ 1g

D. 1.5g ~ 2g

E. 1.5g ~ 3g

考点：苏合香的用法用量

解析：苏合香入丸、散，0.3g ~ 1g。外用适量。不入煎剂。故本题选 C。

94. 治疗闭证神昏，湿阻中焦，应选用的药物是

A. 石菖蒲

B. 羚羊角

C. 牛黄

D. 远志

E. 麝香

考点：石菖蒲的主治病证

解析：石菖蒲开窍豁痰，醒神益智，化湿开胃。主治神昏癫痫；健忘失眠，耳鸣耳聋；脘痞不饥，噤口下痢。故本题选 A。

95. 下列各项，具有大补元气功效的药物是

A. 人参

B. 党参

C. 黄芪

D. 甘草

E. 太子参

考点：人参的功效

解析：五个选项都有补气的作用。人参能大补元气，其他药的补气作用皆弱于人参；党参的补气作用与人参相似，但功力较弱；黄芪的补气作用不及人参，但益气升阳，固表止汗，且能利水退肿；太子参为补气扶阳的药物；甘草味甘性平，能补脾胃不足而益中气。故本题选 A。

96. 具有固表止汗，利水消肿功效的药物是

A. 山药

B. 党参

C. 浮小麦

D. 麻黄根

E. 黄芪

考点：黄芪的功效 ★

解析：山药补脾养胃，生津益肺，补肾涩精。党参补脾益肺，养血生津。浮小麦益气，止汗，除热。麻黄根固表止汗。黄芪补气升阳，固表止汗，托疮生肌，利水消肿。故本题选 E。

97. 白术、苍术共同具有的功效是

A. 固表止汗

B. 益气安胎

C. 健脾燥湿

D. 发汗解表

E. 祛风除湿

考点：白术与苍术功用的异同

解析：白术与苍术二药均能健脾燥湿，可治脾失健运，湿浊中阻证。但白术善补气，并能固表止汗、益气安胎，用治气虚自汗、气虚胎动不安等。苍术燥湿力强，尤宜于湿盛不虚者，还能祛风湿、发汗解表、明目，用治风湿痹痛、外感风寒湿表证，以及夜盲症等。故本题选 C。

98. 补骨脂具有的功效是

A. 摄涎止唾，温脾止泻

B. 补益肝肾，收敛固涩

C. 温脾开胃，固精缩尿

D. 固精缩尿，补肾助阳

E. 温肾助阳，温脾止泻

考点：补骨脂的功效 ★

解析：补骨脂温肾助阳，纳气平喘，温脾止泻；外用消风祛斑。主治肾阳不足，阳痿遗精，遗尿尿频，腰膝冷痛；脾肾阳虚，五更泄泻；肾虚作喘；外用治白癜风，斑秃。补益肝肾，收敛固涩为山茱萸的功效。固精缩尿，补肾助阳为桑螵蛸的功效。故本题选 E。

99. 当归的归经是
　　A. 肝、心、脾经
　　B. 脾、胃、大肠经
　　C. 肝、心、肾经
　　D. 大肠、胃、肾经
　　E. 心、小肠、肺经
考点：当归的性能
解析：当归性温，味甘、辛。归肝、心、脾经。故本题选 A。

100. 性质黏腻，气滞痰多者不宜服用的是
　　A. 何首乌
　　B. 白芍
　　C. 阿胶
　　D. 肉苁蓉
　　E. 熟地黄
考点：熟地黄的使用注意
解析：熟地黄性质黏腻，较生地黄更甚，有碍消化，凡气滞痰多、脘腹胀痛、食少便溏者忌服。重用久服宜与陈皮、砂仁等同用，以免黏腻碍胃。阳衰虚寒之证不宜用白芍。阿胶黏腻，有碍消化，故脾胃虚弱者慎用。故本题选 E。

101. 治疗四肢挛急疼痛，应选用的药物是
　　A. 人参
　　B. 当归
　　C. 白芍
　　D. 阿胶
　　E. 黄芪
考点：白芍的应用
解析：白芍药性苦、酸，微寒。归肝、脾经。功效：养血调经，敛阴止汗，柔肝止痛，平抑肝阳。主治血虚萎黄，月经不调，崩漏下血；自汗，盗汗；肝脾不和，胸胁脘腹疼痛，四肢挛急疼痛；肝阳上亢，头痛眩晕。故本题选 C。

102. 下列五味子的主治疾病中正确的是
　　A. 月经不调，闭经
　　B. 腰酸腿软，畏寒
　　C. 咳嗽痰黄，口渴
　　D. 黄疸，遗精早泄
　　E. 遗精滑精，心悸失眠
考点：五味子的应用
解析：五味子收敛固涩，益气生津，补肾宁心。用于久咳虚喘，梦遗滑精，遗尿尿频，久泻不止，自汗，盗汗，津伤口渴，消渴，心悸失眠多梦。故本题选 E。

103. 具有敛肺止咳功效的药物是
　　A. 肉豆蔻
　　B. 赤石脂
　　C. 乌梅
　　D. 莲子
　　E. 芡实
考点：乌梅的功效 ★
解析：乌梅的功效：敛肺，涩肠，生津，安蛔，可治疗肺虚久咳。肉豆蔻的功效：温中行气，涩肠止泻。赤石脂的功效：涩肠，止血，生肌敛疮。莲子的功效：补脾止泻，止带，益肾涩精，养心安神。芡实的功效：益肾固精，补脾止泻，除湿止带。故本题选 C。

104. 能涩肠止泻，温中行气，用治脾胃虚寒，久泻不止的是
　　A. 乌梅
　　B. 五味子
　　C. 豆蔻
　　D. 肉豆蔻
　　E. 诃子
考点：肉豆蔻的功效、主治病证 ★
解析：肉豆蔻温中行气，涩肠止泻。主治虚寒泻痢，脘腹胀痛，食少呕吐。乌梅敛肺，涩肠，生津，安蛔。主治肺虚久咳，久泻，久痢，蛔厥腹痛，呕吐，虚热消渴。豆蔻化湿行气，温中止呕，开胃消食。主治湿阻中焦及脾胃气滞证，呕吐。诃子涩肠止泻，敛肺止咳，降火利咽。主治久泻久痢，便血脱肛，肺虚喘咳，久嗽不止，咽痛音哑。余参见 102 题。故本题选 D。

105. 桑螵蛸的主治病证是
　　A. 自汗盗汗
　　B. 遗精滑精
　　C. 中气下陷
　　D. 久咳虚喘
　　E. 久泻久痢
考点：桑螵蛸的主治病证
解析：桑螵蛸药性甘、咸，平。归肝、肾经。功效：固精缩尿，补肾助阳。主治遗精滑精，遗尿尿频，小便白浊；阳痿。故本题选 B。

106. 芡实的主治病证是
　　A. 湿热黄疸
　　B. 肺虚久咳
　　C. 遗精滑精
　　D. 血热崩漏
　　E. 自汗盗汗

考点：芡实的主治病证

解析：芡实益肾固精，补脾止泻，除湿止带。主治遗精滑精，遗尿尿频，脾虚久泻，白浊带下。故本题选 C。

【B1 型题】

A. 相畏
B. 相须
C. 相使
D. 相恶
E. 相杀

107. 一种药物能减轻另一种药物的毒烈性，这种配伍关系是

108. 一种药物的毒烈性，能被另一种药物消除的配伍关系是

考点：各种配伍关系的意义★

解析：相须指性能功效相类似的药物配合应用，可以增强原有疗效。相使指药物的性能功效方面有某些共性；或治疗目的一致的配合使用，而以一种药为主药，另一种药为辅药，能提高主药疗效。相畏指一种药物的毒副作用被另一种药物减轻或消除。相杀指一种药物能减轻或消除另一种药物的毒副作用。相恶指两药合用，一种药物能使另一种药物原有的功效降低，甚至丧失。故 107 题选 E，108 题选 A。

A. 白芷
B. 紫苏叶
C. 防风
D. 桂枝
E. 葛根

109. 治疗痰饮、水肿的常用药是

110. 治疗风邪所致瘾疹瘙痒的常用药是

考点：桂枝、防风的应用★

解析：桂枝主治风寒感冒，寒凝血滞诸痛证，痰饮、水肿、心悸、奔豚。防风主治外感表证，风疹瘙痒，风湿痹痛，破伤风证。白芷主治风寒感冒，头痛、牙痛、风湿痹痛、鼻渊、带下证，疮痈肿毒。紫苏叶主治风寒感冒，脾胃气滞、胸闷呕吐，进食鱼蟹中毒引起的腹痛吐泻。葛根主治解肌退热，透疹，生津止渴，升阳止泻，通经活络，解酒毒。故 109 题选 D，110 题选 C。

A. 夏枯草
B. 淡竹叶

C. 马齿苋
D. 地骨皮
E. 龙胆

111. 治疗瘰疬，瘿瘤，应选用的药物是

112. 治疗湿热黄疸，应选用的药物是

考点：夏枯草、龙胆的主治病证

解析：夏枯草主治目赤肿痛，目珠夜痛，头痛眩晕；瘿瘤，瘰疬；乳痈肿痛，乳癖。淡竹叶清热泻火，除烦止渴，利尿通淋。马齿苋清热解毒，凉血止血，止痢。地骨皮主治阴虚潮热，骨蒸盗汗；肺热咳嗽；血热出血证。龙胆主治湿热黄疸，阴肿阴痒，带下，湿疹瘙痒；肝火头痛，目赤肿痛，耳鸣耳聋，胁痛口苦，惊风抽搐。故 111 题选 A，112 题选 E。

A. 白头翁
B. 大青叶
C. 穿心莲
D. 射干
E. 鱼腥草

113. 具有祛痰功效的药物是

114. 具有利尿功效的药物是

考点：射干、鱼腥草的功效

解析：A 清热解毒，凉血止痢。B 清热解毒，凉血消斑。C 泻火解毒，清热燥湿，凉血，消肿。D 清热解毒，祛痰利咽。E 清热解毒，消痈排脓，利尿通淋。故 113 题选 D，114 题选 E。

A. 地骨皮
B. 青蒿
C. 白薇
D. 银柴胡
E. 胡黄连

115. 具有凉血退蒸，清肺降火功效的药物是

116. 具有退虚热，凉血，解暑功效的药物是

考点：地骨皮、青蒿的功效★

解析：A 凉血退蒸，清肺降火。B 清透虚热，凉血除蒸，解暑，截疟。C 清虚热，凉血，利尿通淋，解毒疗疮。D 清虚热，除疳热。E 清湿热，退虚热，除疳热。故 115 题选 A，116 题选 B。

A. 巴豆霜
B. 牵牛子
C. 大黄

D. 甘遂
E. 芒硝

117. 治疗湿热黄疸，应选用的药物是

118. 治疗瘀血经闭，应选用的药物是

考点：大黄的应用★

解析：大黄主治积滞便秘；血热吐衄，目赤咽肿，牙龈肿痛；热毒疮疡，烧烫伤；瘀血诸证；湿热痢疾、黄疸、淋证。巴豆霜主治寒积便秘；腹水鼓胀；喉痹痰阻；痈肿脓成未溃、疥癣恶疮。牵牛子主治水肿，鼓胀；痰饮喘咳；虫积腹痛。甘遂主治水肿，鼓胀，胸胁停饮；风痰癫痫；疮痈肿毒。芒硝主治积滞便秘；咽痛、口疮、目赤、乳痈疮肿。故 117 题选 C，118 题选 C。

A. 巴豆霜
B. 大黄
C. 火麻仁
D. 郁李仁
E. 松子仁

119. 具有峻下冷积功效的药物是

120. 具有逐水退肿功效的药物是

考点：巴豆霜的功效

解析：巴豆霜的功效：峻下冷积，逐水退肿，豁痰利咽；外用蚀疮。大黄的功效：泻下攻积，清热泻火，凉血解毒，逐瘀通经，除湿退黄。火麻仁的功效：润肠通便。郁李仁的功效：润肠通便，下气利水。松子仁的功效：润肠通便，润肺止咳。故 119 题选 A，120 题选 A。

A. 独活
B. 防己
C. 秦艽
D. 木瓜
E. 威灵仙

121. 具有解表功效的药物是

122. 具有利水功效的药物是

考点：独活、防己的功效★

解析：A 除祛风止痹痛外，还有解表之功。B 祛风湿，止痛，利水消肿。C 祛风湿，通络止痛，退虚热，清湿热。D 舒筋活络，和胃化湿。E 祛风湿，通络止痛，消骨鲠。故 121 题选 A，122 题选 B。

A. 威灵仙

B. 防己
C. 狗脊
D. 独活
E. 木瓜

123. 既能祛风湿，又能消骨鲠的药物是

124. 既能祛风湿，又能强腰膝的药物是

考点：威灵仙、狗脊的功效

解析：A 祛风湿，通络止痛，消骨鲠。B 祛风湿，止痛，利水消肿。C 祛风湿，补肝肾，强腰膝。D 祛风湿，通痹止痛。E 舒筋活络，和胃化湿。故 123 题选 A，124 题选 C。

A. 五加皮
B. 桑寄生
C. 狗脊
D. 木瓜
E. 川乌

125. 具有舒筋活络功效的药物是

126. 具有温经止痛功效的药物是

考点：木瓜、川乌的功效

解析：木瓜的功效：舒筋活络，和胃化湿。川乌的功效：祛风除湿，温经止痛。五加皮的功效：祛风湿，补肝肾，强筋骨，利水。桑寄生的功效：祛风湿，补肝肾，强筋骨，安胎元。狗脊的功效：祛风湿，补肝肾，强腰膝。故 125 题选 D，126 题选 E。

A. 狗脊
B. 独活
C. 防己
D. 五加皮
E. 乌梢蛇

127. 具有通络功效的药物是

128. 具有止痉功效的药物是

考点：乌梢蛇的功效

解析：乌梢蛇的功效：祛风，通络，止痉。狗脊的功效：祛风湿，补肝肾，强腰膝。五加皮的功效：祛风湿，补肝肾，强筋骨，利水。独活的功效：祛风除湿，通痹止痛。防己的功效：祛风湿，止痛，利水消肿。故 127 题选 E，128 题选 E。

A. 独活
B. 川乌
C. 防己

D. 桑寄生

E. 络石藤

129. 具有祛风湿，利水消肿功效的药物是

130. 具有祛风湿，补肾安胎功效的药物是

考点：防己、桑寄生的功效★

解析：络石藤祛风通络，凉血消肿。余参见125、126、127、128题。故129题选C，130题选D。

A. 茵陈

B. 萆薢

C. 虎杖

D. 地肤子

E. 金钱草

131. 具有利湿退黄，解毒消肿功效的药物是

132. 具有利湿退黄，散瘀止痛功效的药物是

考点：虎杖、金钱草的功效★

解析：A清利湿热，利胆退黄。B利湿祛浊，祛风除痹。C利湿退黄，清热解毒，散瘀止痛，化痰止咳。D清热利湿，祛风止痒。E利湿退黄，利尿通淋，解毒消肿。故131题选E，132题选C。

A. 附子

B. 干姜

C. 肉桂

D. 吴茱萸

E. 小茴香

133. 既治亡阳证，又治阳虚内寒的药物是

134. 既治厥阴头痛，又治脾肾阳虚之五更泄泻的药物是

考点：附子、吴茱萸的应用★

解析：A回阳救逆，助阳补火，散寒止痛，用于亡阳证，阳虚内寒，寒湿痹证等。B偏于温脾阳，善治脘腹冷痛等，也可用于治疗亡阳证。C为治命门火衰之要药，用于肾阳衰弱的阳痿宫冷，虚喘心悸。D归厥阴经，可散寒止痛，助阳止泻，降逆止呕，疏肝下气，燥湿，故可治疗厥阴经头痛，助阳止泻之功可治疗脾肾阳虚之五更泄泻。E能散寒止痛，理气和胃，善治寒疝腹痛。故133题选A，134题选D。

A. 利尿

B. 敛疮

C. 清肝

D. 化痰

E. 截疟

135. 槐花的功效是

136. 仙鹤草的功效是

考点：槐花、仙鹤草的功效

解析：槐花凉血止血，清肝泻火。仙鹤草收敛止血，止痢，截疟，解毒，补虚。故135题选C，136题选E。

A. 肺热咳嗽

B. 肠燥便秘

C. 肺虚久咳

D. 瘀血痛证

E. 胃寒呕吐

137. 白茅根的主治病证是

138. 蒲黄的主治病证是

考点：白茅根、蒲黄的主治病证

解析：白茅根凉血止血，清热利尿。主治血热出血；肺热咳嗽，胃热呕吐；黄疸，水肿，热淋。蒲黄止血，化瘀，通淋。主治出血；瘀血痛证；血淋尿血。故137题选A，138题选D。

A. 三七

B. 蒲黄

C. 茜草

D. 白及

E. 白茅根

139. 既能凉血止血，又能化瘀的药物是

140. 既能化瘀止血，又能通淋的药物是

考点：茜草、蒲黄的功效★

解析：A散瘀止血，消肿定痛。B化瘀止血，通淋。C凉血化瘀止血，通经。D收敛止血，消肿生肌。E凉血止血，清热利尿。故139题选C，140题选B。

A. 白及

B. 艾叶

C. 小蓟

D. 白茅根

E. 侧柏叶

141. 治疗痈肿疮疡，手足皲裂，应选用的药物是

142. 治疗肺热咳嗽，须发早白，应选用的药物是

考点：白及、侧柏叶的应用

解析：白及主治出血；疮疡肿毒，皮肤皲裂，水火烫伤。艾叶主治吐血、衄血、崩漏、月经过多；少腹冷痛，经寒不调，宫冷不孕，脘腹冷痛；皮肤瘙痒。小蓟主治血热出血；热毒痈肿。白茅根主治血热出血；肺热咳嗽，胃热呕吐；黄疸，水肿，热淋。侧柏叶主治血热出血；肺热咳嗽；血热脱发，须发早白。<u>故 141 题选 A，142 题选 E。</u>

A. 活血行气，祛风止痛
B. 活血行气，清心凉血
C. 活血调经，除烦安神
D. 活血通经，清热解毒
E. 活血通经，祛瘀止痛

143. 郁金具有的功效是

144. 红花具有的功效是

考点：郁金、红花的功效

解析：郁金有活血止痛，行气解郁，利胆退黄，清心凉血之效。红花有活血通经，祛瘀止痛之效。<u>故 143 题选 B，144 题选 E。</u>

A. 浙贝母
B. 葶苈子
C. 竹沥
D. 瓜蒌
E. 姜黄

145. 治疗痰热咳嗽，胸痹结胸，应选用的药物是

146. 治疗痰热咳嗽，瘰疬瘿瘤，应选用的药物是

考点：瓜蒌、浙贝母的应用★

解析：瓜蒌主治痰热咳嗽，胸痹、结胸，肺痈、肠痈、乳痈，肠燥便秘。浙贝母主治风热、痰热咳嗽，瘰疬，瘿瘤，乳痈疮毒，肺痈。葶苈子主治痰涎壅盛，喘息不得平卧，水肿、胸腹积水、小便不利。竹沥清热豁痰，定惊利窍。姜黄主治气滞血瘀痛证，风湿痹痛。<u>故 145 题选 D，146 题选 A。</u>

A. 平喘
B. 通便
C. 敛汗
D. 消食
E. 利尿

147. 柏子仁除养心安神外，还具有的功效是

148. 酸枣仁除养心安神外，还具有的功效是

考点：柏子仁、酸枣仁的功效

解析：柏子仁、酸枣仁均为养心安神药。柏子仁养心安神，润肠通便止汗。酸枣仁养心益肝，宁心安神，敛汗，生津。<u>故 147 题选 B，148 题选 C。</u>

A. 合欢皮
B. 酸枣仁
C. 远志
D. 琥珀
E. 磁石

149. 既能活血消肿，又能解郁安神的药物是

150. 既能活血散瘀，又能镇惊安神的药物是

考点：合欢皮、琥珀的功效

解析：A 安神解郁，活血消肿。B 养心益肝，宁心安神，敛汗，生津。C 安神益智，祛痰，交通心肾，消肿。D 镇惊安神，活血散瘀，利尿通淋。E 镇惊安神，平肝潜阳，聪耳明目，纳气平喘。<u>故 149 题选 A，150 题选 D。</u>

A. 黄芩
B. 甘草
C. 白术
D. 大枣
E. 党参

151. 具有利尿，止汗，安胎功效的药物是

152. 具有祛痰，止痛，解毒功效的药物是

考点：白术、甘草的功效★

解析：黄芩的功效：清热燥湿，泻火解毒，止血，安胎。甘草的功效：补脾益气，清热解毒，祛痰止咳，缓急止痛，调和诸药。白术的功效：健脾益气，燥湿利水，止汗，安胎。大枣的功效：补中益气，养血安神。党参的功效：健脾益肺，养血生津。<u>故 151 题选 C，152 题选 B。</u>

A. 阿胶
B. 白芍
C. 当归
D. 熟地黄
E. 何首乌

153. 治疗血瘀证，应选用的药物是

154. 治疗出血证，应选用的药物是

考点：当归、阿胶的应用

解析：阿胶主治血虚萎黄，眩晕，心悸，肌

痿无力；劳嗽咯血，吐血尿血，便血，崩漏妊娠胎漏；肺燥咳嗽；热病伤阴，心烦失眠，阴虚风动，手足瘛疭。白芍主治血虚萎黄，月经不调，崩漏下血；自汗，盗汗；肝脾不和，胸胁脘腹疼痛，四肢挛急疼痛；肝阳上亢，头痛眩晕。当归主治血虚萎黄，眩晕心悸；血虚血瘀，月经不调，经闭，痛经；虚寒腹痛，跌打损伤，痈疽疮疡，风湿痹痛；血虚肠燥便秘。熟地黄主治血虚诸证；肝肾阴虚诸证。何首乌主治精血亏虚，头晕眼花，须发早白，腰膝酸软；高脂血症；疮痈，风疹瘙痒，久疟，瘰疬，肠燥便秘。<u>故 153 题选 C，154 题选 A。</u>

A. 西洋参
B. 大枣
C. 麦冬
D. 山药
E. 女贞子

155. 具有滋补肝肾功效的药物是

156. 具有养血安神功效的药物是

考点：女贞子、大枣的功效

解析：女贞子的功效：滋补肝肾，明目乌发。大枣的功效：补中益气，养血安神。西洋参的功效：补气养阴，清热生津。山药的功效：补脾养胃，生津益肺，补肾涩精。麦冬的功效：养阴生津，润肺清心。<u>故 155 题选 E，156 题选 B。</u>

方剂学

【A1 型题】

1. 下列各项中，不属消法适应范围的是

A. 活血化瘀

B. 消疳杀虫

C. 行气散滞

D. 通导大便

E. 化痰祛水

考点：常用治法

解析：消法是通过消食导滞、行气活血、化痰利水、驱虫等方法，使气、血、痰、食、水、虫等所结成的有形之邪渐消缓散的一种治法。适用于饮食停滞，气滞血瘀，癥瘕积聚，水湿内停，痰饮不化，疳积虫积等证。通导大便属于下法。故本题选 D。

2. 下列各项，不属麻黄汤功用的是

A. 解表

B. 发汗

C. 解肌

D. 平喘

E. 宣肺

考点：麻黄汤的功用

解析：麻黄汤由麻黄、桂枝、杏仁、炙甘草组成，具有发汗解表，宣肺平喘的功用。解肌是桂枝汤的功用。故本题选 C。

3. 桂枝汤中桂枝与芍药的比例是

A. 1∶1

B. 1∶2

C. 1∶3

D. 1∶4

E. 1∶5

考点：桂枝汤的组成药物

解析：桂枝汤的组成为桂枝三两，芍药三两，炙甘草二两，生姜三两，大枣十二枚。故本题选 A。

4. 症见身热，鼻塞恶风，汗出，脉浮缓，宜选用的方剂是

A. 桂枝汤

B. 麻黄汤

C. 桑菊饮

D. 小青龙汤

E. 九味羌活汤

考点：桂枝汤的主治证候

解析：桂枝汤主治外感风寒表虚证，症见恶风发热，汗出头痛，鼻鸣干呕，苔白不渴，脉浮缓或浮弱。麻黄汤主治外感风寒表实证，症见恶寒发热，头身疼痛，无汗而喘，舌苔薄白，脉浮紧。桑菊饮主治风温初起，邪客肺络证，症见但咳，身热不甚，口微渴，脉浮数。小青龙汤主治外寒内饮证，症见恶寒发热，头身疼痛，恶寒，喘咳，痰涎清稀量多，胸痞，或干呕，或痰饮喘咳不得平卧，或身体疼痛，或头面四肢浮肿，舌苔白滑，脉浮。九味羌活汤主治外感风寒湿邪，内有蕴热证，症见恶寒发热，无汗，头痛项强，肢体酸楚疼痛，口苦口渴，舌苔白或微黄，脉浮。故本题选 A。

5. 下列各项，可增强银翘散辛散透表之功的是

A. 薄荷

B. 牛蒡子

C. 连翘

D. 荆芥

E. 竹叶

考点：银翘散的配伍意义★

解析：银翘散的组成为金银花、连翘、桔梗、薄荷、竹叶、生甘草、荆芥穗、淡豆豉、牛蒡子、鲜苇根。方中重用银花、连翘为君，二药气味芳香，既能疏散风热、清热解毒，又可辟秽化浊，在透散卫分表邪的同时，兼顾温热病邪易蕴而成毒及多夹秽浊之气的特点。故本题选 C。

6. 银翘散中具有辛而微温，解表散邪作用的药组是

A. 银花、连翘

B. 薄荷、芦根

C. 薄荷、牛蒡子

D. 芦根、竹叶

E. 荆芥穗、淡豆豉

考点：银翘散的配伍意义★

解析：银翘散重用银花、连翘为君，气味芳香，既能疏散风热，清热解毒，又可辟秽化浊，在透散卫分表邪的同时，兼顾温热病邪易蕴而成毒及多夹秽浊之气的特点。臣以薄荷、牛蒡子，味辛性凉，疏散风热，清利头目，解毒利咽；荆芥穗、淡豆豉，辛而微温，解表散邪。芦根、竹叶清热生津；桔梗开宣肺气而止咳利咽，同为佐药。生甘草调和药性，护胃安中，又合桔梗利咽止咳，为佐使之用。<u>故本题选 E。</u>

7. 以"疏风清热，宣肺止咳"为功用的方剂是

A. 银翘散

B. 桑菊饮

C. 麻黄汤

D. 小青龙汤

E. 麻杏石甘汤

考点：桑菊饮的功用★

解析：本治则"疏风清热，宣肺止咳"常用于外感风热、咳嗽初起之证。故选桑叶、菊花清散上焦风热为君药之桑菊饮。A辛凉透表，清热解毒；C发汗解表，宣肺平喘；D解表散寒，温肺化饮；E辛凉疏表，清肺平喘。<u>故本题选 B。</u>

8. 温脾汤的功用是

A. 攻下寒积，温补脾阳

B. 荡涤肠胃，温补脾肾

C. 攻下寒积，温补肾阳

D. 攻下寒积，温肾暖胃

E. 攻下寒积，温脾暖胃

考点：温脾汤的功用

解析：温脾汤攻下寒积，温补脾阳。主治阳虚冷积证。<u>故本题选 A。</u>

9. 以下哪味药物为麻子仁丸的组成药物

A. 蔓荆子

B. 赤芍

C. 知母

D. 麻黄

E. 杏仁

考点：麻子仁丸的组成药物★

解析：麻子仁丸的组成药物：麻子仁、白芍、枳实、大黄、厚朴、杏仁、蜜。<u>故本题</u>

<u>选 E。</u>

10. 以下哪味药物不是麻子仁丸的组成药物

A. 枳实

B. 大黄

C. 厚朴

D. 芒硝

E. 杏仁

考点：麻子仁丸的组成药物★

解析：参见9题。<u>故本题选 D。</u>

11. 麻子仁丸主治脾约证的临床表现是

A. 大便稀溏，小便短少

B. 大便干结，小便频数

C. 大便黏滞，小便短少

D. 大便泄泻，小便频数

E. 大便不通，小便清长

考点：麻子仁丸的主治证候★

解析：麻子仁丸主治脾约证，症见大便干结，小便频数，脘腹胀痛，舌红苔黄，脉数。<u>故本题选 B。</u>

12. 药物组成中含有柴胡、人参的方剂是

A. 小柴胡汤

B. 半夏泻心汤

C. 大柴胡汤

D. 四逆散

E. 蒿芩清胆汤

考点：小柴胡汤的组成药物★

解析：小柴胡汤的组成为柴胡、半夏、人参、炙甘草、黄芩、生姜、大枣。半夏泻心汤的组成为半夏、黄芩、干姜、人参、黄连、大枣、炙甘草。大柴胡汤的组成为柴胡、黄芩、芍药、半夏、生姜、枳实、大枣、大黄。四逆散的组成为炙甘草、枳实、柴胡、芍药。蒿芩清胆汤的组成为青蒿、竹茹、黄芩、半夏、茯苓、枳壳、陈皮、碧玉散。<u>故本题选 A。</u>

13. 小柴胡汤中"和解少阳"的主要药物是

A. 柴胡与半夏

B. 黄芩与人参

C. 半夏与生姜

D. 柴胡与黄芩

E. 黄芩与半夏

考点：小柴胡汤的配伍意义★

解析：方中柴胡清透少阳半表之邪，从外而解，为君；黄芩清泄少阳半里之热，为臣。二者相伍和解少阳。<u>故本题选 D。</u>

14. 逍遥散的主治病证不包括

A. 月经不调

B. 神疲食少

C. 头晕眼花

D. 两胁作痛

E. 口燥咽干

考点：逍遥散的主治证候

解析：逍遥散疏肝解郁，养血健脾。主治肝郁血虚脾弱证。两胁作痛，头痛目眩，口燥咽干，神疲食少，或月经不调，乳房胀痛，脉弦而虚。故本题选 C。

15. 薄荷在逍遥散中的作用是

A. 疏散肺经风热

B. 透达肝经郁热

C. 辛凉散邪利咽

D. 清利头目利咽

E. 辛凉解表疏肝

考点：逍遥散的配伍意义

解析：逍遥散所治病证因肝郁不舒，营血不足，脾气虚弱所致。治宜疏肝解郁，养血健脾之法。方中应用少许薄荷，疏散肝经郁遏之气，透达肝经郁遏之热。故本题选 B。

16. 下列方剂中含有干姜、半夏的是

A. 逍遥散

B. 小柴胡汤

C. 半夏泻心汤

D. 桂枝汤

E. 蒿芩清胆汤

考点：半夏泻心汤的组成药物 ★

解析：半夏泻心汤寒热平调，消痞散结，由半夏、黄芩、干姜、人参、炙甘草、黄连、大枣组成。桂枝汤为调和营卫，散寒解表之要剂，组成为桂枝、芍药、生姜、大枣、甘草。逍遥散的组成药物为炙甘草、当归、茯苓、芍药、白术、柴胡、烧生姜、薄荷。以上含有干姜、半夏的方剂为半夏泻心汤。余参见 12 题。故本题选 C。

17. 具有清热生津功用的方剂是

A. 半夏泻心汤

B. 犀角地黄丸

C. 黄连解毒汤

D. 白虎汤

E. 清营汤

考点：白虎汤的功用

解析：半夏泻心汤的功用为寒热平调，散结除痞。犀角地黄丸功用为清热解毒，凉血散瘀。黄连解毒汤功用为泻火解毒。白虎汤功用为清

热生津。清营汤功用为清营解毒，透热养阴。故本题选 D。

18.《医宗金鉴》以"水虚火不实"五字概括其方证病机的方剂是

A. 导赤散

B. 清营汤

C. 当归六黄汤

D. 青蒿鳖甲汤

E. 竹叶石膏汤

考点：导赤散的配伍意义

解析：导赤散的选药配伍，与小儿稚阴稚阳、易寒易热、易虚易实、疾病变化迅速的特点和治实宜防其虚、治虚宜防其实的治则要求十分吻合，《医宗金鉴》以"水虚火不实"五字概括本方证之病机较为贴切。故本题选 A。

19. 龙胆泻肝汤与蒿芩清胆汤中均含有的药物是

A. 半夏

B. 木通

C. 黄芩

D. 栀子

E. 泽泻

考点：龙胆泻肝汤、蒿芩清胆汤的组成药物

解析：龙胆泻肝汤的组成为龙胆草、黄芩、山栀子、泽泻、木通、车前子、当归、生地黄、柴胡、生甘草。蒿芩清胆汤的组成为青蒿、竹茹、法半夏、赤茯苓、黄芩、枳壳、陈皮、碧玉散（滑石、甘草、青黛）。故本题选 C。

20. 左金丸中黄连与吴茱萸的用量比例为

A. 1∶1

B. 2∶1

C. 3∶1

D. 4∶1

E. 6∶1

考点：左金丸的组成药物

解析：左金丸的组成药物为黄连六两，吴茱萸一两，功用为清泻肝火，降逆止呕。故本题选 E。

21. 六一散的功用是

A. 清暑通络

B. 清暑化湿

C. 解暑除烦

D. 清暑利湿

E. 祛暑清热

考点：六一散的功用

解析：六一散的功用是清暑利湿，主治暑湿证，身热烦渴，小便不利，或泄泻。故本题选 D。

22. 小建中汤中含有的药物是
A. 人参、桂枝
B. 甘草、干姜
C. 生姜、桂枝
D. 白术、芍药
E. 大枣、人参

考点：小建中汤的组成药物

解析：小建中汤的方歌"小建中汤芍药多，桂枝甘草姜枣和，更加饴糖补中脏，虚劳腹痛服之瘥"。其组成为芍药、桂枝、炙甘草、大枣、生姜、饴糖。故本题选 C。

23. 四逆汤的组成药物是
A. 人参、干姜、炙甘草
B. 人参、肉桂、炙甘草
C. 生附子、人参、炙甘草
D. 生附子、肉桂、炙甘草
E. 生附子、干姜、炙甘草

考点：四逆汤的组成药物★

解析：四逆汤的组成药物为炙甘草、干姜、生附子。故本题选 E。

24. 下列除哪项外，均是防风通圣散主治病证的临床表现
A. 憎寒壮热
B. 头目眩晕
C. 目赤睛痛
D. 大便秘结
E. 郁郁微烦

考点：防风通圣散的主治证候

解析：防风通圣散疏风解表，泻热通便。主治风热壅盛，表里俱实证。憎寒壮热，头目昏眩，目赤睛痛，口苦口干，咽喉不利，胸膈痞闷，咳呕喘满，涕唾稠黏，大便秘结，小便赤涩，舌苔黄腻，脉数有力。亦用治疮疡肿毒肠风痔漏，鼻赤，瘾疹等。故本题选 E。

25. 参苓白术散主治的病证是
A. 脾虚湿盛证
B. 脾胃气虚证
C. 脾虚气陷证
D. 心脾两虚证
E. 脾肾两虚证

考点：参苓白术散的主治证候

解析：参苓白术散主治脾虚湿盛证，饮食不

化，胸脘痞闷，肠鸣泄泻，四肢乏力，形体消瘦，面色萎黄，舌淡苔白腻，脉虚缓。亦可用治肺脾气虚，痰湿咳嗽。故本题选 A。

26. 下列各项，不属于补中益气汤组成的药物是
A. 黄芪
B. 当归
C. 柴胡
D. 白术
E. 茯苓

考点：补中益气汤的组成药物★

解析：补中益气汤的方歌"补中益气芪术陈，升柴参草当归身，虚劳内伤独擅功，亦治阳虚外感因"。其药物组成为黄芪、炙甘草、人参、当归、橘皮、升麻、柴胡、白术。故本题选 E。

27. 甘温除热的代表方剂是
A. 小建中汤
B. 补中益气汤
C. 四君子汤
D. 黄芪桂枝五物汤
E. 升阳益胃汤

考点：补中益气汤的功用★

解析：甘温除热法为金元时期李杲所创，旨在应用性味甘温的药物治疗虚损劳倦引起的发热，其代表方剂为补中益气汤。故本题选 B。

28. 具有益气生津，敛阴止汗功用的方剂是
A. 生脉散
B. 清暑益气汤
C. 六一散
D. 竹叶石膏汤
E. 白虎汤

考点：生脉散的功用★

解析：清暑益气汤清暑益气，养阴生津。六一散清暑利湿。竹叶石膏汤清热生津，益气和胃。白虎汤清热生津。生脉散益气生津，敛阴止汗。故本题选 A。

29. 玉屏风散与牡蛎散相同的功用是
A. 固表
B. 涩肠
C. 止遗
D. 固冲
E. 补肾

考点：玉屏风散、牡蛎散的功用

解析：玉屏风散益气固表止汗，主治表虚自汗。牡蛎散敛阴止汗，益气固表，主治自汗、盗汗证。二者相同的功用是固表。**故本题选 A。**

30. 炙甘草汤中具有补血作用的药物是

A. 熟地黄

B. 白芍

C. 龙眼肉

D. 当归

E. 阿胶

考点：炙甘草汤的组成药物

解析：炙甘草汤的组成：炙甘草、生姜、桂枝、人参、生地黄、阿胶、麦门冬、麻仁、大枣。其中大枣、阿胶、生地皆具有补血的作用，选项中只有阿胶属于炙甘草汤组成，**故本题选 E。**

31. 下列哪项是六味地黄丸的组成药物

A. 熟地黄、山萸肉、山药、泽泻、牡丹皮、茯苓

B. 熟地黄、山萸肉、山药、人参、牡丹皮、茯苓

C. 生地黄、山萸肉、山药、泽泻、牡丹皮、茯苓

D. 熟地黄、山萸肉、山药、党参、牡丹皮、茯苓

E. 熟地黄、山萸肉、山药、甘草、牡丹皮、茯苓

考点：六味地黄丸的组成药物 ★

解析：六味地黄丸的组成药物为熟地黄、山萸肉、干山药、泽泻、牡丹皮、白茯苓。**故本题选 A。**

32. 下列方剂具有益气固表，敛阴止汗功效的是

A. 生脉散

B. 玉屏风散

C. 参苓白术散

D. 桑螵蛸散

E. 牡蛎散

考点：牡蛎散的功用

解析：生脉散益气生津，敛阴止汗；玉屏风散益气固表止汗。此二方止汗之功重在益气。牡蛎散敛阴止汗，益气固表，止汗之功重在敛阴。A、B 是混淆选项。参苓白术散益气健脾，渗湿止泻。桑螵蛸散调补心肾，涩精止遗。**故本题选 E。**

33. 具有补肾健脾，益气摄血功用的方剂

A. 固冲汤

B. 归脾汤

C. 四物汤

D. 黄土汤

E. 生化汤

考点：固冲汤的功用 ★

解析：固冲汤的功用为益气健脾，固冲摄血；归脾汤的功用为益气补血，健脾养心；四物汤的功用为补血和血；黄土汤的功用为温阳健脾，养血止血；生化汤的功用为养血祛瘀，温经止痛。**故本题选 A。**

34. 朱砂安神丸组成中不含有的药物是

A. 黄连

B. 生地黄

C. 白芍

D. 当归

E. 甘草

考点：朱砂安神丸的组成药物 ★

解析：朱砂安神丸的方歌为"朱砂安神东垣方，归连甘草合地黄；怔忡不寐心烦乱，养阴清热可复康"。其药物组成为朱砂、黄连、炙甘草、生地黄、当归。**故本题选 C。**

35. 朱砂安神丸主治证的病机是

A. 心阳偏亢，肾阴不足

B. 肝郁不舒，血虚脾弱

C. 肝血不足，虚火内扰

D. 劳伤心脾，气血亏虚

E. 心火亢盛，灼伤阴血

考点：朱砂安神丸的配伍意义 ★

解析：朱砂安神丸镇心安神，清热养血，主治心火亢盛，阴血不足证。本方证由心火亢盛，灼伤阴血所致。治当泻其亢盛之火，补其虚损之阴血而安神。**故本题选 E。**

36. 天王补心丹的主治证候中有

A. 高热

B. 头痛

C. 虚烦

D. 便溏

E. 胸闷

考点：天王补心丹的主治证候 ★

解析：天王补心丹主治阴亏血少，神志不安证。心悸失眠，虚烦神疲，梦遗健忘，手足心热，口舌生疮，舌红少苔，脉细而数。**故本题选 C。**

37. 酸枣仁汤中含有的药物是

A. 知母、远志

B. 川芎、柏子仁

C. 茯苓、朱砂

D. 知母、川芎

E. 甘草、石菖蒲

考点：酸枣仁汤的组成药物

解析：酸枣仁汤的方歌为"酸枣仁汤治失眠，川芎知草茯苓煎，养血除烦清虚热，安然入睡梦乡甜"。其药物组成为酸枣仁、甘草、知母、茯苓、川芎。**故本题选 D。**

38. 紫雪的功用是

A. 辟秽解毒，清热开窍

B. 辟秽解毒，化痰开窍

C. 清热开窍，息风止痉

D. 清热开窍，化浊解毒

E. 芳香开窍，行气止痛

考点：紫雪的功用★

解析：紫雪属凉开剂，具有清热开窍，息风止痉的功效；主治温热病，热闭心包，热盛动风证。**故本题选 C。**

39. 苏合香丸的主治病证不包括

A. 猝然昏仆

B. 高热神昏

C. 心腹卒痛

D. 苔白脉迟

E. 中寒昏厥

考点：苏合香丸的主治证候★

解析：苏合香丸是温开剂的代表，用治寒闭。功效为温通开窍，行气止痛。主治突然昏倒，牙关紧闭，不省人事，苔白，脉迟，亦治心腹卒痛，甚则昏厥，属寒凝气滞者。**故本题选 B。**

40. 下列各项，不属苏合香丸主治证候是

A. 心腹卒痛

B. 高热烦躁

C. 牙关紧闭

D. 苔白

E. 脉迟

考点：苏合香丸的主治证候★

解析：参见39题。**故本题选 B。**

41. 以下哪味不是越鞠丸的组成药物

A. 香附

B. 白术

C. 川芎

D. 栀子

E. 神曲

考点：越鞠丸的组成药物

解析：越鞠丸行气解郁，主治六郁证。方中

以香附行气治气郁，川芎活血治血郁，栀子清热治火郁，苍术燥湿治湿郁，神曲消食治食郁。因痰郁多由气滞湿聚而成，若气行湿化，则痰郁亦解，故方中不另用治痰之品，全方以五药治六郁。**故本题选 B。**

42. 具有行气散结，降逆化痰功用的方剂是

A. 旋覆代赭汤

B. 瓜蒌薤白白酒汤

C. 半夏厚朴汤

D. 苏子降气汤

E. 柴胡疏肝散

考点：半夏厚朴汤的功用

解析：半夏厚朴汤的功用为行气散结，降逆化痰；旋覆代赭汤的功用为降逆化痰，益气和胃；瓜蒌薤白白酒汤的功用为通阳散结，行气祛痰；苏子降气汤的功用为降气平喘，祛痰止咳；柴胡疏肝散的功用为疏肝解郁，行气止痛。**故本题选 C。**

43. 以下哪味是半夏泻心汤和苏子降气汤都含有的药物

A. 厚朴

B. 生甘草

C. 半夏

D. 干姜

E. 生姜

考点：半夏泻心汤、苏子降气汤的组成药物

解析：半夏泻心汤：半夏、黄芩、干姜、人参、黄连、大枣、炙甘草。苏子降气汤：紫苏子、半夏、当归、炙甘草、前胡、厚朴、肉桂、苏叶、生姜、大枣。两方共有的药物是半夏、炙甘草、大枣。**故本题选 C。**

44. 苏子降气汤用于

A. 虚寒呃逆。呃逆不已，胸脘痞闷，舌淡苔白，脉沉迟

B. 上实下虚之咳喘证。痰涎壅盛，咳喘短气，胸膈满闷，或腰疼脚软，或肢体浮肿，舌苔白滑或白腻，脉弦滑

C. 胃虚有热之呃逆。呃逆或干呕，舌红嫩，脉虚数

D. 胃气虚弱，痰浊内阻证。心下痞硬，噫气不除，或反胃呕逆，吐涎沫，舌淡，苔白滑，脉弦而虚

E. 哮喘。咳嗽痰多气急，痰稠色黄，微恶风寒，舌苔黄腻，脉滑数

考点：苏子降气汤的主治证候

解析：苏子降气汤的配伍特点：一是上下并治，标本兼顾，但以治上治标为主；二是宣降结合，大队降逆之品中配伍少量宣肺散邪之品，但以降肺为主。主治上实下虚之咳喘证。故本题选 B。

45. 旋覆代赭汤中用量最重的药物是
　　A. 旋覆花
　　B. 代赭石
　　C. 甘草
　　D. 半夏
　　E. 生姜
　　考点：旋覆代赭汤的组成药物★
　　解析：旋覆代赭汤药物组成及剂量：旋覆花三两、代赭石一两、半夏半升（汤泡）、人参二两、甘草三两（炙）、生姜五两、大枣十二枚（擘）。故本题选 E。

46. 血府逐瘀汤中有
　　A. 白芍
　　B. 熟地
　　C. 牛膝
　　D. 三棱
　　E. 水蛭
　　考点：血府逐瘀汤的组成药物★
　　解析：血府逐瘀汤：桃仁、红花、当归、生地黄、川芎、赤芍、牛膝、桔梗、柴胡、枳壳、甘草。故本题选 C。

47. 组成药物中含有桂枝、吴茱萸的方剂是
　　A. 生化汤
　　B. 温经汤
　　C. 血府逐瘀汤
　　D. 桂枝茯苓丸
　　E. 补阳还五汤
　　考点：温经汤的组成药物
　　解析：生化汤的组成为全当归、川芎、桃仁、炮干姜、炙甘草、黄酒、童便。温经汤的组成为吴茱萸、当归、芍药、川芎、人参、桂枝、阿胶、丹皮、生姜、甘草、半夏、麦冬。血府逐瘀汤的组成为桃仁、红花、当归、生地黄、川芎、赤芍、牛膝、桔梗、柴胡、枳壳、甘草。桂枝茯苓丸的组成为桂枝、茯苓、丹皮、桃仁、芍药、白蜜。补阳还五汤的组成为生黄芪、当归尾、赤芍、地龙、川芎、红花、桃仁。故本题选 B。

48. 生化汤的作用为
　　A. 补血益气，和营退热

B. 养血祛风，疏解表邪
C. 养血化瘀，温经止痛
D. 清热解毒，凉血化瘀
E. 养血健脾，疏肝清热
　　考点：生化汤的功用
　　解析：生化汤主治血虚寒凝，瘀血阻滞证，功用养血祛瘀，温经止痛。故本题选 C。

49. 黄土汤的功用是
　　A. 温经散寒，养血祛瘀
　　B. 补气健脾，活血通络
　　C. 清肝宁肺，凉血止血
　　D. 凉血止血，利水通淋
　　E. 温阳健脾，养血止血
　　考点：黄土汤的功用★
　　解析：黄土汤温阳健脾，养血止血，主治脾阳不足，脾不统血证。温经散寒，养血祛瘀为温经汤的功效；清肝宁肺，凉血止血为咳血方的功效；凉血止血，利水通淋为小蓟饮子的功效。故本题选 E。

50. 黄土汤主要用于治疗
　　A. 尿中带血，小便频数，赤涩热痛，舌红，脉数
　　B. 大便下血，面色萎黄，舌淡苔白，脉沉细无力
　　C. 痔疮出血，血色鲜红或晦暗
　　D. 咳嗽痰稠带血，胸胁作痛，颊赤便秘，舌红苔黄，脉弦数
　　E. 吐血，色鲜红，口干咽燥，舌红，弦数
　　考点：黄土汤的主治证候
　　解析：黄土汤温阳健脾，养血止血。主治脾阳不足，脾不统血证。大便下血，先便后血，以及吐血、衄血、妇人崩漏，血色暗淡，四肢不温，面色萎黄，舌淡苔白，脉沉细无力。故本题选 B。

51. 消风散的组成药物中含有
　　A. 防风、羌活
　　B. 荆芥、白芷
　　C. 防风、细辛
　　D. 白芍、木通
　　E. 知母、石膏
　　考点：消风散的组成药物★
　　解析：消风散的组成药物：当归、生地、防风、蝉蜕、知母、苦参、胡麻仁、荆芥、苍术、牛蒡子、石膏、甘草、木通。故本题选 E。

52. 症见口眼歪斜，面肌抽动，舌淡红，苔白

者，宜用

    A. 补阳还五汤

    B. 天麻钩藤饮

    C. 羚角钩藤汤

    D. 牵正散

    E. 小活络丹

考点：牵正散的主治证候

解析：牵正散祛风化痰，通络止痉，主治风中头面经络，口眼㖞斜，面肌抽动，舌淡红，苔白。补阳还五汤主治中风之气虚血瘀证。半身不遂，口眼㖞斜，语言謇涩，口角流涎，小便频数或遗尿失禁，舌暗淡，苔白，脉缓无力。天麻钩藤饮主治肝阳偏亢，肝风上扰证。头痛，眩晕，失眠多梦，或口苦面红，舌红苔黄，脉弦或数。羚角钩藤汤主治肝热生风证。高热不退，烦闷躁扰，手足抽搐，发为痉厥；甚则神昏，舌绛而干，或舌焦起刺，脉弦而数。小活络丹主治风寒湿痹。肢体筋脉疼痛，麻木拘挛，关节屈伸不利，疼痛游走不定，舌淡紫，苔白，脉沉弦或涩。亦治中风手足不仁，日久不愈，经络中有湿痰瘀血，腰腿沉重或腿臂间作痛。故本题选 D。

53. 主治肝阳偏亢，肝风上扰证的首选方剂是

    A. 消风散

    B. 地黄饮子

    C. 小活络丹

    D. 羚角钩藤汤

    E. 天麻钩藤饮

考点：天麻钩藤饮的主治证候

解析：消风散主治风疹，湿疹；地黄饮子主治喑痱；小活络丹主治风寒湿痹证；羚角钩藤汤主治肝热生风证；天麻钩藤饮主治肝阳偏亢，肝风上扰证。故本题选 E。

54. 下列各项，不属于清燥救肺汤组成的药物是

    A. 石膏

    B. 香豉

    C. 桑叶

    D. 阿胶

    E. 人参

考点：清燥救肺汤的组成药物★

解析：清燥救肺汤的方歌为"清燥救肺参草杷，石膏胶杏麦胡麻，经霜收下冬桑叶，清燥润肺效堪夸"。其药物组成为桑叶、石膏、甘草、人参、胡麻仁、真阿胶、麦门冬、杏仁、枇杷叶。故本题选 B。

55. 以下哪项是清燥救肺汤含有的药物

    A. 桑叶、杏仁、沙参

    B. 阿胶、人参、麦冬

    C. 桑叶、杏仁、浙贝母

    D. 半夏、人参、麦冬

    E. 玄参、麦冬、枇杷叶

考点：清燥救肺汤的组成药物★

解析：参见 54 题。故本题选 B。

56. 下列不属于清燥救肺汤的功效的是

    A. 清肺

    B. 养阴

    C. 益气

    D. 降气

    E. 润燥

考点：清燥救肺汤的功用★

解析：清燥救肺汤清肺润燥，益气养阴。故本题选 D。

57. 下列药物为麦门冬汤组成部分的是

    A. 人参、生姜、甘草、大枣

    B. 人参、干姜、甘草、大枣

    C. 人参、大枣、甘草、粳米

    D. 人参、干姜、甘草、粳米

    E. 人参、生姜、甘草、粳米

考点：麦门冬汤的组成药物★

解析：麦门冬汤的药物组成：麦门冬、半夏、人参、甘草、粳米、大枣。故本题选 C。

58. 藿香正气散组成中含有的药物是

    A. 白术、陈皮

    B. 苍术、半夏

    C. 大腹皮、人参

    D. 桔梗、山药

    E. 猪苓、白芷

考点：藿香正气散的组成药物

解析：藿香正气散方歌为"藿香正气大腹苏，甘桔陈苓术朴俱，夏曲白芷加姜枣，感伤岚瘴并能驱"；组成有大腹皮、白芷、紫苏、茯苓、半夏曲、白术、陈皮、厚朴、桔梗、藿香、炙甘草。故本题选 A。

59. 下列方剂中含有杏仁、白蔻仁、薏苡仁的是

    A. 三子养亲汤

    B. 杏苏散

    C. 桑杏汤

    D. 三仁汤

    E. 定喘汤

考点：三仁汤的组成药物

解析：三仁汤的组成为杏仁、滑石、通草、白蔻仁、竹叶、厚朴、生苡仁、半夏。方中杏仁宣利上焦气机，白蔻仁宣畅中焦气机，薏苡仁渗利下焦气机，共为君药。三子养亲汤组成为紫苏子、白芥子、莱菔子。故本题选 D。

60. 八正散的主治证是

A. 湿热外感

B. 暑温夹湿

C. 湿热黄疸

D. 湿热淋证

E. 湿温初起

考点：八正散的主治证候

解析：八正散具有清热泻火，利水通淋的功用；主治热淋，症见尿频尿急，溺时涩痛，淋沥不畅，尿色混赤，甚则癃闭不通，小腹急满，口燥咽干，舌苔黄腻，脉滑数。故本题选 D。

61. 药物组成中含有白术、茯苓的方剂是

A. 五苓散

B. 补中益气汤

C. 小建中汤

D. 真人养脏汤

E. 猪苓汤

考点：五苓散的组成药物

解析：五苓散的组成为猪苓、泽泻、白术、茯苓、桂枝。猪苓汤的组成为猪苓、茯苓、泽泻、阿胶、滑石。补中益气汤的组成为黄芪、炙甘草、人参、当归、橘皮、升麻、柴胡、白术。小建中汤的组成为芍药、桂枝、炙甘草、大枣、生姜、饴糖。真人养脏汤的组成为人参、当归、白术、肉豆蔻、肉桂、甘草、白芍、木香、诃子、罂粟壳。故本题选 A。

62. 真武汤的组成药物中含有

A. 熟地黄

B. 阿胶

C. 当归

D. 芍药

E. 生地黄

考点：真武汤的组成药物★

解析：真武汤的组成为茯苓、芍药、白术、生姜、附子。故本题选 D。

63. 真武汤用于

A. 小便不利，四肢沉重疼痛，腹痛下利，苔白不渴，脉沉

B. 胸胁支满，目眩心悸，舌苔白滑，脉弦滑

C. 身半以下肿甚，手足不温，口中不渴，胸腹胀满，大便溏薄，舌苔白腻

D. 小便频数，白如米泔，凝如膏糊，舌淡苔白，脉沉

E. 汗出恶风，身重，小便不利，舌淡苔白，脉浮

考点：真武汤的主治证候

解析：A 的症状是脾肾阳虚，水气内停证，是真武汤的主治病证。B 是痰饮的症状，方用苓桂术甘汤。C 为阳虚水肿，方用实脾散。D 为虚寒白浊，方用萆薢分清饮。E 为表证夹湿，方用防己黄芪汤。故本题选 A。

64. 完带汤的组成药物中含有

A. 苍术、黄柏

B. 苍术、厚朴

C. 苍术、白术

D. 苍术、羌活

E. 苍术、川芎

考点：完带汤的组成药物★

解析：完带汤由白术、苍术、山药、人参、白芍、车前子、甘草、陈皮、黑荆芥、柴胡组成。故本题选 C。

65. 二陈汤的功用是

A. 燥湿化痰，理气和中

B. 理气化痰，清胆和胃

C. 清热化痰，理气止咳

D. 清热化痰，宽胸散结

E. 燥湿行气，软坚化痰

考点：二陈汤的功用

解析：二陈汤燥湿化痰，理气和中，主治湿痰之证。故本题选 A。

66. 二陈汤中燥湿化痰的药物是

A. 半夏、橘红

B. 半夏、茯苓

C. 半夏、生姜

D. 半夏、甘草

E. 茯苓、甘草

考点：二陈汤的配伍意义

解析：二陈汤的组成为半夏、橘红、茯苓、炙甘草、生姜、乌梅。方中半夏、橘红顺气消痰；半夏、茯苓燥湿化痰；生姜既能助半夏、橘红降逆理气，又能助半夏、橘红和胃化痰，并能解半夏毒性；甘草益气祛痰，并调和诸药。故本题选 B。

67. 温胆汤组成中含有的药物是

A. 瓜蒌、杏仁

B. 贝母、瓜蒌

C. 枳实、竹茹

D. 白术、天麻

E. 干姜、细辛

考点：温胆汤的组成药物

解析：温胆汤的方歌为"温胆夏茹枳陈助，佐以茯草姜枣煮，理气化痰利胆胃，胆郁痰扰诸症除"，其组成有半夏、竹茹、枳实、陈皮、茯苓、炙甘草、生姜、大枣。**故本题选 C。**

68. 具有温肺化饮功用的方剂是

A. 半夏白术天麻汤

B. 苏子降气汤

C. 半夏厚朴汤

D. 苓甘五味姜辛汤

E. 二陈汤

考点：苓甘五味姜辛汤的功用

解析：苓甘五味姜辛汤属温化寒痰剂，具有温肺化饮的功用，主治寒饮咳嗽。半夏白术天麻汤的功用为化痰息风，健脾祛湿。苏子降气汤的功用为降气平喘，祛痰止咳。半夏厚朴汤的功用为行气散结，降逆化痰。二陈汤的功用为燥湿化痰，理气和中。**故本题选 D。**

69. 保和丸中连翘的主要作用是

A. 清热散结

B. 清热解毒

C. 轻宣透表

D. 消痈散结

E. 疏风清热

考点：保和丸的配伍意义

解析：保和丸功用为消食化滞，理气和胃。用于食积停滞，脘腹胀满，嗳腐吞酸，不欲饮食。食积易于化热，连翘清热而散结，为佐药。**故本题选 A。**

70. 乌梅丸证可出现的临床表现是

A. 久泻久痢

B. 渴欲饮冷

C. 赤多白少

D. 里急后重

E. 肛门灼热

考点：乌梅丸的主治证候

解析：乌梅丸主治蛔厥证。症见腹痛时作，手足厥冷，烦闷呕吐，时发时止，得食即呕，常自吐蛔；亦治久泻、久痢。**故本题选 A。**

71. 仙方活命饮中的君药是

A. 赤芍

B. 当归

C. 陈皮

D. 天花粉

E. 金银花

考点：仙方活命饮的配伍意义

解析：仙方活命饮的药物组成为白芷、贝母、防风、赤芍、当归、甘草、皂角刺、穿山甲、天花粉、乳香、没药、金银花、陈皮。主治痈疡肿毒初起。方中金银花善清热解毒疗疮，乃"疮疡圣药"，重用为君。**故本题选 E。**

【B1 型题】

A. 具有调和方中诸药作用的药物

B. 引方中诸药至特定病所的药物

C. 针对主病或主证起主要治疗作用的药物

D. 针对兼病或兼证起主要治疗作用的药物

E. 直接治疗次要兼证的药物

72. 上述各项，君药指的是

73. 上述各项，臣药指的是

考点：方剂的组成方法★

解析：君药是针对主病或主证起主要治疗作用的药物，是方中不可或缺，且药力居首的药物。臣药一是辅助君药加强治疗主病或主证的药物，二是针对兼病或兼证起治疗作用的药物，其在方中之药力小于君药。佐药一是佐助药，二是佐制药，三是反佐药。使药一是引经药，即能引方中诸药以达病所的药物；二是调和药，即具有调和诸药作用的药物。**故72题选 C，73题选 D。**

A. 针对次要兼证起直接治疗作用

B. 针对兼病或兼证起主要治疗作用

C. 针对主病或主证起主要治疗作用

D. 与君药性味相反而又能在治疗中起相成作用

E. 防止病重邪甚时药病格拒

74. 佐助药

75. 反佐药

考点：方剂的组成原则

解析：佐助药，即协助君、臣药以加强治疗作用，或直接治疗次要兼证的药物。反佐药，即病重邪甚，可能拒药时，配伍与君药性味相反而又能在治疗中起相成作用的药物。**故74题选 A，75题选 D。**

A. 解肌发表

B. 活血通脉

C. 化气行水

D. 散结通痹

E. 温肾助阳

76. 桂枝汤中配伍桂枝的意义是

77. 小青龙汤配伍桂枝的意义是

考点：桂枝汤、小青龙汤的配伍意义

解析：桂枝汤以辛甘温之桂枝为君，助卫阳，通经络，解肌发表，祛在表之风邪。小青龙汤以麻黄、桂枝配伍，相须为君，发汗散寒以解表邪，且麻黄又能宣发肺气而平喘咳，桂枝又能化气行水以利里饮之化。<u>故76题选A，77题选C。</u>

A. 疏利肝胆

B. 升清阳

C. 疏肝解郁

D. 和解少阳

E. 透邪疏郁

78. 逍遥散中柴胡的配伍意义是

79. 小柴胡汤中柴胡的配伍意义是

考点：逍遥散、小柴胡汤的配伍意义

解析：逍遥散中以柴胡为君，疏肝解郁，条达肝气。小柴胡汤中以苦平之柴胡为君，入肝胆经，透泄少阳半表之邪，疏泄气机之郁滞，使少阳半表之邪得以疏解，气机得以调畅。<u>故78题选C，79题选D。</u>

A. 四逆散

B. 逍遥散

C. 大柴胡汤

D. 葛根芩连汤

E. 小柴胡汤

80. 和解少阳的代表方剂是

81. 和解少阳，内泻热结的代表方剂是

考点：大柴胡汤、小柴胡汤的功用

解析：A透邪解郁，疏肝理脾。B疏肝解郁，养血健脾。C和解少阳，内泻热结。D解表清里。E和解少阳。<u>故80题选E，81题选C。</u>

A. 夜热早凉

B. 高热不退

C. 身热夜甚

D. 长期低热

E. 白天高热

82. 清营汤证发热的特点是

83. 羚角钩藤汤证发热的特点是

考点：清营汤、羚角钩藤汤的主治证候 ★

解析：清营汤为清热凉血剂，主治热入营分证，其发热特点为身热夜甚。羚角钩藤汤为平息内风剂，主治肝热生风证，其发热特点为高热不退。<u>故82题选C，83题选B。</u>

A. 湿热下注证

B. 湿热壅盛证

C. 湿热中阻证

D. 湿热黄疸证

E. 湿热痢疾证

84. 龙胆泻肝汤治疗的病证是

85. 茵陈蒿汤治疗的病证是

考点：龙胆泻肝汤、茵陈蒿汤的主治证候

解析：龙胆泻肝汤的功用为清泻肝胆实火，清利肝经湿热，主治肝胆实火上炎证和肝经湿热下注证。茵陈蒿汤功用为清热利湿退黄，主治黄疸阳黄证。<u>故84题选A，85题选D。</u>

A. 温中健脾

B. 养血健脾

C. 健脾安神

D. 健脾消食

E. 健脾止血

86. 理中丸的功用是

87. 健脾丸的功用是

考点：理中丸、健脾丸的功用 ★

解析：理中丸温中祛寒，补气健脾。健脾丸健脾和胃，消食止泻。<u>故86题选A，87题选D。</u>

A. 胸痹

B. 心悸

C. 胁痛

D. 眩晕

E. 头痛

88. 理中丸可用以治疗的病证是

89. 瓜蒌薤白白酒汤可用以治疗的病证是

考点：理中丸、瓜蒌薤白白酒汤的主治证候 ★

解析：理中丸为温中祛寒剂，主治脾胃虚寒证、阳虚失血证，以及中阳不足，阴寒上乘之胸痹，或脾气虚寒，不能摄津之病后多涎唾，或中

阳虚损，土不荣木之小儿慢惊，或清浊相干，升降失常之霍乱等。瓜蒌薤白白酒汤为行气剂，主治胸痹，胸阳不振，痰气互结证。故88题选A，89题选A。

 A. 表虚自汗证
 B. 气阴两虚证
 C. 心脾两虚证
 D. 脾虚气陷证
 E. 脾虚夹湿证

90. 补中益气汤的主治证是

91. 玉屏风散的主治证是

 考点：补中益气汤、玉屏风散的主治证候

 解析：补中益气汤的主治脾胃气虚证、气虚下陷证、气虚发热证。玉屏风散的主治证是表虚自汗。故90题选D，91题选A。

 A. 健脾养心
 B. 健脾养胃
 C. 健脾温胃
 D. 健脾益阴
 E. 健脾温阳

92. 归脾汤除益气补血外，还具有的功用是

93. 四君子汤除益气外，还具有的功用是

 考点：归脾汤、四君子汤的功用★

 解析：归脾汤益气补血，健脾养心。四君子汤健脾养胃，益气。故92题选A，93题选B。

 A. 泽泻、丹参
 B. 茯苓、牡丹皮
 C. 阿胶、白术
 D. 滑石、山药
 E. 茯苓、滑石

94. 六味地黄丸组成中含有的药物是

95. 猪苓汤组成中含有的药物是

 考点：六味地黄丸、猪苓汤的组成药物

 解析：六味地黄丸的组成为熟地黄、山药、丹皮、泽泻、茯苓、山萸肉。猪苓汤的组成为猪苓、茯苓、泽泻、阿胶、滑石。故94题选B，95题选E。

 A. 紫雪
 B. 至宝丹
 C. 苏合香丸
 D. 羚角钩藤汤

 E. 安宫牛黄丸

96. 高热烦躁，神昏谵语，舌红或绛，脉数有力。治宜

97. 突然昏倒，牙关紧闭，不省人事，苔白，脉迟。治宜

 考点：安宫牛黄丸、苏合香丸的主治证候

 解析：紫雪主治温热病，热闭心包及热盛动风证。高热烦躁，神昏谵语，痉厥，口渴唇焦，舌质红绛，苔黄燥，脉数有力或弦数。至宝丹主治痰热内闭心包证。身热烦躁，神昏谵语，痰盛气粗，舌绛苔黄厚腻，脉滑数。苏合香丸主治寒闭证，突然昏倒，不省人事，苔白，脉迟，亦治心腹卒痛，甚则昏厥，属寒凝气滞证。羚角钩藤汤主治肝热生风证。高热不退，烦闷躁扰，手足抽搐，发为痉厥，甚则神昏，舌绛而干，脉弦而数。安宫牛黄丸主治邪热内陷心包证。高热烦躁，神昏谵语，舌强肢厥，舌红或绛，脉数有力，亦治中风昏迷。其中A、B、E均可清热开闭，治疗闭证，然E长于清热解毒，适用于邪热偏盛而身热较重者，A长于息风止痉，适用于热动肝风而痉厥抽搐者，B长于芳香开窍，化浊辟秽，适用于痰浊偏盛而昏迷较重者。结合题干，96题属热闭心包之证，且无痉厥、痰盛等，方选安宫牛黄丸较为适宜；97题所述为寒闭证基本表现，方用苏合香丸。故96题选E，97题选C。

 A. 当归、枳壳
 B. 当归、人参
 C. 人参、川芎
 D. 当归、苍术
 E. 山药、白术

98. 血府逐瘀汤组成中含有的药物是

99. 补中益气汤组成中含有的药物是

 考点：血府逐瘀汤、补中益气汤的组成药物★

 解析：血府逐瘀汤的组成为桃仁、红花、当归、生地黄、川芎、赤芍、牛膝、桔梗、柴胡、枳壳、甘草。补中益气汤的组成为黄芪、炙甘草、人参、当归、橘皮、升麻、柴胡、白术。故98题选A，99题选B。

 A. 温经汤
 B. 血府逐瘀汤
 C. 桂枝茯苓丸

D. 补阳还五汤

E. 桃核承气汤

100. 主治胸中瘀血证的方剂是

101. 主治冲任虚寒，瘀血阻滞证的方剂是

考点：血府逐瘀汤、温经汤的主治证候

解析：温经汤主治冲任虚寒，瘀血阻滞证；血府逐瘀汤主治胸中血瘀证；桂枝茯苓丸主治瘀阻胞宫证；补阳还五汤主治气虚血瘀之中风；桃核承气汤主治下焦蓄血证。故 100 题选 B，101 题选 A。

A. 荆芥

B. 细辛

C. 白芷

D. 川芎

E. 羌活

102. 川芎茶调散中偏于治阳明头痛药物是

103. 川芎茶调散中偏于治太阳头痛药物是

考点：川芎茶调散的配伍意义

解析：川芎茶调散方中川芎为诸经头痛之要药，长于治少阳、厥阴经头痛（头顶或两侧痛），为君药。薄荷、荆芥轻而上行，善能疏风止痛，并能清利头目，为臣药。羌活、白芷均能疏风止痛，其中羌活长于治太阳经头痛（后脑牵连项痛）；白芷长于治阳明经头痛（前额及眉心痛）；细辛散寒止痛，并长于治少阴经头痛；防风辛散上部风邪。以上各药协助君、臣以增强疏风止痛之效，均为佐药。炙甘草益气和中，调和诸药，为使。故 102 题选 C，103 题选 E。

A. 羚角钩藤汤

B. 牵正散

C. 天麻钩藤饮

D. 消风散

E. 镇肝息风汤

104. 患者高热不退，手足抽搐，有时神昏，舌绛而干，脉弦数。治疗应选用

105. 患者皮肤疹出色红，瘙痒，抓破后渗出津水，舌苔白，脉浮数有力。治疗应选用

考点：羚角钩藤汤、消风散的主治证候★

解析：羚角钩藤汤主治肝热生风证。牵正散主治风中头面经络。天麻钩藤饮主治肝阳偏亢，肝风上扰证。消风散主治风疹、湿疹。镇肝息风汤主治类中风。由 104 题题干高热不退，手足抽搐可知患者由热生风；105 题明显指出患者皮肤

疹出。故 104 题选 A，105 题选 D。

A. 青皮

B. 地骨皮

C. 粉丹皮

D. 橘皮

E. 梨皮

106. 杏苏散中含有的药物是

107. 泻白散中含有的药物是

考点：杏苏散、泻白散的组成药物

解析：杏苏散的组成为苏叶、半夏、茯苓、甘草、前胡、苦桔梗、枳壳、生姜、橘皮、大枣、杏仁。泻白散的组成为地骨皮、桑白皮、甘草。故 106 题选 D，107 题选 B。

A. 桑菊饮

B. 杏苏散

C. 清燥救肺汤

D. 玉液汤

E. 麦门冬汤

108. 治疗虚热肺痿，胃阴不足证，应首选

109. 治疗温燥伤肺证，应首选

考点：麦门冬汤、清燥救肺汤的主治证候

解析：麦门冬汤主治虚热肺痿，胃阴不足证。清燥救肺汤主治温燥伤肺证。桑菊饮主治风温初起，邪客肺络证。杏苏散主治外感凉燥证。玉液汤主治消渴之气阴两虚证。故 108 题选 E，109 题选 C。

A. 白术、甘草

B. 滑石、阿胶

C. 白术、生姜

D. 茯苓、桂枝

E. 茯苓、甘草

110. 猪苓汤中含有的药物是

111. 五苓散中含有的药物是

考点：五苓散、猪苓汤的组成药物★

解析：五苓散的组成为猪苓、泽泻、白术、茯苓、桂枝。猪苓汤的组成为猪苓、茯苓、泽泻、阿胶、滑石。两方均有猪苓、茯苓、泽泻。故 110 题选 B，111 题选 D。

A. 阳虚水泛证

B. 蓄水证

C. 水热互结证

D. 中阳不足之痰饮

E. 脾肾阳虚，水气内停之阴水

112. 五苓散主治

113. 猪苓汤主治

考点：五苓散、猪苓汤的主治证候★

解析：五苓散利水渗湿，温阳化气，主治蓄水证、痰饮、水湿内停证。猪苓汤利水渗湿，养阴清热，主治水热互结伤阴证。故112题选B，113题选C。

中医内科学

【A1 型题】

1. 感冒的主要病机是

A. 肺气失宣

B. 肺失肃降

C. 卫表失和

D. 营卫不和

E. 肺虚不固

考点：感冒的病机★

解析：感冒的病位在肺卫；基本病机为卫表不和，肺失宣肃。故本题选 C。

2. 治疗气虚感冒，应首选的方剂是

A. 银翘散

B. 参苏饮

C. 新加香薷饮

D. 加减葳蕤汤

E. 葱豉桔梗汤

考点：感冒的辨证论治★

解析：素体气虚者易反复感冒，感冒则恶寒较重，或发热，热势不高，鼻塞流涕，头痛，汗出，倦怠乏力，气短，咳嗽咯痰无力，舌质淡苔薄白，脉浮无力。治法为益气解表，方用参苏饮加减。银翘散或葱豉桔梗汤为风热犯表证首选，新加香薷饮为暑湿伤表证首选，加减葳蕤汤为阴虚感冒首选。故本题选 B。

3. 咳嗽的基本病机是

A. 外邪袭肺，肺气不宣

B. 内邪干肺，肺气胀满

C. 邪犯于肺，肺气上逆

D. 痰湿蕴肺，肺气郁闭

E. 痰阻气闭，肺气阻滞

考点：咳嗽的病机

解析：咳嗽的基本病机为邪犯于肺，肺气上逆。咳嗽的病位在肺，与肝、脾有关，久则及肾。故本题选 C。

4. 治疗咳嗽，除直接治肺外，还需注意调治的

脏腑是

A. 心脾肾

B. 心肝肾

C. 脾肝肾

D. 胃脾肾

E. 脾胃肾

考点：咳嗽的辨证论治★

解析：咳嗽的病位在肺，与肝脾有关，久则及肾。咳嗽的治疗除直接治肺外，还应从整体出发，注意治脾、治肝、治肾等。故本题选 C。

5. 治疗哮病之肺脾气虚证宜选用

A. 金匮肾气丸合参蛤散

B. 参附汤

C. 生脉散合补肺汤

D. 生脉地黄汤合金水六君煎

E. 六君子汤

考点：哮病的辨证论治★

解析：哮病缓解期肺脾气虚证用六君子汤，肺肾两虚证用生脉地黄汤合金水六君煎；虚喘肺气虚耗证用生脉散合补肺汤，肾虚不纳证用金匮肾气丸合参蛤散，正虚喘脱证用参附汤送服黑锡丹。故本题选 E。

6. 喘证实喘的主要病位在

A. 心

B. 肝

C. 肺

D. 脾

E. 肾

考点：喘证的病机★

解析：喘证的病位主要在肺和肾，涉及肝脾心。喘证的病理性质有虚实之分。实喘在肺，为外邪、痰浊、肝郁气逆，邪壅肺气，宣降不利所致；虚喘责之肺、肾两脏，因阳气不足，阴精亏耗，而致肺肾出纳失常，且尤以气虚为主。故本题选 C。

7. 实喘的基本病机是

A. 外邪扰肺，肺气上逆

B. 肺气胀满，不能肃降

C. 卫表不固，肺失宣降

D. 邪壅肺气，宣降不利

E. 气无所主，肺气上逆

考点：喘证的病机★

解析：参见 6 题。故本题选 D。

8. 虚喘的病位主要在

A. 肺、肾

B. 肺、脾

C. 肺、心

D. 脾、肾

E. 心、肾

考点：喘证的病机★

解析：参见 6 题。故本题选 A。

9. 不属于实喘的是

A. 风寒壅肺

B. 肾虚不纳

C. 表寒肺热

D. 痰热郁肺

E. 肺气郁痹

考点：喘证的辨证

解析：实喘的辨证分型是风寒壅肺、表寒肺热、痰热郁肺、痰浊阻肺、肺气郁痹。故本题选 B。

10. 喘证表寒肺热证选用方剂为

A. 麻黄汤合华盖散

B. 麻杏石甘汤

C. 桑白皮汤

D. 二陈汤合三子养亲汤

E. 五磨饮子

考点：喘证的辨证论治★

解析：喘证风寒壅肺用麻黄汤合华盖散；表寒肺热用麻杏石甘汤；痰热郁肺用桑白皮汤；痰浊阻肺用二陈汤合三子养亲汤；肺气郁痹用五磨饮子。故本题选 B。

11. 下列各项，不属肺痈逆证表现的是

A. 脉象缓滑

B. 气喘鼻扇

C. 爪甲青紫带弯

D. 音哑无力

E. 饮食少进

考点：肺痈的辨证

解析：肺痈逆证：溃后音哑无力，脓血如败卤，腥臭异常，气喘，鼻扇，胸痛，坐卧不安，

饮食少进，身热不退，颧红，爪甲青紫带弯，脉短涩或弦急，为肺叶腐败之恶候。故本题选 A。

12. 肺胀的病理因素是

A. 痰浊、水饮、外邪

B. 痰浊、外邪、血瘀

C. 痰浊、水饮、血瘀

D. 痰浊、气滞、血瘀

E. 痰浊、水饮、气滞

考点：肺胀的病机

解析：肺胀的基本病机为久病肺虚，六淫侵袭，以致痰饮瘀血，结于肺间，肺气胀满，不能敛降。肺胀的病理因素主要为痰浊、水饮与血瘀，且相互影响，兼见同病。故本题选 C。

13. 治疗心悸瘀阻心脉证，应首选

A. 归脾汤

B. 血府逐瘀汤

C. 天王补心丹合朱砂安神丸

D. 安神定志丸

E. 桃仁红花煎

考点：心悸的辨证论治

解析：心悸瘀阻心脉证的治法为活血化瘀，理气通络，方用桃仁红花煎加减。归脾汤为心血不足证首选，天王补心丹合朱砂安神丸为阴虚火旺证首选，安神定志丸为心虚胆怯证首选。故本题选 E。

14. 心悸心阳不振证的主症特点是

A. 心悸不宁，善惊易恐

B. 心悸气短，倦怠乏力

C. 心悸不安，面白肢冷

D. 心悸气急，胸闷痞满

E. 心悸时作，胸闷烦躁

考点：心悸的辨证论治★

解析：心悸心阳不振证的主症为心悸不安，胸闷气短，动则尤甚，面色苍白，形寒肢冷，舌淡苔白，脉象弱或沉细无力。A 为心虚胆怯证的主症；B 为心血不足证的主症；D 为水饮凌心证的主症；E 为痰火扰心证的主症。故本题选 C。

15. 胸痹的主要病机是

A. 肺气不足

B. 气滞血瘀

C. 痰热壅肺

D. 阴寒痹阻

E. 心脉痹阻

考点：胸痹的病机★

解析：胸痹与肺气不足及痰热壅肺一般而言

关系不大。气滞血瘀、痰热壅肺和阴寒痹阻是胸痹的辨证分型，而心脉痹阻是胸痹的主要病机。故本题选 E。

16. 下列各项，不属于胸痹寒凝心脉证症状的是
　　A. 心痛如绞，心痛彻背
　　B. 气候骤冷发病或加重
　　C. 时欲太息，暴怒加重
　　D. 手足不温，冷汗自出
　　E. 苔薄白，脉沉紧
　　考点：胸痹的辨证论治 ★
　　解析：胸痹寒凝心脉证症见猝然心痛如绞，心痛彻背，喘不得卧，多因气候骤冷或骤感风寒而发病或加重，伴形寒，甚则手足不温，冷汗自出，胸闷气短，心悸，面色苍白，苔薄白，脉沉紧或沉细。而时欲太息，暴怒加重是气滞心胸证的症状。故本题选 C。

17. 治疗不寐肝火扰心证，应首选
　　A. 六味地黄丸合交泰丸
　　B. 龙胆泻肝汤
　　C. 归脾汤
　　D. 安神定志丸合酸枣仁汤
　　E. 黄连温胆汤
　　考点：不寐的辨证论治 ★
　　解析：不寐肝火扰心证病机为肝郁化火，上扰心神。治法为疏肝泻火，镇心安神，方选龙胆泻肝汤加减。痰热扰心证用黄连温胆汤，心脾两虚证用归脾汤，心肾不交证用六味地黄丸合交泰丸，心胆气虚证用安神定志丸合酸枣仁汤。故本题选 B。

18. 不寐肝火扰心证的治法是
　　A. 疏肝解郁，清心安神
　　B. 疏肝解郁，宁心安神
　　C. 疏肝清热，养心安神
　　D. 疏肝泻火，镇心安神
　　E. 疏肝解郁，镇心安神
　　考点：不寐的辨证论治 ★
　　解析：参见 17 题。故本题选 D。

19. 与头痛发病关系密切的脏腑是
　　A. 心、肝、肾
　　B. 心、脾、肾
　　C. 肝、脾、心
　　D. 肝、脾、肾
　　E. 肝、肺、肾
　　考点：头痛的病机
　　解析：头痛的病位在头脑，多与肝、脾、肾

三脏密切相关。病理因素涉及痰湿、风火、血瘀。病理性质有虚有实。故本题选 D。

20. 少阳头痛的部位是
　　A. 头后部，下连项
　　B. 眉棱骨，连目系
　　C. 前额部及眉棱骨
　　D. 头两侧，连及于耳
　　E. 颠顶部，或连目系
　　考点：根据头痛的不同部位判断其经络归属 ★
　　解析：少阳头痛，在头之两侧，并连及于耳。头后部，下连项为太阳头痛。前额部及眉棱骨为阳明头痛。颠顶部，或连目系为厥阴头痛。故本题选 D。

21. 内伤头痛的主症特点多是
　　A. 灼痛
　　B. 胀痛
　　C. 空痛
　　D. 跳痛
　　E. 掣痛
　　考点：头痛的辨证论治 ★
　　解析：外感头痛，一般发病较急，病势较剧，多表现掣痛、跳痛、胀痛、重痛、痛无休止，每因外邪所致。内伤头痛，一般起病缓慢，痛势较缓，多表现隐痛、空痛、昏痛、痛势悠悠，遇劳则剧，时作时止。故本题选 C。

22. 治疗风热头痛，应首选的方剂是
　　A. 芎芷石膏汤
　　B. 天麻钩藤饮
　　C. 大补元煎
　　D. 龙胆泻肝汤
　　E. 半夏白术天麻汤
　　考点：头痛的辨证论治 ★
　　解析：风热头痛的治法为疏风清热和络，首选方是芎芷石膏汤加减。B 为肝阳头痛的首选方，C 为肾虚头痛的首选方，D 为肝胆实火上炎证或肝经湿热下注证的首选方，E 为痰浊头痛的首选方。故本题选 A。

23. 治疗瘀血头痛，应首选
　　A. 通窍活血汤
　　B. 桃红四物汤
　　C. 血府逐瘀汤
　　D. 丹参饮
　　E. 失笑散
　　考点：头痛的辨证论治 ★

解析：瘀血内停，经脉不通则痛。相应的治法为活血化瘀，通窍止痛。因其病位在上，所以选通窍活血汤。故本题选 A。

24. 与眩晕发病关系密切的脏腑是

　　A. 肺、脾、肾

　　B. 心、肝、肾

　　C. 肺、心、肾

　　D. 肝、脾、肾

　　E. 肺、肝、肾

　　考点：眩晕的病机

　　解析：眩晕的病位在于头脑，其病变脏腑与肝、脾、肾三脏有关。其常见的病理因素有风、火、痰、瘀。故本题选 D。

25. 眩晕的治疗原则是

　　A. 补虚泄实，调整阴阳

　　B. 实则清利，虚则补益

　　C. 平肝息风，化痰祛瘀

　　D. 扶正补虚，充髓养脑

　　E. 开郁逐痰，活血通窍

　　考点：眩晕的辨证论治★

　　解析：眩晕的治疗原则是补虚泄实，调整阴阳。虚者当滋养肝肾，补益气血，填精生髓。实证当平肝潜阳，清肝泻火，化痰行瘀。实则清利，虚则补益为淋证的治疗原则。平肝息风，化痰祛瘀为中风中经络的治疗原则。治疗痴呆当开郁逐痰，活血通窍，平肝泻火治其标，补虚扶正，充髓养脑治其本。故本题选 A。

26. 中风之中经络与中脏腑的主要鉴别要点是

　　A. 口眼歪斜

　　B. 神志不清

　　C. 半身不遂

　　D. 言语不利

　　E. 口吐涎沫

　　考点：中风的辨证论治★

　　解析：中风首辨中经络、中脏腑。中经络者虽有半身不遂、口舌歪斜、语言不利，但意识清楚；中脏腑则昏不知人，或神志昏糊、迷蒙，伴见肢体不用。故本题选 B。

27. 痴呆的基本病机是

　　A. 脏腑失调，气机逆乱

　　B. 风痰内动，蒙蔽清窍

　　C. 髓海不足，神机失用

　　D. 脑髓空虚，清窍失养

　　E. 气血亏虚，髓海失养

　　考点：痴呆的病机

解析：痴呆的基本病机为髓海不足，神机失用。其病位在脑，与心、肾、肝、脾均有关系。病理性质多属本虚标实之候，本虚为阴精、气血亏虚，标实为气、火、痰、瘀内阻于脑。故本题选 C。

28. 胃痛瘀血停胃证的疼痛特点是

　　A. 隐痛

　　B. 灼痛

　　C. 胀痛

　　D. 暴痛

　　E. 刺痛

　　考点：胃痛的辨证论治

　　解析：瘀血停胃证表现为胃脘疼痛，痛如针刺刀割，痛有定处，按之痛甚，食后加剧，入夜尤甚，或见吐血、黑便，舌质紫暗或有瘀斑，脉涩。故本题选 E。

29. 下列哪项不是胃阴亏耗之胃痛的主症

　　A. 胃脘隐痛

　　B. 泛酸嘈杂

　　C. 口燥咽干

　　D. 大便干燥

　　E. 舌红少津，脉细数

　　考点：胃痛的辨证论治

　　解析：其临床表现为胃脘隐隐作痛，似饥而不欲食，口燥咽干，五心烦热，消瘦乏力，欲饮，大便干结，舌红少津，脉细数。故本题选 B。

30. 胃痛胃阴亏耗证的治法是

　　A. 滋养阴血，润燥生津

　　B. 养阴益胃，调中消痞

　　C. 养阴益胃，和中止痛

　　D. 滋养胃阴，降逆止呕

　　E. 温中健脾，和胃止痛

　　考点：胃痛的辨证论治★

　　解析：胃痛胃阴亏耗证的病机为胃阴亏耗，胃失濡养。治法为养阴益胃，和中止痛，方用一贯煎合芍药甘草汤加减。故本题选 C。

31. 胃脘隐痛，喜温喜按，得食痛减，神疲乏力，手足欠温，纳差便溏，舌淡苔白，脉迟缓者，治疗选用

　　A. 良附丸

　　B. 理中丸

　　C. 小建中汤

　　D. 黄芪建中汤

　　E. 大建中汤

考点：胃痛的辨证论治★

解析：隐痛、喜温喜按，此为虚寒之证。患者食后痛减，神疲乏力，手足欠温，纳差便溏，故可诊断为脾胃虚寒型胃痛，治以温中健脾，和胃止痛，方选黄芪建中汤加减。**故本题选 D。**

32. 呕吐的发病机理是
　　A. 肝气不舒，横逆反胃
　　B. 中焦气滞，浊气上逆
　　C. 胃失和降，气机上逆
　　D. 中阳不振，胃失和降
　　E. 胃失濡润，和降失司
　　考点：呕吐的病机★

解析：呕吐的基本病机为胃失和降，气机上逆。病变脏腑主要在胃，与肝、脾关系密切。病理性质有虚实之分。**故本题选 C。**

33. 呕吐的治疗原则是
　　A. 健脾化湿
　　B. 温养脾胃
　　C. 补中益气
　　D. 养阴和胃
　　E. 和胃降逆
　　考点：呕吐的辨证论治★

解析：根据呕吐胃失和降，胃气上逆的基本病机，其治疗原则为和胃降逆止呕。但应分虚实辨证论治，实者重在祛邪，分别施以解表、消食、化痰、理气之法，以求邪去胃安呕止之效；虚者重在扶正，分别施以益气、温阳、养阴之法，以求正复胃和呕止之功；虚实并见者，则予攻补兼施。**故本题选 E。**

34. 治疗噎膈痰气交阻证，应首选的方剂是
　　A. 通幽汤
　　B. 涤痰汤
　　C. 启膈散
　　D. 玉枢丹
　　E. 丁香散
　　考点：噎膈的辨证论治★

解析：噎膈痰气交阻证的病机为肝气郁结，痰湿交阻，胃气上逆。治法为开郁化痰，润燥降气，方用启膈散加减。通幽汤为瘀血内结证首选，丁香散为胃寒气逆证首选。**故本题选 C。**

35. 下列各项，与腹痛发病无关的经脉是
　　A. 冲、任、带脉
　　B. 足三阴经
　　C. 足太阳经
　　D. 足少阳经

　　E. 足阳明经
　　考点：腹痛的病机

解析：腹痛发病涉及脏腑及经脉较多，有肝、胆、脾、肾、大小肠、膀胱、胞宫等脏腑，以及足三阴、足少阳、手足阳明、冲、任、带等经脉。**故本题选 C。**

36. 治疗腹痛中虚脏寒证，应首选
　　A. 良附丸
　　B. 小建中汤
　　C. 六君子汤
　　D. 正气天香散
　　E. 柴胡疏肝散
　　考点：腹痛的辨证论治★

解析：腹痛中虚脏寒证的治法为温中补虚，缓急止痛，方用小建中汤加减。良附丸合正气天香散为寒邪内阻证首选，柴胡疏肝散为肝郁气滞证首选。**故本题选 B。**

37. 下列各项，属泄泻特点的是
　　A. 里急后重
　　B. 便下脓血
　　C. 吐泻并作
　　D. 便稀溏如水
　　E. 便下米泔水
　　考点：泄泻的诊断

解析：泄泻以大便粪质稀溏为诊断的主要依据，或完谷不化，或粪如水样，大便次数增多，每日三五次以至十数次以上。**故本题选 D。**

38. 治疗泄泻脾胃虚弱证，应首选的方剂是
　　A. 葛根芩连汤
　　B. 参苓白术散
　　C. 理中丸
　　D. 补中益气汤
　　E. 保和丸
　　考点：泄泻的辨证论治★

解析：泄泻脾胃虚弱证的病机为脾虚不运，清浊不分。治法为健脾益气，化湿止泻，方用参苓白术散加减。葛根芩连汤为湿热伤中证首选，保和丸为食滞肠胃首选。**故本题选 B。**

39. 下列哪项不是痢疾与泄泻的鉴别
　　A. 有无里急后重
　　B. 有无因情志不舒诱发
　　C. 有无排便次数增多
　　D. 有无脓血便
　　E. 有无腹痛肠鸣
　　考点：泄泻的鉴别诊断

解析：两者均为大便次数增多、粪质稀薄的病证。泄泻以大便次数增加，粪质稀溏，甚则如水样，或完谷不化为主证，大便不带脓血，也无里急后重，腹痛或无。而痢疾以腹痛，里急后重，便下赤白脓血为特征。故本题选 C。

40. 痢疾初起，以实证、热证为主，应选用的治法是

    A. 分利小便

    B. 峻下攻伐

    C. 调气和血

    D. 清热化湿解毒

    E. 清肠收涩固脱

    考点：痢疾的辨证论治★

解析：痢疾的治疗，应根据其病证的寒热虚实，而确定治疗原则。痢疾初起之时，以实证、热证多见，宜清热化湿解毒，久痢虚证、寒证，应补虚温中，调理脾胃，兼以清肠，收涩固脱。故本题选 D。

41. 下列各项，不属保和丸主治的疾病是

    A. 呕吐

    B. 痞满

    C. 泄泻

    D. 痢疾

    E. 胃痛

    考点：痢疾的辨证论治★

解析：保和丸主治呕吐之食滞内停证，痞满之饮食内停证，泄泻之食滞胃肠证，胃痛之饮食伤胃证。痢疾湿热痢的主方为芍药汤加减，疫毒痢的主方为白头翁汤加减，寒湿痢的主方为不换金正气散加减，阴虚痢的主方为驻车丸加减，虚寒痢的主方为桃花汤合真人养脏汤加减，休息痢的主方为连理汤加减。故本题选 D。

42. 治疗痢疾寒湿痢，应首选的方剂是

    A. 参苓白术散

    B. 藿香正气散

    C. 不换金正气散

    D. 平胃散

    E. 正气天香散

    考点：痢疾的辨证论治★

解析：寒湿痢的病机为寒湿客肠，气血凝滞，传导失司。治法为温中燥湿，调气和血，方用不换金正气散加减。故本题选 C。

43. 便秘冷秘的临床特征是

    A. 大便干结，口干口臭

    B. 大便干结，欲便不得

    C. 大便不干，努挣乏力

    D. 大便艰涩，手足不温

    E. 大便不干，腰膝酸冷

    考点：便秘的辨证★

解析：冷秘的临床表现为大便艰涩，腹痛拘急，胀满拒按，胁下偏痛，手足不温，呃逆呕吐，舌苔白腻，脉弦紧。A 为肠胃积热证的表现；B 为气机郁滞证的表现；C 为气虚秘的表现；E 为阳虚秘的表现。故本题选 D。

44. 冷秘的首选方是

    A. 麻子仁丸

    B. 六磨汤

    C. 温脾汤

    D. 黄芪汤

    E. 润肠丸

    考点：便秘的辨证论治★

解析：热秘用麻子仁丸；气秘用六磨汤；冷秘用温脾汤；气虚秘用黄芪汤；阴虚秘用增液汤；阳虚秘用济川煎。故本题选 C。

45. 气虚便秘的首选方是

    A. 济川煎

    B. 黄芪汤

    C. 麻子仁丸

    D. 增液汤

    E. 温脾汤

    考点：便秘的辨证论★

解析：参见 44 题。故本题选 B。

46. 下列哪项不属于胁痛的病理因素

    A. 肝郁气滞

    B. 胃气上逆

    C. 饮停胸胁

    D. 肝胆湿热

    E. 肝血瘀阻

    考点：胁痛的病机★

解析：胁痛多由于肝经气血循行不畅所致，肝郁气滞、肝胆湿热、肝胆火盛、肝血瘀阻及饮停胸胁等均可导致胁痛。故本题选 B。

47. 胁痛的基本治则是

    A. 疏肝理气止痛

    B. 疏肝和络止痛

    C. 清热利湿止痛

    D. 祛瘀通络止痛

    E. 柔肝养阴止痛

    考点：胁痛的辨证论治★

解析：胁痛的治疗，根据"通则不痛"的

理论，以疏肝和络止痛为基本治则，结合肝胆的生理特点，灵活运用。实证宜用理气、活血、清利湿热之法；虚证宜补中寓通，采用滋阴、养血、柔肝之法。故本题选 B。

48. 治疗胁痛肝络失养证，应首选

A. 化肝煎

B. 一贯煎

C. 龙胆泻肝汤

D. 六味地黄丸

E. 复元活血汤

考点：胁痛的辨证论治 ★

解析：胁痛肝络失养证的治法为养阴柔肝，方用一贯煎加减。龙胆泻肝汤为肝胆湿热证首选，复元活血汤为瘀血阻络证首选。故本题选 B。

49. 黄疸的辨证要点是

A. 气血

B. 阴阳

C. 寒热

D. 虚实

E. 脏腑

考点：黄疸的辨证论治 ★

解析：黄疸的辨证，应首辨阳黄、阴黄；次辨阳黄湿热之轻重、胆腑郁热及疫毒炽盛；三辨阴黄之病因；四辨黄疸病势轻重。故本题选 B。

50. 下列各项，不属黄疸辨证要点的是

A. 辨阳黄、阴黄

B. 辨阳黄湿热轻重

C. 辨阴黄之病因

D. 辨黄疸之部位

E. 辨黄疸病势轻重

考点：黄疸的辨证论治 ★

解析：参见 49 题。故本题选 D。

51. 水肿阳水的治疗原则是

A. 扶正为主

B. 理气化湿

C. 分利湿热

D. 祛邪为主

E. 扶正祛邪并重

考点：水肿的辨证论治 ★

解析：发汗、利尿、泻下逐水为治疗水肿的三条基本原则，具体应用视阴阳虚实不同而异。阳水以祛邪为主，应予发汗、利水或攻逐，同时配合清热解毒、理气化湿等法；阴水当以扶正为主，健脾温肾，同时配以利水、养阴、活血、祛

瘀等法。故本题选 D。

52. 水肿风水相搏证日久，表证已解，身重而水肿，下肢明显，按之没指，小便短少，其治法是

A. 温肾助阳，化气行水

B. 健脾温阳，利水消肿

C. 疏风清热，宣肺利水

D. 运脾化湿，通阳利水

E. 宣肺解毒，利湿消肿

考点：水肿的辨证论治 ★

解析：水肿风水相搏证若表证渐解，身重而水肿不退者，可按水湿浸渍证论治。水湿浸渍证的治法为运脾化湿，通阳利水，方用五皮饮合胃苓汤加减。故本题选 D。

53. 血淋与尿血的鉴别要点是

A. 有无发热

B. 有无尿痛

C. 有无腹痛

D. 有无排尿困难

E. 出血量的多少

考点：淋证的鉴别诊断

解析：血淋和尿血都有小便出血，尿色红赤，甚至尿出纯血等症状。其鉴别的要点是有无尿痛。尿血多无疼痛之感，虽亦间有轻微的胀痛或热痛，但终不若血淋的小便滴沥而疼痛难忍，故一般以痛者为血淋。故本题选 B。

54. 治疗淋证气淋，应首选的方剂是

A. 石韦散

B. 通关散

C. 沉香散

D. 妙香散

E. 八正散

考点：淋证的辨证论治 ★

解析：气淋的病机为气机郁结，膀胱气化不利。治法为理气疏导，通淋利尿，方用沉香散加减。石韦散为石淋首选，八正散为热淋首选。故本题选 C。

55. 治疗癃闭膀胱湿热证，若兼见心烦、口舌生疮，可与八正散合用的方剂是

A. 小蓟饮子

B. 导赤散

C. 八正散

D. 代抵当丸

E. 沉香散

考点：癃闭的辨证论治

解析：癃闭膀胱湿热证的治法为清利湿热，

通利小便，方用八正散加减。若兼心烦、口舌生疮糜烂者，可合导赤散以清心火，利湿热。八正散为膀胱湿热证首选，代抵当丸为浊瘀阻塞首选，沉香散为肝郁气滞证首选。故本题选 B。

56. 与郁证发病关系最密切的脏腑是

    A. 心

    B. 脾

    C. 肝

    D. 肺

    E. 肾

考点：郁证的病机

解析：郁证的基本病机是气机失常、脏腑阴阳气血失调。郁证的发病与肝的关系最为密切，其次涉及心、脾。故本题选 C。

57. 治疗咳血燥热伤肺证，应首选的方剂是

    A. 黛蛤散

    B. 泻白散

    C. 桑杏汤

    D. 泻心汤

    E. 玉女煎

考点：血证的辨证论治★

解析：咳血燥热伤肺证的病机为燥热伤肺，肺失清肃，肺络受损。治法为清热润肺，宁络止血，方用桑杏汤加减。黛蛤散合泻白散为咳血肝火犯肺证首选，泻心汤为吐血胃热壅盛证首选，玉女煎为鼻衄胃热炽盛证首选。故本题选 C。

58. 溢饮停积的部位是

    A. 胃肠

    B. 肢体

    C. 胁下

    D. 胸肺

    E. 心膈

考点：痰饮的辨证论治

解析：溢饮指身体疼痛而沉重，甚则肢体浮肿，当汗出而不汗出，或伴咳喘，属饮溢肢体。A 为痰饮的停积部位，C 为悬饮的停积部位，D 为支饮的停积部位。故本题选 B。

59. 消渴的病位主要在

    A. 肝、脾、肾

    B. 肺、脾、肾

    C. 肺、胃、肾

    D. 肝、肾

    E. 肺、肾

考点：消渴的病机

解析：消渴的病机主要在于阴津亏损，燥热

偏盛，而以阴虚为本，燥热为标。病变的脏腑主要在肺、胃、肾，而尤以肾为关键。故本题选 C。

60. 消渴胃热炽盛证，出现大便秘结不行，治疗应首选

    A. 玉泉丸

    B. 七味白术散

    C. 六味地黄丸

    D. 金匮肾气丸

    E. 增液承气汤

考点：消渴的辨证论治★

解析：消渴胃热炽盛证的治法为清胃泻火，养阴增液，方用玉女煎加减。若大便秘结不行，可用增液承气汤润燥通腑，"增水行舟"，待大便通后，再转上方治疗。玉泉丸为肺热津亏，气阴两伤证首选。七味白术散为气阴亏虚证首选。六味地黄丸为肾阴亏虚证首选。金匮肾气丸为阴阳两虚证首选。故本题选 E。

61. 内伤发热中血虚发热的主要表现是

    A. 低热或潮热，烦躁易怒

    B. 发热而欲近衣，形寒肢冷

    C. 热势或低或高，气短懒言

    D. 热势多为低热，面白少华

    E. 午后或夜间发热，手足心热

考点：内伤发热的辨证论治★

解析：血虚发热的临床表现为发热，热势多为低热，头晕眼花，身倦乏力，心悸不宁，面白少华，唇甲色淡，舌质淡，脉细弱。气郁发热证可见低热或潮热，烦躁易怒；阳虚发热证可见发热而欲近衣，形寒肢冷；气虚发热证可见热势或低或高，气短懒言；阴虚发热证可见午后或夜间发热，手足心热。故本题选 D。

62. 虚劳病损最主要的脏腑是

    A. 脾、肾

    B. 心、肝

    C. 肺、脾

    D. 心、胃

    E. 脾、胃

考点：虚劳的病机

解析：虚劳的病损主要在五脏，尤以脾肾为主。虚劳的病理性质主要为气、血、阴、阳的亏虚。故本题选 A。

63. 下列各项，不是癌病病因的是

    A. 六淫邪毒

    B. 七情怫郁

    C. 饮食失调

D. 久病伤正

E. 误治失治

考点：癌病的病因

解析：癌病的病因包括素体内虚、六淫邪毒、饮食失调、内伤七情。<u>故本题选 E。</u>

64. 治疗行痹，应首选

A. 防风汤

B. 双合汤

C. 乌头汤

D. 宣痹汤

E. 桂枝芍药知母汤

考点：痹证的辨证论治 ★

解析：痹痛游走不定者为行痹，属风邪盛，治法为祛风通络，散寒除湿，方用防风汤加减。双合汤为痰瘀痹阻证首选，乌头汤为痛痹首选，宣痹汤为风湿热痹证首选。<u>故本题选 A。</u>

65. 着痹的临床特点是

A. 疼痛游走不定

B. 痛势较剧，痛有定处

C. 关节酸痛、重着、漫肿

D. 关节肿胀局限，见皮下结节

E. 关节肿胀僵硬，疼痛不移

考点：痹证的辨证论治 ★

解析：着痹的临床表现为肢体关节、肌肉酸楚、重着、疼痛，肿胀散漫，关节活动不利，肌肤麻木不仁，舌质淡，舌苔白腻，脉濡缓。<u>故本题选 C。</u>

66. 下列各项，不属痿证病因的是

A. 感受温毒

B. 湿热浸淫

C. 久病房劳

D. 跌仆瘀阻

E. 情志所伤

考点：痿证的病因

解析：痿证的病因为感受温毒、湿热浸淫、饮食毒物所伤、久病房劳、跌仆瘀阻。<u>故本题选 E。</u>

【A2 型题】

67. 患者，男，23 岁。发热，微恶风，鼻塞喷嚏，流稠涕，咽痛，咳嗽痰稠，舌苔薄黄，脉浮数。其治法是

A. 辛温解表

B. 辛凉解表

C. 清暑解表

D. 益气解表

E. 滋阴解表

考点：感冒的辨证论治 ★

解析：发热，微恶风，鼻塞喷嚏，流稠涕，咽痛，咳嗽痰稠，舌苔薄黄，脉浮数，为风热犯表证之表现。治以辛凉解表，排除 A。无暑湿症状，排除 C。无气虚、阴虚之表现，排除 D、E。<u>故本题选 B。</u>

68. 患者，男，34 岁。突感身热 1 天，微恶风，汗少，肢体酸重，头昏胀痛，渴不多饮，胸闷脘痞，大便溏，舌苔薄黄而腻，脉濡数。治疗应首选

A. 荆防败毒散

B. 九味羌活汤

C. 藿香正气散

D. 新加香薷饮

E. 银翘散

考点：感冒的辨证论治 ★

解析：根据患者临床表现诊断为感冒。外感暑邪，则见身热，微恶风；暑多夹湿，湿邪重浊，则见汗少，肢体酸重，头昏胀痛，渴不多饮，胸闷脘痞，大便溏；舌苔薄黄而腻，脉濡数均为暑湿侵袭之象。辨证为暑湿伤表证，治法为清暑祛湿解表，方用新加香薷饮加减。荆防败毒散为风寒束表证首选，银翘散为风热犯表证首选。<u>故本题选 D。</u>

69. 患者，女，22 岁。干咳，连声作呛，咳嗽喉痒，咽喉干痛，舌质红干而少津，苔薄黄，脉浮数。其辨证是

A. 阴虚肺热证

B. 肝火犯胃证

C. 燥热伤肺证

D. 气虚不摄证

E. 肾气不固证

考点：咳嗽的辨证论治 ★

解析：根据患者临床表现诊断为咳嗽。外界燥邪侵犯肺卫，肺系津液耗伤，则见干咳，连声作呛，咳嗽喉痒，咽喉干痛；舌质红干而少津，苔薄黄，脉浮数均为燥邪犯表之征。辨证为风燥伤肺证。治法为疏风清肺，润燥止咳，方用桑杏汤加减。<u>故本题选 C。</u>

70. 患者咳嗽，咯痰色黄黏稠，咯之不爽，伴鼻流黄涕，汗出恶风，舌苔薄黄，脉浮数。治疗应首选

A. 桑杏汤

B. 桑菊饮

C. 止嗽散

D. 二陈平胃散

E. 清金化痰汤

考点：咳嗽的辨证论治★

解析：风热袭肺，肺失清肃，肺气上逆，故咳嗽；风热熏蒸，故痰黄黏稠；肺气失宣，鼻窍不利，津液为热邪所灼，故鼻流黄涕；卫气被遏，肌表失于温煦，故恶风。辨证属风热犯肺证，治以疏风清热，宣肺止咳，用桑菊饮。桑杏汤润燥止咳，主治风燥伤肺。止嗽散疏风散寒，主治风寒袭肺。二陈平胃散燥湿化痰，主治痰湿蕴肺。清金化痰汤清热化痰，主治痰热郁肺。<u>故本题选 B。</u>

71. 患者，男，35 岁。干咳，连声作呛，喉痒，咽喉干痛，唇鼻干燥，痰少而粘连成丝，不宜咯出，初起伴鼻塞、头痛、微寒、身热等，口干，舌苔薄，质红，干而少津，脉浮数。其证候是

A. 凉燥伤肺

B. 风燥伤肺

C. 风热犯肺

D. 风寒袭肺

E. 肺阴虚

考点：咳嗽的辨证论治★

解析：风燥伤肺不但会见到燥邪致病的症状，也会见到伴鼻塞、头痛、微寒、身热等风寒表证。凉燥伤肺兼有恶寒发热的症状，排除 A。风热犯肺见鼻流黄涕，舌苔薄黄，排除 C。风寒袭肺见鼻流清涕，舌苔薄白，脉浮，排除 D。这几个选项容易混淆的是都有燥的症状，区别在于兼证不同。肺阴虚则有午后潮热颧红，手足心热，夜寐盗汗，脉细数等阴虚表现，排除 E。<u>故本题选 B。</u>

72. 患者喉中痰涎壅盛，声如哨笛，喘急胸满，但坐不得卧，咯痰不利，无明显寒热倾向，发病急，常倏忽来去，发作前自觉目、耳、咽痒，喷嚏，流涕，舌苔厚浊，脉滑实。治疗应首选的方剂是

A. 射干麻黄汤

B. 定喘汤

C. 三子养亲汤

D. 六君子汤

E. 平喘固本汤

考点：哮病的辨证论治★

解析：痰浊伏肺，故喉中痰涎壅盛；肺气郁闭，升降失司，故声如哨笛，喘急胸满，但坐不得卧，咯痰不利，无明显寒热倾向，发病急，常倏忽来去，发作前自觉目、耳、咽痒，喷嚏，流涕；舌苔厚浊，脉滑实均为痰浊内盛之象。辨证为风痰哮证。治法为祛风涤痰，降气平喘，方用三子养亲汤加减。射干麻黄汤治疗冷哮证，定喘汤治疗热哮证，六君子汤适用于缓解期的肺脾气虚证，平喘固本汤治疗虚哮证。<u>故本题选 C。</u>

73. 患者，女，62 岁。喘咳，喉中哮鸣 8 年。近半年来，短气息促，呼多吸少，动则尤甚，腰膝酸软，舌淡苔白，脉沉弱。治疗应首选

A. 生脉地黄汤

B. 生脉散

C. 补肺汤

D. 苏子降气汤

E. 参苏饮

考点：哮病的辨证论治★

解析：年老体衰，加之多病不愈导致肺肾两虚。肺虚不能主气，故短气息促。肾主摄纳，肾虚精气亏乏，摄纳失常，则阳虚水泛为痰，上干于肺，加重肺气之升降失常，故呼多吸少，动则耗气，故动则尤甚。舌脉均为虚证之象，故辨证属肺肾两虚证，治以补肺益肾，方用生脉地黄汤合金水六君煎加减。生脉散、补肺汤、苏子降气汤、参苏饮非补肾之功。<u>故本题选 A。</u>

74. 患者，女，32 岁。喘促，气逆 2 天。胸闷咳嗽，咯痰色白清稀，口不渴，恶寒发热，头痛无汗。舌苔薄白，脉浮紧。治疗应首选

A. 麻黄汤

B. 麻杏石甘汤

C. 定喘汤

D. 杏苏散

E. 苏子降气汤

考点：喘证的辨证论治★

解析：外感风寒，外闭皮毛，内遏肺气，肺气不得宣畅，气机壅阻，上逆为喘，伴胸闷；肺津不布，聚成痰饮，随肺气逆于上，故咯痰色白清稀；风寒犯表，凝滞经络，经气不利，故头痛；寒性收引，腠理闭塞，故无汗；舌苔薄白，脉弦紧，亦为感受风寒之征。辨证属风寒壅肺证，治以宣肺散寒，方用麻黄汤合华盖散加减。麻杏石甘汤宣肺泄热，主治表寒肺热，排除 B。定喘汤清热宣肺，排除 C。杏苏散清宣凉燥，排除 D。苏子降气汤降气平喘，排除 E。<u>故本题选 A。</u>

75. 患者，男，65 岁。咳喘 20 年，动则喘甚，呼多吸少，气不得续，形瘦神疲，汗出肢冷，面青唇紫，舌淡苔白，脉微细。治疗应首选

　　A. 济生肾气丸合生脉散

　　B. 七味都气丸合参附汤

　　C. 金匮肾气丸合参蛤散

　　D. 参附汤合黑锡丹

　　E. 苏子降气汤合四逆汤

考点：喘证的辨证论治★

解析：根据患者临床表现诊断为喘证。肾主纳气，肾气亏虚，纳气失司，则见动则喘甚，呼多吸少，气不得续，形瘦神疲，阳气亏虚，则见汗出肢冷，面青唇紫。舌淡苔白，脉微细均为肾虚之象。辨证为肾虚不纳证，治法为补肾纳气，方用金匮肾气丸合参蛤散加减。七味都气丸合生脉散为肾阴虚证首选，参附汤合黑锡丹为正虚喘脱证首选。故本题选 C。

76. 患者，男，36 岁。诊断为肺痈，经治疗后，身热渐退，咳嗽减轻，咯吐浓痰渐少，臭味亦淡，痰液转为清稀，精神渐振，食纳好转。现仍有胸胁隐痛，难以平卧，气短，自汗盗汗，低热，午后潮热，心烦，口燥咽干，面色无华，形体消瘦，精神萎靡，舌质红，苔薄，脉细数无力。其治法是

　　A. 疏风散热，清肺化痰

　　B. 清肺解毒，化痰消痈

　　C. 排脓解毒，清肺化痰

　　D. 清热养阴，益气补肺

　　E. 扶正托毒，敛疮生肌

考点：肺痈的辨证论治★

解析：根据患者临床表现诊断为肺痈恢复期，治法为清热养阴，益气补肺，方用沙参清肺汤或桔梗杏仁煎加减。疏风散热，清肺化痰为肺痈初期的治法；清肺解毒，化痰消痈为肺痈成痈期的治法；排脓解毒为肺痈溃脓期的治法。故本题选 D。

77. 患者咳嗽痰少，痰中带血或反复咳血，血色鲜红，口干咽燥，颧红，潮热盗汗，舌质红，脉细数。其治法是

　　A. 润燥止咳

　　B. 滋阴润肺

　　C. 养阴清肝

　　D. 化瘀止血

　　E. 清热润肺

考点：肺痨的辨证论治

解析：肺阴不足，失于滋润，肺中乏津，或虚火灼肺，以致肺热叶焦，失于清肃，气逆于上，故咳嗽痰少；虚火灼伤肺络，络伤血溢，则痰中带血；阴液不足，失于滋润则口干咽燥；阴虚阳无所制，虚热内炽则潮热；热扰营阴则盗汗；虚火上炎则颧红；舌红，脉细数亦为阴虚内热之象。辨证属肺阴亏损证，治以滋阴润肺。故本题选 B。

78. 患者，男，75 岁。反复咳喘 22 年多。胸部膨满，喘息气粗，烦躁，目胀睛突，痰黄，黏稠难咯，身热微恶寒，有汗不多，口渴欲饮，溲赤，便干，舌边尖红，苔黄腻，脉滑数。治疗应首选

　　A. 苏子降气汤

　　B. 越婢加半夏汤

　　C. 三子养亲汤

　　D. 涤痰汤

　　E. 真武汤

考点：肺胀的辨证论治★

解析：根据患者临床表现诊断为肺胀。痰热郁结于肺，则见胸部膨满，喘息气粗；热邪壅盛，则见痰黄，黏稠难咯；津液损伤，则见口渴欲饮，溲赤，便干。舌边尖红，苔黄腻，脉滑数均为痰热之象。辨证为痰热郁肺证，治法为清肺化痰，降逆平喘，方用越婢加半夏汤或桑白皮汤加减。苏子降气汤合三子养亲汤为痰浊壅肺证首选，涤痰汤为痰蒙神窍证首选，真武汤为阳虚水泛证首选。故本题选 B。

79. 患者，女，38 岁。心悸 6 年，善惊易恐，坐卧不安，多梦易醒，舌苔薄白，脉虚数。其辨证是

　　A. 心血亏虚证

　　B. 阴虚火旺证

　　C. 心虚胆怯证

　　D. 血脉瘀阻证

　　E. 水饮凌心证

考点：心悸的辨证论治★

解析：根据患者临床表现诊断为心悸。心气不足，心神失养则见心悸，坐卧不安，多梦易醒；胆气虚则见善惊易恐。舌苔薄白，脉虚数均为气虚之征。辨证为心虚胆怯证。治法为镇惊定志，养心安神，方用安神定志丸加减。故本题选 C。

80. 患者心悸气短，头晕目眩，失眠健忘，面色无华，倦怠乏力，纳呆食少，舌淡红，脉细弱。

治疗应首选的方剂是

    A. 安神定志丸

    B. 归脾汤

    C. 天王补心丹

    D. 桂枝甘草龙骨牡蛎汤

    E. 黄连温胆汤

    考点：心悸的辨证论治★

    解析：根据患者症状可诊断为心悸之心血不足证，治法为补血养心，益气安神，方用归脾汤加减。A 为心虚胆怯证的代表方，C 为阴虚火旺证的代表方，D 为心阳不振证的代表方，E 为痰火扰心证的代表方。故本题选 B。

81. 患者心悸不宁，心烦少寐，头晕目眩，手足心热，耳鸣腰酸，舌红少苔，脉细数。其治法是

    A. 滋养肝肾，镇惊安神

    B. 滋阴清火，养心安神

    C. 滋阴益肾，定志安神

    D. 益肾养心，镇惊安神

    E. 滋阴养心，定志宁神

    考点：心悸的辨证论治★

    解析：手足心热，耳鸣腰酸，舌红少苔，脉细数，为阴虚火旺之候。治以滋阴清火，养心安神。故本题选 B。

82. 患者胸闷重而心痛微，痰多气短，肢体沉重，形体肥胖，倦怠乏力，纳呆便溏，古体胖大，苔白滑，脉滑。其治法是

    A. 温补阳气，振奋心阳

    B. 疏肝理气，活血通络

    C. 通阳泄浊，豁痰宣痹

    D. 辛温散寒，宣通心阳

    E. 益气养阴，活血通脉

    考点：胸痹的辨证论治★

    解析：根据患者症状可诊断为胸痹之痰浊闭阻证。痰浊盘踞，故痰多，形体肥胖，便溏，舌体胖大，苔白滑，脉滑；胸阳失展，故胸闷重而心痛微；气机痹阻，脉络阻滞，故肢体沉重，倦怠乏力，纳呆。治法为通阳泄浊，豁痰宣痹。A 为心肾阳虚证的治法；B 为气滞心胸证的治法；D 为寒凝心脉证的治法；E 为气阴两虚证的治法。故本题选 C。

83. 患者心悸而痛，胸闷，汗出，畏寒，肢冷，腰酸，乏力，面色苍白，舌质淡苔白，脉沉微欲绝。其证候是

    A. 心血瘀阻

    B. 心肾阴虚

    C. 心肾阳虚

    D. 寒凝心脉

    E. 气阴两虚

    考点：胸痹的辨证论治

    解析：心悸、汗出，为心阳不振之状。畏寒、肢冷、腰酸、乏力，为肾阳虚衰之表现。面色苍白，舌质淡苔白，脉沉微欲绝，为阳气虚衰之征。辨证属心肾阳虚证。故本题选 C。

84. 患者，女，53 岁。胸痛彻背，感寒痛甚，胸闷气短，心悸，面色苍白，四肢厥冷，舌苔白，脉沉细。其证候是

    A. 心血瘀阻

    B. 痰浊闭阻

    C. 寒凝心脉

    D. 心肾阴虚

    E. 气滞心胸

    考点：胸痹的辨证论治

    解析：胸痛心悸，感寒痛甚，加之面色苍白，舌苔白，脉沉细为一派寒象，辨证为寒凝心脉。故本题选 C。

85. 患者，男，60 岁。心痛彻背，感寒痛甚，胸闷气短，心悸，重则喘息，不能平卧，面色苍白，四肢厥冷，舌苔白，脉沉细。治疗应首选

    A. 血府逐瘀汤加减

    B. 瓜蒌薤白半夏汤合涤痰汤

    C. 天王补心丹合炙甘草汤

    D. 枳实薤白桂枝汤合当归四逆汤

    E. 柴胡疏肝散加减

    考点：胸痹的辨证论治★

    解析：患者辨证为寒凝心脉之胸痹。血府逐瘀汤加减用于心血瘀阻胸痹，排除 A。瓜蒌薤白半夏汤合涤痰汤用于痰浊闭阻之胸痹，排除 B。天王补心丹合炙甘草汤用于心肾阴虚之胸痹，排除 C。柴胡疏肝散加减用于气滞心胸之胸痹，排除 E。故本题选 D。

86. 患者，男，65 岁。体胖，胸闷如室而痛，痰多，苔浊腻，脉滑。治疗应首选

    A. 参附汤合右归饮加减

    B. 瓜蒌薤白半夏汤合涤痰汤

    C. 生脉散合人参养荣汤加减

    D. 枳实薤白桂枝汤合当归四逆汤

    E. 柴胡疏肝散加减

    考点：胸痹的辨证论治★

    解析：患者辨证为痰浊闭阻型胸痹。余参见 85 题。故本题选 B。

87. 患者，女，50 岁。心烦不寐，头重目眩，胸闷痰多，恶心口苦，嗳气吞酸，舌红苔黄腻，脉滑数。治疗应首选

    A. 顺气导痰汤

    B. 半夏秫米汤

    C. 黄连温胆汤

    D. 丹栀逍遥散

    E. 朱砂安神丸

考点：不寐的辨证论治 ★

解析：湿食生痰，郁痰生热，扰动心神，故心烦不寐；痰湿上蒙则头重目眩；痰阻气机则胸闷；痰热中阻，胃失和降，则嗳气吞酸；热迫胆气上溢，则口苦；舌脉均为痰热内扰之征。辨证属痰热扰心证，治以清化痰热，和中安神，方用黄连温胆汤。顺气导痰汤无清热之功，丹栀逍遥散无安神之功，排除 A、D。半夏秫米汤主治痰食阻滞，胃中不和，排除 B。朱砂安神丸无化痰之功，排除 E。<u>故本题选 C。</u>

88. 患者，女，38 岁。头痛如裹，身体困重酸楚，恶寒而身热不扬，舌苔白滑，脉濡。治疗应首选

    A. 羌活胜湿汤

    B. 独活寄生汤

    C. 新加香薷饮

    D. 加味二妙散

    E. 藿朴夏苓汤

考点：头痛的辨证论治 ★

解析：头痛如裹，身体困重酸楚，恶寒而身热不扬，舌苔白滑，脉濡，为风湿外感之表现。辨证属风湿头痛，治以祛风胜湿通窍，方用羌活胜湿汤。独活寄生汤主治痹证日久，肝肾两虚，气血不足，排除 B。新加香薷饮祛暑解表，清热化湿，排除 C。加味二妙散主治湿热证，藿朴夏苓汤解表化湿，无祛风之功，排除 D、E。<u>故本题选 A。</u>

89. 患者眩晕耳鸣，头胀痛，每因烦劳或恼怒而增剧，急躁易怒，少寐多梦，舌红苔黄，脉弦数。治疗应首选

    A. 柴胡疏肝散

    B. 当归芍药散

    C. 天麻钩藤饮

    D. 丹栀逍遥散

    E. 黄连温胆汤

考点：眩晕的辨证论治 ★

解析：肝阳偏亢，风阳上扰清窍则眩晕耳鸣，头胀痛；急躁易怒，少寐多梦，舌红苔黄，脉弦数，均为肝阳上亢之征。辨证属肝阳上亢证，治以平肝潜阳，清火息风，方用天麻钩藤饮。柴胡疏肝散、当归芍药散、丹栀逍遥散、黄连温胆汤无平肝潜阳之功，排除 A、B、D、E。<u>故本题选 C。</u>

90. 患者，男，50 岁。眩晕，头重如蒙，胸闷恶心，食少多寐，舌苔白腻，脉滑。治疗应首选

    A. 黄连温胆汤

    B. 天麻钩藤饮

    C. 黄连上清丸

    D. 半夏白术天麻汤

    E. 半夏厚朴汤

考点：眩晕的辨证论治 ★

解析：痰湿中阻，上蒙清窍，清阳不开，则眩晕；头重如裹，舌苔白腻，脉滑，为痰湿之象。辨证属痰浊上蒙证，治以化痰祛湿，健脾和胃，方用半夏白术天麻汤。黄连温胆汤主治痰火内扰，天麻钩藤饮主治肝阳上亢，黄连上清丸主治实热证，半夏厚朴汤行气散结化痰，排除 A、B、C、E。<u>故本题选 D。</u>

91. 患者平时头晕耳鸣，腰酸，突然发生口眼歪斜，语言不利，口角流涎，手指眮动，半身不遂，舌质红，苔腻，脉弦细数。其证候是

    A. 阴虚风动证

    B. 风阳上扰证

    C. 风痰入络证

    D. 痰浊瘀闭证

    E. 痰火瘀闭证

考点：中风的辨证论治

解析：根据患者症状可诊断为中风之阴虚风动证。肝肾阴虚，清窍及经脉失养，故头晕耳鸣，腰酸，舌质红，脉细；风阳内动，风痰闭阻经络，故突然发生口眼歪斜，语言不利，口角流涎，手指眮动，半身不遂，苔腻，脉弦数。<u>故本题选 A。</u>

92. 患者突然昏仆，不省人事，目合口开，鼻鼾息微，汗多，大小便自遗，脉微欲绝。治疗应首选的方剂是

    A. 镇肝息风汤

    B. 桃核承气汤

    C. 羚角钩藤汤合至宝丹

    D. 涤痰汤

    E. 参附汤合生脉散

考点：中风的辨证论治 ★

解析：根据患者症状可诊断为中风脱证（阴竭阳亡）。正不胜邪，元气衰微，阴阳欲绝，故目合口开，鼻鼾息微，汗多，大小便自遗，脉微欲绝。治法为回阳救阴，益气固脱，方用参附汤合生脉散加味。镇肝息风汤为中风中经络阴虚风动证首选，涤痰汤为为中风中脏腑阴闭证首选。故本题选 E。

93. 患者，男，78 岁。表情呆钝，智力衰退，哭笑无常，喃喃自语，不思饮食，脘腹胀痛，痞满不适，口多涎沫，头重如裹，舌质淡，苔白腻，脉滑。其病证诊断是

A. 癫证，心脾两虚证

B. 癫证，痰气郁结证

C. 痴呆，痰浊蒙窍证

D. 痴呆，脾肾两虚证

E. 痫病，风痰闭阻证

考点：痴呆的辨证论治★

解析：根据患者临床表现诊断为痴呆。癫证多见沉默寡言、情感淡漠、语无伦次等，多见于成年人。痴呆以呆傻愚笨、智能低下、善忘为主要表现，多见于老年人。痫病可见突然昏倒，不省人事，两目上视等。痰浊上蒙清窍，可见表情呆钝，智力衰退，哭笑无常，喃喃自语，头重如裹；痰浊中阻，则见不思饮食，脘腹胀痛，痞满不适，口多涎沫；舌质淡，苔白腻，脉滑均为痰浊内阻之象。辨证为痰浊蒙窍证。治法为豁痰开窍，健脾化浊，方用涤痰汤加减。故本题选 C。

94. 患者，男，60 岁。反复胃脘部疼痛 10 年。现症：胃脘疼痛，如针刺，痛有定处，按之痛甚，痛时持久，食后加剧，入夜尤甚，舌质暗，脉涩。治疗应首选

A. 柴胡疏肝散

B. 桃仁红花煎

C. 膈下逐瘀汤

D. 失笑散合丹参饮

E. 黄芪建中汤

考点：胃痛的辨证论治★

解析：根据患者临床表现诊断为胃痛。血瘀内停，气血运行不畅，不通则痛，则见胃脘刺痛，痛有定处而拒按；食后触动其瘀，则见食后痛甚；夜间阳气内藏，阴气用事，血行较缓，瘀滞益甚，则见入夜尤甚；血行瘀滞，则见舌质紫暗，脉涩。辨证为瘀血停胃证。治法为化瘀通络，理气和胃，方用失笑散合丹参饮加减。柴胡疏肝散为肝气犯胃证首选，黄芪建中汤为脾胃

虚寒证首选。故本题选 D。

95. 患者胃脘刺痛，痛有定处而拒按，食后痛甚，舌质紫暗，脉涩。其证候是

A. 气机阻滞

B. 食积气阻

C. 瘀血停滞

D. 血瘀血虚

E. 气虚血瘀

考点：胃痛的辨证论治

解析：胃脘刺痛，痛有定处而拒按，为血瘀内停之表现。食后则触动其瘀，故食后痛甚。舌质紫暗，脉涩，为血瘀血行不通之表现。辨证属瘀血停滞。故本题选 C。

96. 患者，男，35 岁。胃脘灼热疼痛，痛势急迫，易怒，口苦，泛吐酸水，舌红苔薄黄，脉弦数。其治法是

A. 疏肝理气止痛

B. 清肝泄热化湿

C. 疏肝泄热和胃

D. 疏肝理气和胃

E. 理气和胃止痛

考点：胃痛的辨证论治★

解析：胃脘灼热疼痛，为胃热灼伤血络；易怒，口苦，泛吐酸水，舌红苔薄黄，脉弦数，均为肝热之征。故辨证为肝胃郁热，治以疏肝泄热和胃。故本题选 C。

97. 患者胃脘疼痛反复发作，隐痛为主，喜温喜按，劳累、受凉后加重，空腹痛甚，进食后稍缓解，神疲乏力，四肢倦怠，手足不温，大便溏薄，舌淡苔白，脉虚弱，治疗应首选的方剂是

A. 藿香正气散

B. 黄芪建中汤

C. 芍药甘草汤

D. 附子理中丸

E. 香砂六君丸

考点：胃痛的辨证论治★

解析：根据患者症状可诊断为胃痛之脾胃虚寒证。胃中虚寒，故胃脘疼痛反复发作，隐痛，喜温喜按，劳累、受凉后加重。胃络失荣，故空腹痛甚，进食后稍缓解；脾虚故神疲乏力，四肢倦怠，手足不温，大便溏薄，舌淡苔白，脉虚弱。治法为温中健脾，和胃止痛，方用黄芪建中汤加减。故本题选 B。

98. 患者脘腹痞闷，胸胁胀满，心烦易怒，善太息，呕恶嗳气，大便不爽，舌质淡红，苔薄白，

脉弦。治疗应首选的方剂是

   A. 益胃汤

   B. 保和丸

   C. 泻心汤合左金丸

   D. 越鞠丸合枳术丸

   E. 平胃散合逍遥丸

考点：胃痞的辨证论治

解析：根据患者症状可诊断为胃痞之肝胃不和证。肝主条达，肝郁气滞，胸胁胀满，心烦易怒，善太息，脉弦；肝气横犯脾胃，致胃气阻滞，脾失健运，故脘腹痞闷，呕恶嗳气，大便不爽。治法为疏肝解郁，和胃消痞，方用越鞠丸合枳术丸。益胃汤为胃阴不足证首选，保和丸为饮食内停证首选。<u>故本题选 D。</u>

99. 患者，女，17 岁；昨晚进食火锅后出现脘腹痞闷胀满，拒按，嗳腐吞酸，恶食呕吐，大便溏，舌苔厚腻，脉滑。治疗应首选

   A. 枳术丸

   B. 理中丸

   C. 连朴饮

   D. 保和丸

   E. 二陈平胃汤

考点：胃痞的辨证论治 ★

解析：根据患者临床表现诊断为胃痞。饮食停滞于脘腹，则见脘腹痞闷胀满，拒按；饮食内停，气机不畅，则见嗳腐吞酸，恶食呕吐，大便溏。舌苔厚腻，脉滑均为饮食积滞之象。辨证为饮食内停证。治法为消食和胃，行气消痞，方用保和丸加减。枳术丸为肝胃不和证首选，连朴饮为湿热阻胃证首选，二陈平胃汤为痰湿中阻证首选。<u>故本题选 D。</u>

100. 患者呕吐多为清水痰涎，胸闷食少，头眩心悸，舌苔白腻，脉滑。其证候是

   A. 食滞内停

   B. 寒邪客胃

   C. 痰饮中阻

   D. 脾胃阳虚

   E. 脾阳不振

考点：呕吐的辨证论治

解析：呕吐清水痰涎，胸闷食少，为脾不运化、痰饮内停、胃气不降之表现。水饮上犯，清阳之气不展，故头眩。水气凌心则心悸。舌苔白腻，脉滑，为痰饮内停之征。<u>故本题选 C。</u>

101. 患者，女，65 岁。身体素弱，饮食稍有不慎即呕吐未消化食物，面色白，倦怠乏力，四肢不温，便溏，舌淡苔白，脉濡弱。治疗应首选

   A. 吴茱萸汤

   B. 理中汤

   C. 黄芪建中汤

   D. 苓桂术甘汤

   E. 四君子汤

考点：呕吐的辨证论治 ★

解析：脾胃虚寒，失于温煦，腐熟无力，运化失职，故呕吐未消化食物；脾为后天之本，化源不足，则面色白，倦怠乏力；脾主四肢肌肉，脾胃阳虚则四肢不温；舌淡苔白，脉濡弱均为脾胃阳虚之证。故辨证属脾胃阳虚证，治以温中健脾，和胃降逆，方用理中汤。吴茱萸汤主治胃中虚寒，黄芪建中汤主治虚劳里急，苓桂术甘汤主治痰饮内阻，四君子汤主治脾胃气虚。<u>故本题选 B。</u>

102. 患者，男，45 岁。脘腹胀闷疼痛，攻窜不定，痛引少腹，嗳气，善太息，舌苔薄白，脉弦。其证候是

   A. 寒邪内阻

   B. 湿热壅滞

   C. 瘀血内停

   D. 饮食积滞

   E. 肝郁气滞

考点：腹痛的辨证论治 ★

解析：脘腹胀闷疼痛，攻窜不定，为气机郁滞之表现。嗳气，善太息，舌苔薄白，脉弦，为肝气郁滞之候。辨证属肝郁气滞。<u>故本题选 E。</u>

103. 患者腹痛绵绵，时作时止，喜热恶冷，痛时喜按，空腹或劳累后更甚，得食稍减，面色无华，时有大便溏薄，舌淡苔白，脉细无力。治疗应首选

   A. 小建中汤

   B. 桂枝茯苓丸

   C. 正气天香散

   D. 参苓白术散

   E. 痛泻要方

考点：腹痛的辨证论治 ★

解析：中阳不振，气血不足，失于温养，不荣则痛，故腹痛绵绵，喜热恶冷，痛时喜按；空腹时气血化源不足，劳则耗气，故空腹或劳累后痛甚，得食稍减；脾失健运则大便溏薄；舌淡苔白，脉细无力亦为中虚脏寒之征。故辨证属中虚脏寒，治以温中补虚，缓急止痛，方用小建中汤。桂枝茯苓丸主治瘀血留结胞宫，正气天香散

主治寒邪内阻腹痛，参苓白术散主治脾胃虚弱腹泻，痛泻要方主治脾虚肝旺腹泻。故本题选 A。

104. 患者，男，24 岁。腹痛肠鸣，泻下粪便臭如败卵，但泻而不爽，脘腹胀满，舌苔白厚而腐，脉滑。其治法是

 A. 消食导滞

 B. 活血化瘀

 C. 清热利湿

 D. 芳香化湿

 E. 抑肝扶脾

考点：泄泻的辨证论治★

解析：腹痛肠鸣，泻下粪便臭如败卵，但泻而不爽，脘腹胀满，为宿食不化，食滞中阻，运化失司之表现。舌苔白厚而腐，脉滑属食积之候。辨证属食滞肠胃之泄泻，治以消食导滞，和中止泻。故本题选 A。

105. 患者，女，26 岁。因心情紧张，出现大便溏稀，每日 2~3 次，无里急后重，胸胁胀闷，嗳气食少，舌质淡红，脉弦。治疗应首选

 A. 四逆散

 B. 柴胡疏肝散

 C. 痛泻要方

 D. 逍遥散

 E. 香砂六君子汤

考点：泄泻的辨证论治★

解析：情绪紧张时，肝气不舒，横逆犯土，脾失健运，故大便溏稀，胸胁胀闷。故辨证属肝气乘脾证，治以抑肝扶脾，方用痛泻要方。四逆散透邪解郁、疏肝理脾，题中无外感，排除 A。柴胡疏肝散疏肝行气、和血止痛，主治胁痛，排除 B。逍遥散疏肝解郁，主治肝郁血虚，排除 D。香砂六君子汤健脾和胃，理气止痛，主治脾胃气虚兼有痰湿，排除 E。故本题选 C。

106. 患者，男，34 岁。腹泻 1 月余，黎明之前脐腹作痛，肠鸣即泻，完谷不化，泻后则安，形寒怕冷，腹部喜暖，腰膝酸软，舌淡苔白，脉沉细。其辨证是

 A. 寒湿内盛证

 B. 湿热伤中证

 C. 食滞伤胃证

 D. 肝气乘脾证

 E. 肾阳虚衰证

考点：泄泻的辨证论治★

解析：根据患者临床表现诊断为泄泻。肾阳

虚衰，命门火衰，温煦失职，则见形寒怕冷，腹部喜暖，腰膝酸软；火不暖土，气化不行，则见黎明之前脐腹作痛，肠鸣即泻，完谷不化，泻后则安。舌淡苔白，脉沉细均为肾阳虚之征。辨证为肾阳虚衰证。治法为温肾健脾，固涩止泻，方用四神丸加减。故本题选 E。

107. 患者，男，30 岁。腹痛，里急后重，赤多白少，肛门灼热，小便短赤，舌红苔黄，脉滑数。其证候是

 A. 疫毒痢

 B. 湿热痢

 C. 阴虚痢

 D. 休息痢

 E. 寒湿痢

考点：痢疾的辨证论治★

解析：湿热之邪壅滞肠中，气机不畅，传导失常，故腹痛，里急后重。湿热熏灼肠道，脂络受伤，气血瘀滞，化为脓血，故下痢赤多白少。肛门灼热，小便短赤，为湿热下注所致。舌红苔黄，脉滑数，为湿热之征象。辨为湿热痢。故本题选 B。

108. 患者，男，63 岁。痢下赤白清稀，无腥臭，滑脱不禁，肛门坠胀，腹部隐痛，喜温喜按，形寒畏冷，腰膝酸软，舌淡苔薄白，脉沉细。治疗应首选的方剂是

 A. 连理汤合四神丸

 B. 驻车丸

 C. 白头翁汤

 D. 桃花汤合真人养脏汤

 E. 不换金正气散

考点：痢疾的辨证论治★

解析：根据患者症状可诊断为痢疾之虚寒痢。脾肾阳虚，故形寒畏冷，腰膝酸软，舌淡苔薄白，脉沉细；中气下陷故滑脱不禁，肛门坠胀；寒湿内生，阻滞肠腑，故痢下赤白清稀，无腥臭。治法为温补脾肾，收涩固脱，方用桃花汤合真人养脏汤。驻车丸为阴虚痢首选，白头翁汤为疫毒痢首选，不换金正气散为寒湿痢首选。故本题选 D。

109. 患者，男，68 岁。大便艰涩难下，面色白，四肢不温，喜热畏冷，腹中冷痛，腰脊酸冷，小便清长，舌淡嫩苔白，脉沉迟。其治法是

 A. 益气通便

 B. 温阳通便

 C. 养血润燥

D. 润肠通便

E. 健脾温中

考点：便秘的辨证论治★

解析：大便艰涩难下，四肢不温，喜热畏冷，腹中冷痛，腰脊酸冷，小便清长为阳气虚衰，肠道传送无力，阳虚温煦无权之表现。舌淡嫩苔白，脉沉迟为阳虚内寒之象。辨证属阳虚秘，治以温阳通便。<u>故本题选 B。</u>

110. 患者大便并不硬，虽有便意，但排便困难，用力努挣则汗出短气，便后乏力，面白神疲，肢倦懒言，舌淡苔白，脉弱。其治法是

    A. 温阳通便

    B. 滋阴通便

    C. 养血润燥

    D. 益气润肠

    E. 温里散寒

考点：便秘的辨证论治★

解析：根据患者症状可诊断为便秘之气虚秘。大肠传导无力，故大便并不硬，虽有便意，但排便困难；其人肺脾气虚，故用力努挣则汗出短气，便后乏力，面白神疲，肢倦懒言，舌淡苔白，脉弱。治法为益气润肠，方用黄芪汤加减。<u>故本题选 D。</u>

111. 患者，女，25 岁。大便干结 7 天，腹胀腹痛，面红身热，口干口臭，心烦不安，小便短赤，舌红苔黄燥，脉滑数。其治法是

    A. 清热通腑，健脾和胃

    B. 清肠化湿，调气和血

    C. 清热解毒，通腑止痛

    D. 泄热通腑，化瘀导滞

    E. 泄热导滞，润肠通便

考点：便秘的辨证论治★

解析：根据患者临床表现诊断为便秘。燥热内结于肠胃，故见大便干结，腹胀腹痛，口干口臭，心烦不安，小便短赤。舌红苔黄燥，脉滑数亦为热象的表现。辨证为热秘，治法为泄热导滞，润肠通便。<u>故本题选 E。</u>

112. 患者，男，80 岁。排便困难 3 年，大便艰涩，腹痛拘急，胀满拒按，胁下偏痛，手足不温，呃逆呕吐，舌苔白腻，脉弦紧。治疗应首选

    A. 济川煎

    B. 黄芪汤

    C. 补中益气汤

    D. 温脾汤

    E. 润肠丸

考点：便秘的辨证论治★

解析：根据患者临床表现诊断为便秘。阴寒凝滞于胃肠，传导失常，则见排便困难，大便艰涩，腹痛拘急，胀满拒按；阴寒内盛，阳气失于温煦，则见手足不温；阴寒凝滞，阻滞气机，气机不畅，则见呃逆呕吐。舌苔白腻，脉弦紧均为寒象之表现。辨证为冷秘。治法为温里散寒，通便止痛，方用温脾汤加减。济川煎为阳虚秘首选，黄芪汤为气虚秘首选，润肠丸为血虚秘首选。<u>故本题选 D。</u>

113. 患者，女，35 岁。胁痛反复发作 5 年，加重 3 天。现症：胁肋胀痛，走窜不定，胸闷腹胀，舌苔薄白，脉弦。其辨证是

    A. 肝脾不调证

    B. 肝胃不和证

    C. 肝郁气滞证

    D. 肝胆湿热证

    E. 肝络失养证

考点：胁痛的辨证论治★

解析：根据患者临床表现诊断为胁痛。肝失疏泄，气机郁滞可见胁肋胀痛，走窜不定，胸闷腹胀。辨证为肝郁气滞证。肝胃不和、肝脾不调证多由肝郁气滞引起，导致胃失和降、脾失健运，临床可见嗳气、吞酸等胃失和降的表现，或便溏、腹胀等脾失健运的表现。肝胆湿热证可见胁肋重着或灼热疼痛等。肝络失养证可见胁肋隐痛，悠悠不休等。<u>故本题选 C。</u>

114. 患者，男，32 岁。胁肋刺痛，痛有定处，痛处拒按，入夜尤甚，舌质紫暗，脉沉涩。治疗应首选

    A. 血府逐瘀汤

    B. 龙胆泻肝汤

    C. 一贯煎

    D. 柴胡疏肝散

    E. 黄芪建中汤

考点：胁痛的辨证论治★

解析：根据患者临床表现诊断为胁痛。瘀血内积，气血运行受阻，不通则痛，则见胁肋刺痛，痛有定处，痛处拒按；夜间阳气内藏，阴气用事，血行较缓，瘀滞益甚，则见入夜尤甚；舌质紫暗，脉沉涩均为血瘀之象。辨证为瘀血阻络证。治法为祛瘀通络，方用血府逐瘀汤或复元活血汤加减。龙胆泻肝汤为肝胆湿热证首选，一贯煎为肝络失养证首选，柴胡疏肝散为肝郁气滞证首选。<u>故本题选 A。</u>

115. 患者，女，30岁。平素形体消瘦，性情急躁，现胁痛口苦，纳呆泛恶，目黄溲赤，苔黄而腻，脉弦数。此治法为

    A. 疏肝理气

    B. 祛瘀通络

    C. 清热利湿

    D. 养阴柔肝

    E. 养血柔肝

    考点：胁痛的辨证论治★

    解析：胁痛口苦，纳呆泛恶，目黄溲赤，苔黄而腻，脉弦数，为肝胆湿热之表现。治以清热利湿。疏肝理气为肝郁气滞证的治法，祛瘀通络为瘀血阻络证的治法，养阴柔肝为肝络失养证的治法。故本题选 C。

116. 患者久患胁痛，痛势隐隐，绵绵不休，口干咽燥，心烦少寐，头晕目眩，舌红少苔，脉弦细。其治法是

    A. 养血通络

    B. 养阴柔肝

    C. 滋阴养血

    D. 滋养肝肾

    E. 养阴润燥

    考点：胁痛的辨证论治★

    解析：胁痛，痛势隐隐，绵绵不休，头晕目眩，为肝郁日久化热伤阴，久病体虚，精血亏损，不能濡养肝络之表现。口干咽燥，心烦少寐，舌红少苔，脉弦细为阴虚内热之象。辨证属肝络失养证，治以养阴柔肝。故本题选 B。

117. 患者身目黄色鲜明如橘皮，发热口渴，心中懊憹，恶心欲吐，小便短少，色黄赤，大便秘结，舌苔黄腻，脉弦数。治疗应首选

    A. 茵陈五苓散

    B. 麻黄连翘赤小豆汤

    C. 茵陈蒿汤

    D. 茵陈术附汤

    E. 大柴胡汤

    考点：黄疸的辨证论治★

    解析：湿热熏蒸，困遏脾胃，壅滞肝胆，胆汁泛溢，则身目黄色鲜明；湿阻中焦，升降失常，则恶心呕吐；小便短少，大便秘结，舌苔黄腻，脉弦数，为湿热内蕴，热重于湿之征。故辨证属阳黄之热重于湿证，治以清热利湿，方用茵陈蒿汤。茵陈五苓散、茵陈术附汤以利湿化浊为主，排除 A、D。麻黄连翘赤小豆汤治疗阳黄初起兼表证者，大柴胡汤解表攻里，非首选，排除

B、E。故本题选 C。

118. 患者身目俱黄，黄色晦暗，腹胀纳少，神疲畏寒，大便不实，口淡不渴，舌淡苔腻，脉濡缓。其证候是

    A. 阴黄寒湿阻遏证

    B. 急黄疫毒炽盛证

    C. 阴黄脾虚湿滞证

    D. 阳黄热重于湿证

    E. 阳黄湿重于热证

    考点：黄疸的辨证论治

    解析：根据患者症状可诊断为黄疸。中阳不振，则腹胀纳少，神疲畏寒；寒湿滞留，脾失健运，则大便不实，口淡不渴，舌淡苔腻，脉濡缓，皮肤晦暗；肝胆失于疏泄、胆汁外溢则身目俱黄。辨证为阴黄寒湿阻遏证。故本题选 A。

119. 患者，女，48岁。5年来目睛及肌肤发黄反复出现，黄色晦暗不泽，肢软乏力，大便溏薄，舌质淡苔薄，脉濡细。治疗应首选

    A. 黄芪建中汤

    B. 归芍六君子汤

    C. 茵陈术附汤

    D. 逍遥散合鳖甲煎丸

    E. 茵陈四苓散

    考点：黄疸的辨证论治★

    解析：根据患者临床表现诊断为黄疸。脾气亏虚，水液运化失常，则见肢软乏力，大便溏薄。辨证为脾虚湿滞证，治法为健脾养血，利湿退黄，方用黄芪建中汤加减。归芍六君子汤为肝脾不调证首选，茵陈术附汤为寒湿阻遏证首选，逍遥散合鳖甲煎丸为气滞血瘀证首选，茵陈四苓散为湿热留恋证首选。故本题选 A。

120. 患者，女，40岁。全身水肿3年，下肢明显，小便短少，身体困重，胸闷，纳呆，舌质淡，苔白腻，脉沉缓。其治法是

    A. 宣肺解毒，利湿消肿

    B. 运脾化湿，通阳利水

    C. 健脾行气，利水消肿

    D. 温肾助阳，化气行水

    E. 活血祛瘀，化气行水

    考点：水肿的辨证论治★

    解析：根据患者症状可诊断为水肿。水液输布失常而泛溢肌肤，则见水肿，身体困重；湿邪趋下，重浊黏滞，则见下肢水肿明显，小便短少；湿邪易阻滞气机，则见胸闷，纳呆。辨证为水湿浸渍证，治法为运脾化湿，通阳利水。宣肺

解毒，利湿消肿为湿毒浸淫证的治法；温肾助阳，化气行水为肾阳衰微证的治法；活血祛瘀，化气行水为瘀水互结证的治法。<u>故本题选 B。</u>

121. 患者水肿反复消长不已，面浮身肿，腰以下为甚，按之凹陷不起，尿量减少，腰酸冷痛，四肢厥冷，怯寒神疲，面色㿠白，心悸胸闷，喘促难卧，腹大胀满，舌质淡胖，脉沉细。其证候是

　　A. 脾阳虚衰证

　　B. 水湿浸渍证

　　C. 湿毒浸淫证

　　D. 湿热壅盛证

　　E. 肾阳衰微证

　　考点：水肿的辨证论治★

　　解析：风水迁延日久不愈或反复消长不已，正气渐衰，脾肾阳虚，气化不利，则尿量减少；水湿泛溢肌肤，则面浮身肿，腰以下为甚，按之凹陷不起；水寒内聚，则腰酸冷痛，四肢厥冷，怯寒神疲，面色㿠白，腹大胀满，舌质淡胖，脉沉细；水气凌心则有心悸胸闷，喘促难卧；辨证为阴水肾阳衰微证。<u>故本题选 E。</u>

122. 患者，女，45 岁。浮肿 3 月余，下肢为甚，按之凹陷不易恢复，劳累后加重，脘腹胀闷，纳减便溏，面色萎黄，神倦乏力。其证候是

　　A. 湿毒浸淫

　　B. 水湿浸渍

　　C. 脾阳虚衰

　　D. 湿热壅盛

　　E. 肾气衰微

　　考点：水肿的辨证论治

　　解析：纳减便溏，面色萎黄，神倦乏力，为脾虚之表现，非肾虚表现，排除 E。辨证属虚证，非实证，排除 A、B、D。<u>故本题选 C。</u>

123. 患者，女，36 岁。突发眼睑及四肢浮肿，肿势迅速，肢体酸重，尿少，恶风寒，舌苔薄白，脉浮。治疗应首选

　　A. 麻黄连翘赤小豆汤

　　B. 胃苓汤合五皮饮

　　C. 越婢加术汤

　　D. 实脾饮

　　E. 苓桂术甘汤

　　考点：水肿的辨证论治★

　　解析：风邪袭者，肺气闭塞，通调失职，风遏水阻，则突发眼睑及四肢浮肿，肿势迅速，肢体酸重；恶风寒，舌苔薄白，脉浮为风邪外感之

征。辨证属风水相搏证，治以疏风清热，宣肺行水，方用越婢加术汤。麻黄连翘赤小豆汤治疗湿毒浸淫证，胃苓汤合五皮饮治疗水湿浸渍证，实脾饮治疗脾阳虚衰证，苓桂术甘汤治中阳不足之痰饮病。<u>故本题选 C。</u>

124. 患者，女，60 岁。小便涩痛，尿色淡红，反复发作，疼痛不重，形体消瘦，腰酸膝软，舌淡红，脉细。其诊断是

　　A. 血淋

　　B. 消渴

　　C. 热淋

　　D. 劳淋

　　E. 癃闭

　　考点：淋证的辨证论治

　　解析：石淋，小便排出砂石为主要症状。膏淋，淋证见小便混浊如米泔水，滑腻如膏脂。血淋，尿血而痛。气淋，少腹胀满较为明显，小便艰涩疼痛，尿有余沥。热淋，小便灼热刺痛。劳淋，小便淋沥不已，遇劳即发。小便涩痛，尿色淡红，为血淋。<u>故本题选 A。</u>

125. 患者小便混浊如膏如脂，带甜味，尿频量多，头晕耳鸣，腰脊酸软，多梦遗精，下肢无力，口咽干燥，舌质红，脉沉细而数。其治法是

　　A. 补益肝肾

　　B. 滋阴潜阳

　　C. 滋阴固肾

　　D. 温阳滋肾

　　E. 益气固涩

　　考点：淋证的辨证论治★

　　解析：头晕耳鸣，腰脊酸软，多梦遗精，为肾虚下元不固之表现；口咽干燥，舌质红，脉沉细而数，为阴虚之表现。故治法为滋阴固肾。<u>故本题选 C。</u>

126. 患者，女，30 岁。小便短数，灼热刺痛，少腹拘急，尿色黄赤，舌苔黄腻，脉滑数。治疗应首选

　　A. 程氏萆薢分清饮

　　B. 知柏地黄丸

　　C. 小蓟饮子

　　D. 八正散

　　E. 沉香散

　　考点：淋证的辨证论治★

　　解析：湿热蕴结下焦，膀胱气化失司，则便短数，灼热刺痛；尿色黄赤，舌苔黄腻，脉滑数，为湿热之征。辨证属热淋，治以清热利湿通

淋，方用八正散。程氏萆薢分清饮分清泄浊，主治膏淋，排除 A。知柏地黄丸滋阴清热，治疗肾阴不足之血淋，排除 B。小蓟饮子凉血止血，治疗血淋，排除 C。沉香散利气疏导，治疗气淋，排除 E。<u>故本题选 D</u>。

127. 患者性情急躁易怒，胸闷胁胀，嘈杂吞酸，口干而苦，大便秘结，舌红，苔黄，脉弦数。治疗应首选

    A. 生铁落饮

    B. 当归龙荟丸

    C. 丹栀逍遥散

    D. 柴胡疏肝散

    E. 朱砂安神丸

    考点：郁证的辨证论治★

    解析：肝郁化火则心情急躁；横逆犯胃则胸闷胁胀，嘈杂吞酸；口干口苦，大便秘结，舌红苔黄，脉弦数，为气郁化火之征。辨证属气郁化火，治以清肝泻火，疏肝解郁，方用丹栀逍遥散。生铁落饮镇心涤痰、泻肝清火，当归龙荟丸清肝泻火，朱砂安神丸化痰安神，皆无解郁之功，柴胡疏肝散疏肝气郁结证首选。<u>故本题选 C</u>。

128. 患者，女，49 岁。性情急躁易怒，吞酸嘈杂，口苦口干，胸闷胁痛，舌红苔黄，脉弦数。治疗应首选

    A. 小柴胡汤

    B. 越鞠丸

    C. 安神定志丸

    D. 半夏厚朴汤

    E. 丹栀逍遥散

    考点：郁证的辨证论治★

    解析：参见 127 题。小柴胡汤和解少阳，排除 A。越鞠丸行气解郁，治疗气、血、痰、火、湿、食诸郁，排除 B。安神定志丸主治心胆气虚，排除 C。半夏厚朴汤行气散结，降逆化痰，主治梅核气，排除 D。<u>故本题选 E</u>。

129. 患者鼻燥衄血，口干咽燥，兼有身热，恶风，头痛，咳嗽，痰少，舌质红，苔薄，脉数。治疗应首选的方剂是

    A. 玉女煎

    B. 桑菊饮

    C. 清胃散

    D. 十灰散

    E. 泻心汤

    考点：血证的辨证论治★

    解析：根据患者症状可诊断为鼻衄之热邪犯肺证，治法为清泄肺热，凉血止血，方用桑菊饮加减。玉女煎为鼻衄胃热炽盛证首选，加味清胃散合泻心汤为齿衄胃火炽盛证首选，十灰散合泻心汤为吐血胃热壅盛证首选。<u>故本题选 B</u>。

130. 患者，女，54 岁。近来时常齿衄，血色淡红，齿摇不坚，舌红少苔，脉细数，其治法是

    A. 益气摄血，凉血止血

    B. 滋阴润肺，凉血止血

    C. 清肝泻火，凉血止血

    D. 清胃泻火，凉血止血

    E. 滋阴降火，凉血止血

    考点：血证的辨证论治

    解析：血色淡红，齿摇不坚，舌红少苔，脉细数，为肾阴虚，阴虚火动之象。辨证属阴虚火旺证。治以滋阴降火，凉血止血。滋阴润肺，凉血止血为阴虚肺热证的治法；清肝泻火，凉血止血为肝火上炎证的治法；清胃泻火，凉血止血为胃火炽盛证的治法。<u>故本题选 E</u>。

131. 患者吐血量多，面色苍白，四肢厥冷，汗出，脉微。治疗应首选的方剂是

    A. 回阳救急汤

    B. 生脉饮

    C. 附子理中汤

    D. 大补元煎

    E. 独参汤

    考点：血证的辨证论治★

    解析：吐血过多，气随血脱，表现面色苍白、四肢厥冷、汗出、脉微等症者，当益气固脱，可用独参汤等积极救治。<u>故本题选 E</u>。

132. 患者吐血色红，脘腹胀闷，甚则作痛，口臭，便秘，舌红苔黄腻，脉滑数。治疗应首选

    A. 泻心汤合十灰散

    B. 白虎汤合四生丸

    C. 玉女煎合十灰散

    D. 失笑散合四生丸

    E. 丹参饮合十灰散

    考点：血证的辨证论治★

    解析：口臭，便秘，舌红苔黄腻，脉滑数，为胃热炽盛之表现。辨证为吐血之胃热壅盛证。治以清胃泻火，化瘀止血，方用泻心汤合十灰散。白虎汤清热生津，治疗阳明气分热盛，排除 B。玉女煎清胃滋阴，排除 C。失笑散、丹参饮活血祛瘀止痛，排除 D、E。<u>故本题选 A</u>。

133. 患者，男，39 岁。反复鼻衄 3 个月，伴头

痛，目眩，烦躁易怒，两目红赤，口苦，舌红，脉弦数。其治法是

    A. 疏肝理气，活血化瘀

    B. 疏肝理气，凉血止血

    C. 清肝泻火，凉血止血

    D. 清泻肝胆，活血化瘀

    E. 清热解毒，宁络止血

考点：血证的辨证论治★

解析：根据患者临床表现诊断为鼻衄。火热炽盛，内扰于肝，气火上逆，可见头痛，目眩，烦躁易怒，两目红赤，口苦，舌红，脉弦数。辨证为肝火上炎证，治法为清肝泻火，凉血止血，方用龙胆泻肝汤加减。故本题选C。

134. 患者，男，58岁。口渴多饮，尿频量多，口舌干燥6个月，伴烦热多汗，舌边尖红，苔薄黄，脉滑数。其辨证是

    A. 上消，肺阴亏虚证

    B. 下消，气阴两虚证

    C. 上消，肺气不足证

    D. 中消，肺胃郁热证

    E. 上消，肺热津伤证

考点：消渴的辨证论治★

解析：根据患者临床表现诊断为消渴。多饮症状较为突出者为上消。肺热炽盛，耗伤阴津，则见口渴多饮，口舌干燥，烦热多汗；舌边尖红，苔薄黄，脉滑数均为热证之象。辨证为肺热津伤证。治法为清热润肺，生津止渴，方用消渴方加减。故本题选E。

135. 患者，男，52岁。口渴多饮2年，口舌干燥，烦渴不止，小便频数，舌边尖红，苔薄黄，脉数乏力。治疗应首选

    A. 小青龙汤

    B. 玉泉丸

    C. 玉女煎

    D. 六味地黄丸

    E. 七味白术散

考点：消渴的辨证论治

解析：根据患者临床表现诊断为消渴。肺脏燥热，津液失布，故口渴多饮，口干舌燥；气阴两伤，则见烦渴不止，小便频数，舌边尖红，苔薄黄，脉数乏力。辨证为上消之肺热津亏，气阴两伤。方用玉泉丸或二冬汤。玉女煎为胃热炽盛证首选，六味地黄丸为肾阴亏虚证首选，七味白术散为气阴亏虚证首选。故本题选B。

136. 患者小便频数，混浊如膏，面色黧黑，耳

轮焦干，腰膝酸软，形寒畏冷，舌淡苔白，脉沉细无力。其治法是

    A. 清胃泻火，养阴增液

    B. 清热润肺，生津止渴

    C. 滋阴固肾

    D. 滋阴温阳，补肾固涩

    E. 养阴清热，镇肝潜阳

考点：消渴的辨证论治★

解析：肾失固藏，肾气独沉，故小便频数，混浊如膏。水谷之精微随尿液下注，无以熏肤充身，残留之浊阴未能排出，故面色黧黑。肾虚故耳轮焦干，腰膝酸软。命门火衰，故见形寒畏冷。舌淡苔白，脉沉细无力，是阴阳俱虚之象。辨证属下消阴阳两虚证，治以滋阴温阳，补肾固涩。故本题选D。

137. 患者烦渴多饮，口干舌燥，兼见小便频多，舌边尖红苔薄黄，脉洪数。其治法是

    A. 清胃泻火，养阴增液

    B. 清热润肺，生津止渴

    C. 滋补肾阴，固摄肾气

    D. 滋阴温阳，补肾固涩

    E. 养阴清热，镇肝潜阳

考点：消渴的辨证论治★

解析：肺脏燥热，津液失布，故烦渴多饮，口干舌燥；舌边尖红苔薄黄，脉洪数，为肺热之象。辨证属上消之肺热津伤，治以清热润肺，生津止渴。A用治中消之胃热炽盛证；C用治下消之肾阴亏虚证；D治下消之阴阳两虚证；E非治疗消渴之法。故本题选B。

138. 患者，女，40岁。低热3个月，热势常随情绪波动而起伏，烦躁易怒，口干而苦，舌红苔黄，脉弦数。诊断为内伤发热。其证候是

    A. 血瘀发热

    B. 气虚发热

    C. 血虚发热

    D. 气郁发热

    E. 阴虚发热

考点：内伤发热的辨证论治★

解析：热势常随情绪波动而起伏，烦躁易怒，为肝气郁结的症状。口干而苦，舌红苔黄，脉弦数，为气郁化火的表现。故本题选D。

139. 患者午后潮热，不欲近衣，手足心热，烦躁，少寐多梦，盗汗，口干咽燥，舌红少苔，脉细数。其治法是

    A. 活血化瘀

B. 解郁邪热

C. 益气养血

D. 滋阴清热

E. 和中清热

考点：内伤发热的辨证论治★

解析：患者午后潮热，不欲近衣，手足心热，辨病为内伤发热。阴精亏虚，阴衰则阳盛，水不制火，故烦躁，少寐多梦，盗汗，口干咽燥。阳气偏盛而引起午后潮热，不欲近衣，手足心热。舌红少苔，脉细数为阴虚内热之象。辨证为阴虚发热，治法为滋阴清热。<u>故本题选 D。</u>

140. 患者，女，56 岁。反复发热半年，低热，形寒怯冷，四肢不温，少气懒言，头晕嗜卧，腰膝酸软，纳少便溏，舌质淡胖，苔白润，脉沉细无力。其治法是

A. 温补阳气，引火归原

B. 益气健脾，甘温除热

C. 滋补肾阴，清火泻热

D. 滋补肝肾，清退虚热

E. 疏肝理气，解郁泄热

考点：内伤发热的辨证论治★

解析：根据患者临床表现诊断为内伤发热。阳气亏虚，机体失却温煦，可见发热而欲近衣，形寒怯冷，四肢不温；气虚，脏腑功能减退，则见少气懒言，头晕嗜卧，腰膝酸软。阳气不能蒸腾、气化水液，可见纳少便溏。舌质淡胖，苔白润，脉沉细无力均为阳虚之象。辨证为阳虚发热证。治法为温补阳气，引火归原，方用金匮肾气丸加减。益气健脾，甘温除热为气虚发热的治法；疏肝理气，解郁泄热为气郁发热的治法。<u>故本题选 A。</u>

141. 患者，女，60 岁。年老体虚，近 1 年来，心悸气短，劳则尤甚，自汗，面色㿠白，头昏神疲，肢体无力，舌苔淡白，脉细软弱。治疗应首选

A. 天王补心丹

B. 养心汤

C. 大补元煎

D. 七福饮

E. 加味四君子汤

考点：虚劳的辨证论治

解析：根据患者临床表现诊断为虚劳。心气不足，鼓动无力，则见心悸气短，劳则尤甚，自汗，面色㿠白，头昏神疲，肢体无力。舌苔淡白，脉细软弱均为心气不足的表现。辨证为心气

虚证。治法为益气养心，方用七福饮加减。天王补心丹为心阴虚证首选，养心汤为心血虚证首选，大补元煎为肾气虚证首选，加味四君子汤为脾气虚证首选。<u>故本题选 D。</u>

142. 患者，女，65 岁。诊断"类风湿关节炎"5 年，四肢关节疼痛，固定不移，肌肤紫暗，关节僵硬变形，屈伸不利，胸闷痰多，舌质紫暗，苔白腻，脉弦涩。其治法是

A. 祛风通络，散寒除湿

B. 散寒通络，祛风除湿

C. 除湿通络，活血化瘀

D. 清热通络，祛风除湿

E. 化痰行瘀，蠲痹通络

考点：痹证的辨证论治★

解析：根据患者临床表现诊断为痹证之痰瘀痹阻证。治法为化痰行瘀，蠲痹通络，方用双合汤加减。祛风通络，散寒除湿为行痹的治法；散寒通络，祛风除湿为痛痹的治法；清热通络，祛风除湿为风湿热痹证的治法。<u>故本题选 E。</u>

143. 患者肢体关节重着、酸痛、痛有定处，手足沉重，肌肤麻木不仁，可诊断为

A. 行痹

B. 痛痹

C. 着痹

D. 热痹

E. 久痹

考点：痹证的辨证论治

解析：肢体关节重着、酸痛、痛有定处，手足沉重，肌肤麻木不仁，辨证为着痹。行痹为肢体关节疼痛，游走不定，关节屈伸不利。痛痹为肢体关节疼痛剧烈，痛有定处。热痹为关节疼痛，局部灼热红肿。久痹为痹证迁延，疼痛时轻时重，关节肿大、畸形。<u>故本题选 C。</u>

144. 患者关节游走性疼痛，活动不便，局部灼热红肿，痛不可触，得冷则舒，伴有发热，恶风，汗出，口渴，舌质红，苔黄腻，脉浮数。治疗应首选的方剂是

A. 薏苡仁汤

B. 乌头汤

C. 双合汤

D. 白虎加桂枝汤

E. 防风汤

考点：痹证的辨证论治★

解析：根据患者症状可辨病为痹证。感受风湿热邪，袭于肌腠则发热，恶风，汗出，口渴；

热邪盛则局部灼热红肿，痛不可触，得冷则舒；风邪善行而数变故关节游走性疼痛，活动不便；苔黄腻则为湿热之象。辨证为风湿热痹，治法为清热通络，祛风除湿，方用白虎加桂枝汤或宣痹汤加减。薏苡仁汤为着痹首选，乌头汤为痛痹首选，双合汤为痰瘀痹阻证首选，防风汤为行痹首选。故本题选 D。

145. 患者，女，35 岁。肢体关节酸痛，游走不定，屈伸不利，恶风发热，舌苔薄白，脉浮。治疗应首选

    A. 薏苡仁汤

    B. 桂枝芍药知母汤

    C. 乌头汤

    D. 防风汤

    E. 白虎加桂枝汤

    考点：痹证的辨证论治 ★

    解析：由患者症状可诊断为痹证之行痹，治法为祛风通络，散寒除湿，方用防风汤。余参见 144 题。故本题选 D。

【A3 型题】

（146～148 题共用题干）

    患者，男，36 岁。2 天前外出后出现咳嗽频剧，咳痰不爽，痰黏稠，喉燥咽痛，气粗，咳时汗出，鼻流黄涕，头痛，口渴，身热，舌苔薄黄，脉浮数。

146. 其诊断是

    A. 感冒

    B. 喘证

    C. 肺胀

    D. 咳嗽

    E. 哮病

147. 其辨证是

    A. 风热犯肺证

    B. 痰热郁肺证

    C. 热哮证

    D. 痰浊壅肺证

    E. 风热感冒

148. 治疗应首选

    A. 银翘散

    B. 清金化痰汤

    C. 桑白皮汤

    D. 越婢加半夏汤

    E. 桑菊饮

    考点：咳嗽的诊断、辨证论治 ★

    解析：试题 146 考查疾病的诊断。根据患者临床表现诊断为咳嗽。咳嗽以咳嗽、咳痰为主要表现。外感咳嗽起病急，病程短，常伴肺卫表证。内伤咳嗽常反复发作，病程长，多伴其他兼证。感冒以鼻塞、流涕、喷嚏、咳嗽、头痛、恶寒、发热、全身不适、脉浮为特征。喘证是以呼吸困难，甚至张口抬肩，鼻翼扇动，不能平卧为临床特征。肺胀临床表现为胸部膨满，憋闷如塞，喘息上气，咳嗽痰多，烦躁，心悸，面色晦暗，或唇甲紫绀，脘腹胀满，肢体浮肿等。其病程缠绵，时轻时重，经久难愈，严重者可出现神昏、痉厥、出血、喘脱等危重证候。哮病发时喉中有哮鸣声，呼吸气促困难，甚则喘息不能平卧。故 146 题选 D。试题 147、148 考查中医辨证论治。风热犯肺，肺失清肃，肺气上逆，则咳嗽频剧，气粗；热邪伤津，咽喉不利，故见喉燥咽痛；热邪灼津为痰，则咳痰不爽，痰黏稠；热郁肌腠，故咳时汗出；肺系受邪，鼻窍不利，故见鼻流黄涕；风热伤津，则口渴；卫气抗邪，则身热；舌苔薄黄，脉浮数为风热犯表之象，辨证为风热犯肺证。治法为疏风清热，宣肺止咳，首选桑菊饮加减。银翘散为感冒风热犯表证首选，清金化痰汤为咳嗽痰热郁肺证首选，桑白皮汤为喘证、肺胀痰热郁肺证首选，越婢加半夏汤为哮病热哮证首选。故 147 题选 A，148 题选 E。

（149～151 题共用题干）

    患者，女，42 岁。身热较著，时时振寒，咳嗽气急，胸痛烦闷，咳时尤甚，痰色黄绿、有腥味，舌红苔黄腻，脉滑数。

149. 辨证应属

    A. 初期

    B. 成痈期

    C. 溃脓期

    D. 恢复期

    E. 发作期

150. 治法宜选用

    A. 排脓解毒，化痰散结

    B. 清热养阴，益气补肺

    C. 疏风散热，清肺化痰

    D. 清肺解毒，化瘀消痈

    E. 清热解毒，化痰消痈

151. 治疗应首选

    A. 银翘散

    B. 加味桔梗汤

C. 千金苇茎汤合如金解毒散

D. 桔梗杏仁煎

E. 沙参清肺汤

考点：肺痈的辨证论治★

解析：试题 149 考查中医辨证。根据患者临床表现诊断为肺痈。初期为恶寒、发热、咳嗽、痰多等肺卫表证；成痈期为高热、振寒、咳嗽、气急、胸痛、咳痰黄稠量多、带有腥味等痰瘀热毒蕴肺的证候；溃脓期见排出大量腥臭脓痰或脓血痰等肉腐脓溃的证候；恢复期症见身热渐退、咳嗽减轻、咯吐脓痰渐少、臭味亦淡、气短、口燥咽干、面色无华、形体消瘦、阴伤气耗的病理过程。故 149 题选 B。试题 150 考查中医治法。肺痈成痈期的治法为清肺解毒，化瘀消痈。清热养阴，益气补肺为肺痈恢复期的治法；疏风散热，清肺化痰为肺痈初期的治法。故 150 题选 D。试题 151 考查方剂的选用。肺痈成痈期的代表方为千金苇茎汤合如金解毒散。银翘散为肺痈初期首选，加味桔梗汤为肺痈溃脓期首选，沙参清肺汤或桔梗杏仁煎为肺痈恢复期首选。故 151 题选 C。

（152～154 题共用题干）

患者，女，46 岁。不易入睡，多梦易醒，心悸健忘，神疲食少，伴头晕目眩，四肢倦怠，腹胀便溏，面色少华，舌淡苔薄，脉细无力。

152. 中医辨证为

A. 心胆气虚证

B. 气血两虚证

C. 心肾不交证

D. 心脾两虚证

E. 肝火扰心证

153. 治法宜选用

A. 补血养心，益气安神

B. 补益心脾，养血安神

C. 滋阴降火，交通心肾

D. 益气镇惊，安神定志

E. 通阳泄浊，豁痰清心

154. 治疗应首选

A. 酸枣仁汤

B. 归脾汤

C. 交泰丸

D. 天王补心丹

E. 安神定志丸

考点：不寐的辨证论治★

解析：试题 152 考查中医辨证。根据患者临床表现诊断为不寐。心血不足，则见不易入睡，多梦易醒，心悸健忘，头晕目眩，面色少华；脾气亏虚，则见神疲食少，四肢倦怠，腹胀便溏；舌淡苔薄，脉细无力均为心脾气血亏虚之象。辨证为心脾两虚证。故 152 题选 D。试题 153 考查中医治法。心脾两虚证的治法为补益心脾，养血安神。滋阴降火，交通心肾为心肾不交证的治法；益气镇惊，安神定志为心胆气虚证的治法。故 153 题选 B。试题 154 考查方剂的选用。心脾两虚证的代表方为归脾汤加减。酸枣仁汤合安神定志丸为心胆气虚证首选，交泰丸为心肾不交证首选。故 154 题选 B。

（155～157 题共用题干）

患者，女，45 岁。车祸后出现头痛 1 年，经久不愈，痛处固定不移，痛如锥刺，舌紫暗，苔薄白，脉细涩。

155. 其辨证是

A. 风热头痛

B. 瘀血头痛

C. 血虚头痛

D. 风寒头痛

E. 肝阳头痛

156. 其治法是

A. 活血化瘀，通窍止痛

B. 养血滋阴，和络止痛

C. 疏风清热和络

D. 疏散风寒止痛

E. 平肝潜阳息风

157. 治疗应首选

A. 加味四物汤

B. 川芎茶调散

C. 芍芷石膏汤

D. 天麻钩藤饮

E. 通窍活血汤

考点：头痛的辨证论治★

解析：试题 155 考查中医辨证。根据患者临床表现诊断为头痛。感受外伤，瘀血内积，气血运行受阻，不通则痛，则见痛处固定不移，痛如锥刺；脉络瘀阻，则见舌紫暗，苔薄白，脉细涩。故辨证为瘀血头痛。故 155 题选 B。试题 156 考查中医治法。瘀血头痛的治法为活血化瘀，通窍止痛。养血滋阴，和络止痛为血虚头痛的治法；疏风清热和络为风热头痛的治法；疏散风寒止痛为风寒头痛的治法；平肝潜阳息风为肝阳头痛的治法。故 156 题选 A。试题 157 考查方剂的选用。治疗瘀血头痛的代表方为通窍活血汤加减。加味四物汤为血虚头痛首选，川芎茶调散为风寒头痛的首选，芎芷石膏汤为风热头痛的首选，天麻钩藤饮为肝阳头痛的首选。故 157 题选 E。

（158～160 题共用题干）

患者，女，46 岁。呕吐吞酸，嗳气频繁，胸胁胀痛，舌淡红，苔薄，脉弦。

158. 其辨证为
    A. 脾胃气虚证
    B. 肝气犯胃证
    C. 痰饮中阻证
    D. 外邪犯胃证
    E. 胃阴不足证

159. 治疗应首选
    A. 柴胡舒肝散
    B. 四七汤
    C. 理中汤
    D. 麦门冬汤
    E. 香砂六君子汤

160. 下列关于本病的预防调护，错误的是
    A. 服药应少量频服为佳
    B. 起居有节，生活有常
    C. 选择刺激性、气味小的药物
    D. 胃中有热者，禁服温燥药物
    E. 服药前，药汁中可加入少量蒜汁

考点：呕吐的辨证论治、预防调护★

解析：试题 158 考查中医辨证。根据患者临床表现诊断为呕吐。肝气郁结，胃失和降，则见呕吐吞酸，嗳气频繁，胸胁胀痛，舌淡红，苔薄，脉弦。辨证为肝气犯胃证。故 158 题选 B。试题 159 考查方剂的选用。肝气犯胃证的治法为疏肝理气，和胃降逆，方用四七汤加减。理中汤为脾胃阳虚证首选，麦门冬汤为胃阴不足证首选，香砂六君子汤为脾胃气虚证首选。故 159 题选 B。试题 160 考查预防与调护。起居有常，生活有节，避免风寒暑湿秽浊之邪的入侵。保持心情舒畅，避免精神刺激，对肝气犯胃者，尤当注意。脾胃素虚者，饮食不宜过多，同时勿食生冷瓜果等，禁服寒凉药物。若胃中有热者，忌食肥甘厚腻、辛辣香燥、醇酒等食品，禁服温燥药物，戒烟。对呕吐不止的病人，应卧床休息，密

切观察病情变化。尽量选择刺激性、气味小的药物，否则随服随吐，更伤胃气。服药方法，应少量频服为佳，以减少胃的负担。故 160 题选 E。

（161～163 题共用题干）

患者，男，45 岁。反复吞咽梗阻感 2 个月。现症：吞咽困难，胸膈痞满，情志抑郁时则加重，情志舒畅时稍可减轻，嗳气呃逆，呕吐痰涎，口干咽燥，大便艰涩，舌质红，苔薄腻，脉弦滑。

161. 其诊断是
    A. 胃痞
    B. 瘿病
    C. 噎膈
    D. 呃逆
    E. 梅核气

162. 其治法是
    A. 行气开郁，化痰散结
    B. 开郁化痰，润燥降气
    C. 理气舒郁，化痰消瘿
    D. 温中散寒，降逆止呃
    E. 除湿化痰，理气和中

163. 治疗应首选
    A. 小半夏汤合苓桂术甘汤
    B. 启膈散
    C. 二陈平胃散
    D. 丁香散
    E. 半夏厚朴汤

考点：噎膈的诊断、辨证论治★

解析：试题 161 考查疾病诊断。根据患者临床表现诊断为噎膈。噎膈是指吞咽食物梗噎不顺，饮食难下，或纳而复出的疾患。噎即噎塞，指吞咽之时哽噎不顺；膈为格拒，指饮食不下。梅核气多见于青中年女性，因情志抑郁而起病，自觉咽中有物梗塞，但无咽痛及吞咽困难，咽中梗塞的感觉与情绪波动有关，在心情愉快、工作繁忙时，症状可减轻或消失，而当心情抑郁或注意力集中于咽部时，则梗塞感觉加重。瘿病以颈前喉结两旁结块肿大为临床特征，可随吞咽动作而上下移动。呃逆是指胃气上逆动膈，以气逆上冲，喉间呃呃连声，声短而频，难以自制为主要表现的病证。胃痞是指以自觉心下痞塞，胸膈胀满，触之无形，按之柔软，压之无痛为主要症状的病证。故 161 题选 C。试题 162、163 考查中医辨证论治。肝气郁结，痰气交阻，胃气上逆，

故见上述症状。辨证为痰气交阻证，治法为开郁化痰，润燥降气，首选启膈散加减。呃逆胃寒气逆证的治法为温中散寒，降逆止呃，首选丁香散加减。瘿病气郁痰阻证的治法为理气舒郁，化痰消瘿，首选四海疏郁丸加减。梅核气的治法为行气开郁，化痰散结，首选半夏厚朴汤加减。胃痞痰湿中阻证的治法为除湿化痰，理气和中，首选二陈平胃散加减。故162题选B，163题选B。

（164～166题共用题干）

患者，男，43岁。炎夏时节久居湿地劳作。现症：胁肋灼热疼痛，痛有定处，触痛明显。胸闷纳呆，恶心呕吐，口苦口黏，小便黄赤，大便不爽，身目发黄，舌红苔黄腻，脉弦滑数。

164. 其诊断是

    A. 悬饮

    B. 黄疸

    C. 胁痛

    D. 聚证

    E. 积证

165. 其辨证是

    A. 瘀血阻络证

    B. 肝胆湿热证

    C. 气滞血阻证

    D. 热重于湿证

    E. 络气不和证

166. 治疗应首选

    A. 六磨汤

    B. 龙胆泻肝汤

    C. 茵陈蒿汤

    D. 香附旋覆花汤

    E. 大七气汤

考点：胁痛的诊断、辨证论治★

解析：试题164考查疾病诊断。根据患者临床表现诊断为胁痛。胁痛是指以一侧或两侧胁肋部疼痛为主要表现的病证。悬饮见胸胁饱满，咳唾引痛，喘促不能平卧，或有肺痨病史，属饮流胁下。黄疸是以目黄、身黄、小便黄为主症的一种病证，其中目睛黄染尤为本病的重要特征。聚证是以腹内结块，或痛或胀，聚散无常，痛无定处为主要临床表现的一类病证。积证是以腹内结块，或痛或胀，结块固定不移，痛有定处为主要临床表现的一类病证。故164题选C。试题165、166考查中医辨证论治。湿热内蕴，肝胆疏泄失职，气机不畅，故胁肋灼热疼痛，痛有定

处，触痛明显，胸闷；湿热阻滞，胆气上溢，则口苦；湿热困阻中焦，则口黏；脾胃纳运失司，则纳呆，恶心呕吐；热盛伤津，则小便黄赤；湿阻气滞，则大便不爽；湿热郁蒸，胆汁不循常道，泛溢肌肤，则身目发黄；舌苔黄腻，脉弦滑数，为湿热内蕴之象，辨证为肝胆湿热证，治法为清热利湿，首选龙胆泻肝汤加减。茵陈蒿汤为黄疸（阳黄）热重于湿证首选，大七气汤为积证气滞血阻证首选，六磨汤为聚证食滞痰阻证首选，香附旋覆花汤为悬饮络气不和证首选。故165题选B，166题选B。

（167～169题共用题干）

患者，女，40岁。全身皮肤黄染2月。身目俱黄，黄色晦暗，脘腹痞胀，大便不实，神疲畏寒，口淡不渴，舌淡苔腻，脉濡缓。

167. 其辨证是

    A. 气滞血瘀证

    B. 脾虚湿滞证

    C. 寒湿阻遏证

    D. 湿热留恋证

    E. 肝脾不调证

168. 其治法

    A. 清热利湿，利胆退黄

    B. 疏肝理气，活血化瘀

    C. 调和肝脾，理气助运

    D. 温中化湿，健脾和胃

    E. 健脾养血，利湿退黄

169. 治疗应首选

    A. 茵陈四苓散

    B. 黄芪建中汤

    C. 附子理中汤

    D. 归芍六君子汤

    E. 茵陈术附汤

考点：黄疸的辨证论治★

解析：试题167考查中医辨证。根据患者临床表现诊断为黄疸。寒湿阻遏，胆汁外溢肌肤，则见身目俱黄，黄色晦暗；寒湿内盛，困阻脾阳，则见脘腹痞胀，大便不实，神疲畏寒，口淡不渴。舌淡苔腻，脉濡缓亦为寒湿内盛之象。辨证为寒湿阻遏证。故167题选C。试题168考查中医治法。寒湿阻遏证的治法为温中化湿，健脾和胃。清热利湿为湿热留恋证的治法；疏肝理气，活血化瘀为气滞血瘀证的治法；调和肝脾，理气助运为肝脾不调证的治法；健脾养血，利湿

退黄为脾虚湿滞证的治法。故168题选D。试题169考查方剂的选用。寒湿阻遏证的代表方为茵陈术附汤加减。茵陈四苓散为湿热留恋证首选，黄芪建中汤为脾虚湿滞证首选，归芍六君子汤为肝脾不调证首选。故169题选E。

（170～172题共用题干）

患者，女，60岁。有反复尿路感染病史5年，3天前因劳累而复发。小便淋沥不已，时作时止，伴腰膝酸软，神疲乏力，舌淡，脉细弱。

170. 其辨证是
A. 热淋
B. 血淋
C. 气淋
D. 膏淋
E. 劳淋

171. 其治法是
A. 补气益血
B. 补脾益肾
C. 补益肝肾
D. 理气疏导，通淋利尿
E. 清热利湿，分清泄浊

172. 治疗应首选
A. 无比山药丸
B. 八珍汤
C. 沉香散
D. 小蓟饮子
E. 程氏萆薢分清饮
考点：淋证的辨证论治★
解析：试题170考查中医辨证。根据患者临床表现诊断为淋证。劳淋，久患淋证，遇劳倦、房事即加重或诱发，小便涩痛不显著，余沥不尽，腰痛缠绵。热淋，起病多急，或伴发热，小便赤热，尿时灼痛。血淋，尿色鲜红或淡红或夹血块而痛。气淋，少腹满闷胀痛，小便艰涩疼痛，或少腹坠胀，尿后余沥不尽。膏淋，小便涩痛，尿液浑浊如脂膏或米泔水。故170题选E。试题171考查中医治法。劳淋的治法为补脾益肾。理气疏导，通淋利尿为气淋的治法；清热利湿，分清泄浊为膏淋的治法。故171题选B。试题172考查方剂的选用。劳淋的代表方为无比山药丸加减。沉香散为气淋首选，小蓟饮子为血淋首选，程氏萆薢分清饮为膏淋首选。故172题选A。

【B1 型题】

A. 二陈平胃散合三子养亲汤
B. 清金化痰汤
C. 桑杏汤
D. 黛蛤散合黄芩泻白散
E. 三拗汤合止嗽散

173. 治疗痰热郁肺型咳嗽的代表方剂是

174. 治疗痰湿蕴肺型咳嗽的代表方剂是
考点：咳嗽的辨证论治★
解析：外感咳嗽风寒袭肺证用三拗汤合止嗽散，风热犯肺证用桑菊饮，风燥伤肺证用桑杏汤；内伤咳嗽痰湿蕴肺证用二陈平胃散合三子养亲汤，痰热郁肺证用清金化痰汤，肝火犯肺证用黛蛤散合黄芩泻白散，肺阴亏耗证用沙参麦冬汤。故173题选B，174题选A。

A. 定喘汤
B. 桑白皮汤
C. 射干麻黄汤
D. 小青龙加石膏汤
E. 二陈汤合三子养亲汤

175. 治疗哮病热哮证，应首选

176. 治疗喘证痰热郁肺证，应首选
考点：哮病、喘证的辨证论治★
解析：哮病热哮证的治法为清热宣肺，化痰定喘，方用定喘汤或越婢加半夏汤加减。喘证痰热郁肺证的治法为清热化痰，宣肺平喘，方用桑白皮汤加减。射干麻黄汤为冷哮证首选，小青龙加石膏汤为寒包热哮证首选，二陈汤合三子养亲汤为喘证痰浊阻肺证首选。故175题选A，176题选B。

A. 射干麻黄汤合小青龙汤
B. 麻黄汤合华盖散
C. 二陈汤合三子养亲汤
D. 三拗汤合止嗽散
E. 生脉散合补肺汤

177. 治疗喘证风寒壅肺证，应首选的方剂是

178. 治疗喘证痰浊阻肺证，应首选的方剂是
考点：喘证的辨证论治★
解析：喘证风寒壅肺证的治法为宣肺散寒，方用麻黄汤合华盖散加减。喘证痰浊阻肺证的治法为祛痰降逆，宣肺平喘，方用二陈汤合三子养亲汤加减。故177题选B，178题选C。

中医内科学

A. 清热养阴，益气补肺

B. 排脓解毒

C. 清肺解毒，化瘀消痈

D. 疏风散热，清肺化痰

E. 清肺解毒，化瘀排脓

179. 肺痈初期的治法是

180. 肺痈成痈期的治法是

考点：肺痈的辨证论治

解析：肺痈共分4期。初期的治法是疏风散热，清肺化痰；成痈期的治法是清肺解毒，化瘀消痈；溃脓期的治法是排脓解毒；恢复期的治法是清热养阴，益气补肺。故179题选D，180题选C。

A. 心虚胆怯证

B. 心血不足证

C. 瘀阻心脉证

D. 痰火扰心证

E. 水饮凌心证

181. 心悸眩晕，胸闷痞满，渴不欲饮，小便短少，或下肢浮肿，形寒肢冷，伴恶心，欲吐，流涎，舌淡胖，苔白滑，脉象弦滑或沉细而滑。证属

182. 心悸不安，胸闷不舒，心痛时作，痛如针刺，唇甲青紫，舌质紫暗或有瘀斑，脉涩或结或代。证属

考点：心悸的辨证论治

解析：心悸眩晕，胸闷痞满，渴不欲饮，小便短少，恶心，欲吐，流涎，舌淡胖，苔白滑，为水饮凌心之表现。胸闷不舒，心痛时作，痛如针刺，唇甲青紫，舌质紫暗或有瘀斑，为血瘀之表现。故181题选E，182题选C。

A. 肝阳上亢证

B. 气血亏虚证

C. 肾精不足证

D. 痰浊上蒙证

E. 瘀血阻窍证

183. 患者眩晕日久，精神萎靡，腰酸膝软，少寐多梦，健忘，两目干涩，视力减退，遗精，滑泄，耳鸣，齿摇，舌红少苔，脉细数。其证候是

184. 患者眩晕，头重昏蒙，伴视物旋转，胸闷恶心，呕吐痰涎，食少多寐，舌苔白腻，脉濡滑。其证候是

考点：眩晕的辨证论治★

解析：精髓不足，不能上充于脑，故眩晕，精神萎靡；肾虚，心肾不交，故少寐多梦，健忘；腰为肾之府，肾虚则腰膝酸软；肾开窍于耳，肾虚故时时耳鸣；精关不固，则见遗精；偏阴虚则生内热，故舌红，脉细数。痰浊蒙蔽清阳，清阳不升，则眩晕，头重如蒙；痰浊中阻，浊阴不降，气机不利，故胸闷恶心；脾阳不振，则少食多寐；苔白腻，脉濡滑均为痰浊内蕴之象。故183题选C，184题选D。

A. 天麻钩藤饮

B. 半夏白术天麻汤

C. 镇肝息风汤

D. 补阳还五汤

E. 地黄饮子

185. 治疗中风中经络，肝肾阴虚，风阳上扰证，应首选

186. 治疗眩晕痰浊上蒙证，应首选

考点：中风、眩晕的辨证论治★

解析：中风中经络风阳上扰证的治法为平肝潜阳，活血通络，方用天麻钩藤饮加减。眩晕痰浊上蒙证的治法为化痰祛湿，健脾和胃，方用半夏白术天麻汤加减。镇肝息风汤为中风中经络阴虚风动证首选，补阳还五汤为中风后遗症气虚络瘀证首选。地黄饮子主治肾虚精亏之言语不利。故185题选A，186题选B。

A. 健脾化湿

B. 温中健脾

C. 温中补肾

D. 散寒止痛

E. 散寒除湿

187. 胃痛暴作，畏寒喜暖，脘腹得温则痛减，口和不渴，喜热饮，舌苔薄白，脉弦紧。其治法是

188. 胃痛隐隐，喜温喜按，空腹痛甚，得食痛减，泛吐清水，神疲乏力，大便溏薄，舌淡苔白，脉迟缓。其治法是

考点：胃痛的辨证论治★

解析：胃痛暴作，畏寒喜暖，脘腹得温则痛减，为寒邪客胃之表现，治法为散寒止痛。胃痛隐隐，喜温喜按，空腹痛甚，得食痛减，泛吐清水，神疲乏力，大便溏薄，为脾胃虚寒之表现，治法为温中健脾，和胃止痛。故187题选D，188题选B。

A. 藿香正气散

B. 葛根芩连汤

C. 参苓白术散

D. 四神丸

E. 痛泻要方

189. 治疗泄泻湿热伤中证，应首选

190. 治疗泄泻寒湿内盛证，应首选

考点：泄泻的辨证论治★

解析：泄泻湿热伤中证的治法为清热利湿，分利止泻，方用葛根芩连汤加减。泄泻寒湿内盛证的治法为芳香化湿，解表散寒，方用藿香正气散加减。故 189 题选 B，190 题选 A。

A. 四磨饮

B. 五磨饮

C. 黄芪汤

D. 黄芪建中汤

E. 六磨汤

191. 治疗气秘的最佳选方是

192. 治疗气虚秘的最佳选方是

考点：便秘的辨证论治★

解析：六磨汤顺气行滞，主治气秘。四磨饮、五磨饮主治气郁之腹胀。黄芪汤益气润肠，主治气虚秘。黄芪建中汤和里缓急，主治腹痛。故 191 题选 E，192 题选 C。

A. 柴胡疏肝散

B. 龙胆泻肝汤

C. 血府逐瘀汤

D. 一贯煎

E. 归芍六君子汤

193. 治疗胁痛肝胆湿热证，应首选的方剂是

194. 治疗胁痛瘀血阻络证，应首选的方剂是

考点：胁痛的辨证论治★

解析：胁痛肝胆湿热证的治法为清热利湿，方用龙胆泻肝汤加减。胁痛瘀血阻络证的治法为祛瘀通络，方用血府逐瘀汤或复元活血汤加减。故 193 题选 B，194 题选 C。

A. 茵陈蒿汤

B. 茵陈五苓散

C. 茵陈术附汤

D. 鳖甲煎丸

E. 逍遥散

195. 治疗阳黄湿重于热，应首选

196. 治疗阴黄寒湿阻遏，应首选

考点：黄疸的辨证论治

解析：茵陈蒿汤清热利湿，治疗阳黄热重于湿。茵陈五苓散利湿化浊，治疗阳黄湿重于热。茵陈术附汤健脾和中，温化寒湿，治疗阴黄寒湿阻遏证。鳖甲煎丸合逍遥散治疗气滞血瘀证。故 195 题选 B，196 题选 C。

A. 风水相搏

B. 湿毒浸淫

C. 水湿浸渍

D. 湿热壅盛

E. 脾阳虚衰

197. 患者水肿日久，腰以下肿甚，按之凹陷不起，畏寒肢冷，尿少，舌淡苔白滑，脉沉弱。其证候是

198. 患者眼睑浮肿，继则四肢及全身皆肿，来势迅速，伴有恶寒发热，小便不利，舌苔薄白，脉浮紧。其证候是

考点：水肿的辨证论治

解析：畏寒肢冷，脉沉弱，为阳虚表现。眼睑浮肿，继则四肢及全身皆肿，来势迅速，伴有恶寒发热，小便不利，舌苔薄白，脉浮紧，为风邪袭表，肺失宣降，不能通调水道之表现。故 197 题选 E，198 题选 A。

A. 疏凿饮子

B. 越婢加术汤

C. 实脾饮

D. 五皮饮合胃苓汤

E. 济生肾气丸合真武汤

199. 治疗水肿湿热壅盛证，应首选

200. 治疗水肿脾阳虚衰证，应首选

考点：水肿的辨证论治★

解析：水肿分为阳水和阴水。阳水风水相搏证用越婢加术汤，湿毒浸淫证用麻黄连翘赤小豆汤合五味消毒饮，水湿浸渍证用五皮饮合胃苓汤，湿热壅盛证用疏凿饮子；阴水脾阳虚衰证用实脾饮，肾阳衰微证用济生肾气丸合真武汤，瘀水互结证用桃红四物汤合五苓散。故 199 题选 A，200 题选 C。

A. 心

B. 肝

C. 脾

D. 肾与膀胱

E. 肺

201. 淋证的主要病位是

202. 喘证的必伤之脏是

考点：淋证、喘证的病机

解析：淋证是指小便频数短涩，滴沥刺痛，欲出未尽，小腹拘急等症，病位在膀胱、肾。喘证病位在肺。故 201 题选 D，202 题选 E。

A. 肝

B. 心

C. 脾

D. 肺

E. 肾

203. 气郁、血郁、火郁主要受病脏腑为

204. 食郁、湿郁、痰郁主要受病脏腑为

考点：郁证的辨证论治

解析：郁证首先辨明受病脏腑与六郁的关系。一般来说，气郁、血郁、火郁主要关系于肝；食郁、湿郁、痰郁主要关系于脾；而虚证则与心的关系最为密切，其次是肝、脾、肾的亏虚。故 203 题选 A，204 题选 C。

A. 阴虚肺热咳血

B. 胃热壅盛吐血

C. 阴虚火旺尿血

D. 肝火犯肺咳血

E. 肾气不固尿血

205. 百合固金汤主治

206. 无比山药丸主治

考点：血证的辨证论治★

解析：百合固金汤滋阴润肺，功用在肺，主治阴虚肺热咳血。无比山药丸补益肾气，功效在肾，主治肾气不固尿血。故 205 题选 A，206 题选 E。

A. 清骨散

B. 八正散

C. 滋水清肝饮

D. 小蓟饮子

E. 丹栀逍遥散

207. 治疗血淋，应首选

208. 治疗内伤发热气郁发热证，应首选

考点：淋证、内伤发热的辨证论治★

解析：小蓟饮子清热通淋，凉血止血，治疗血淋。丹栀逍遥散疏肝理气，解郁泻热，治疗内伤发热气郁发热证。清骨散滋阴清热，治疗内伤发热阴虚发热证。八正散清热利湿，治疗热淋。故 207 题选 D，208 题选 E。

A. 痿证

B. 痉证

C. 痹证

D. 厥证

E. 痫证

209. 以突然昏仆，不省人事，口吐白沫，两目上视，四肢抽搐为主要表现的病证是

210. 以肢体筋脉弛缓，软弱无力，日久因不能随意运动而致肌肉萎缩为主要表现的病证是

考点：痫证、痿证的诊断

解析：痫证的主要表现是突然昏仆，不省人事，口吐白沫，两目上视，四肢抽搐。痿证的主要表现是肢体筋脉弛缓，软弱无力，日久因不能随意运动而致肌肉萎缩。痉证的主要表现是项背强直，四肢抽搐，甚至角弓反张。痹证的主要表现是肌肉、筋骨、关节发生酸痛、麻木、重着。厥证的主要表现是突然昏倒，不省人事，四肢厥冷。故 209 题选 E，210 题选 A。

A. 柴胡疏肝散

B. 逍遥散

C. 越鞠保和丸

D. 四七汤

E. 橘皮竹茹汤

211. 治疗胃痛肝气犯胃证，应首选

212. 治疗呕吐肝气犯胃证，应首选

考点：胃痛、呕吐的辨证论治★

解析：胃痛肝气犯胃证治法为疏肝解郁，理气止痛，方用柴胡疏肝散。呕吐肝气犯胃证治以疏肝理气，和胃降逆，方用四七汤。故 211 题选 A，212 题选 D。

A. 疏凿饮子

B. 八正散

C. 龙胆泻肝汤

D. 双合汤

E. 薏苡仁汤

213. 治疗水肿湿热壅盛证，应首选

214. 治疗痰瘀痹阻之痹证，应首选

考点：水肿、痹证的辨证论治

解析：水肿湿热壅盛证治法为分利湿热，方用疏凿饮子，重在祛肌肤之水。痰瘀痹阻之痹证的治法为化痰行瘀，蠲痹通络，方用双合汤加减。故213题选A，214题选D。

A. 玉女煎
B. 泻心汤合十灰散
C. 龙胆泻肝汤
D. 加味清胃散合泻心汤

E. 泻白散合黛蛤散

215. 治疗吐血胃热壅盛证，应首选

216. 治疗鼻衄胃热炽盛证，应首选

考点：血证的辨证论治★

解析：吐血胃热壅盛证治法为清胃泻火，化瘀止血，方用泻心汤合十灰散，有苦寒泻火之功。鼻衄胃热炽盛证治法为清胃泻火，凉血止血，方用玉女煎，有引血下行之功。故215题选B，216题选A。

中医外科学

【A1 型题】

1. 肿势或软如棉，或硬如馒，形态各异，不红不热。其肿的性质是

    A. 热肿

    B. 寒肿

    C. 风肿

    D. 痰肿

    E. 湿肿

考点：辨肿

解析：A 肿而色红，皮薄光泽，焮热疼痛，肿势急剧。B 肿而不硬，皮色不泽，苍白或紧暗，皮肤清冷，常伴有酸痛，得暖则舒。C 发病急骤，漫肿宣浮，或游走不定，不红微热，轻微疼痛。D 肿势如棉，或硬如馒，大小不一，形态各异，不红不热，皮色不变。E 肿而皮肉重垂胀急，深则按之如烂棉不起，浅则光亮如水疱，搔破流黄水，浸淫皮肤。故本题选 D。

2. 下列各项，不属确认成脓方法的是

    A. 按触法

    B. 推拿法

    C. 穿刺法

    D. 透光法

    E. 点压法

考点：辨脓

解析：确认成脓的方法有按触法、穿刺法、透光法、点压法、B 超。故本题选 B。

3. 适用于肿疡初起的治法是

    A. 透托法

    B. 补托法

    C. 解表法

    D. 益气法

    E. 调胃法

考点：内治法★

解析：消法是一切肿疡初起的治法总则。适用于尚未成脓的初期肿疡和非化脓性肿块性疾病及各种皮肤性疾病。具体应用必须针对病种、病位、病因、病机、病情，分别运用不同方法，如解表、通里、清热、温通、祛痰、理湿、行气、和营等。透托法和补托法均属于托法，适用于外疡中期。益气法和调胃法均为补法，适用于溃疡后期。故本题选 C。

4. 下列各项，属于消法适应证的是

    A. 脓液黄稠的溃疡

    B. 疮疡溃后

    C. 未化脓的初期肿疡

    D. 化脓性肿块

    E. 疮疡内陷

考点：内治法★

解析：消法是运用不同治疗方法和方药，使初起肿疡得到消散，是一切肿疡初起的治法总则。适用于尚未成脓的初期肿疡和非化脓性肿块性疾病及各种皮肤性疾病。故本题选 C。

5. 乳房部脓肿切开引流正确的切口选择是

    A. 乳晕旁弧形切口

    B. 乳晕处放射状切口

    C. 乳房下缘弧形切口

    D. 以乳头为中心弧形切口

    E. 以乳头为中心放射状切口

考点：切开法的具体应用★

解析：乳房部应以乳头为中心，放射状切开。故本题选 E。

6. 下列关于切开法的切口选择，正确的是

    A. 手指脓肿宜在指腹切开

    B. 关节脓肿应广泛越过关节切开

    C. 头面部脓肿应纵形切开

    D. 乳房脓肿以乳头为中心放射状切开

    E. 肛周脓肿应纵形切开

考点：切开法的具体运用★

解析：选择脓腔最低点或最薄弱处进刀。一般疮疡宜循经直切；乳房部应以乳头为中心，放射状切开；面部脓肿应尽量沿皮肤自然纹理切

开；手指脓肿，应从侧方切开；关节区附近的脓肿，切口尽量避免越过关节；关节区脓肿，一般施行横切口、弧形切口或"S"形切口；肛旁低位脓肿，应以肛管为中心作放射状切开。故本题选 D。

7. 下列各项，不宜采用垫棉法治疗的是
 A. 溃疡脓出不畅有袋脓
 B. 疮孔窦道形成脓水不易排出
 C. 急性炎症红肿热痛
 D. 溃疡脓腐已尽，皮肉一时不能黏合
 E. 腋窝疮疡溃后

考点：垫棉法适应证

解析：垫棉法适用于溃疡脓出不畅有袋脓者；或疮孔窦道形成脓水不易排尽者；或溃疡脓腐已尽，新肉已生，但皮肉一时不能黏合者。垫棉法在急性炎症红肿热痛尚未消退时不可应用，否则有促使炎症扩散之弊。应用本法期间若出现发热、局部疼痛加重者，则应立即终止使用，采取相应措施。故本题选 C。

8. 结块范围约 3cm，中心有一脓头，出脓即愈的疾病是
 A. 疖病
 B. 无头疖
 C. 蝼蛄疖
 D. 有头疖
 E. 有头疽

考点：疖的临床表现

解析：疖分为疖病、无头疖、蝼蛄疖、有头疖。其中有头疖指患处皮肤有一红色结块，焮热疼痛，范围约 3cm，突起根浅，中心有一脓头，出脓即愈。故本题选 D。

9. 下列各项，皮损范围为 3cm 左右的是
 A. 丹毒
 B. 痈
 C. 有头疽
 D. 颜面部疔疮
 E. 有头疖

考点：疖的临床表现

解析：有头疖为患处皮肤上有一红色结块，范围约 3cm，灼热疼痛，突起根浅，中心有一脓头，出脓即愈。丹毒为病起突然，恶寒发热，局部皮肤忽然变赤，色如丹涂脂染，焮热肿胀，边界清楚，迅速扩大，数日内可逐渐痊愈，但容易复发。痈的特点为局部光软无头，红肿疼痛，结块范围多在 6～9cm，发病迅速，易肿、易脓、

易溃、易敛，或伴恶寒、发热、口渴等症状。颜面部疔疮初起为粟粒样脓头，根脚深，肿势散漫；出脓较晚而有脓栓；大多数患者初起即有全身症状。故本题选 E。

10. 下列疔疮，容易损筋伤骨的是
 A. 烂疔
 B. 红丝疔
 C. 颜面疔
 D. 疫疔
 E. 手足疔

考点：疔的特点★

解析：如处理不当，发于颜面部的疔疮很容易走黄而有生命危险，发于手足部的疔疮则易损筋伤骨而影响功能。故本题选 E。

11. 红丝疔的好发部位是
 A. 面部
 B. 胸腹部
 C. 四肢后侧
 D. 四肢内侧
 E. 四肢外侧

考点：红丝疔的定义

解析：红丝疔好发于四肢内侧，常有手足部生疔或皮肤破损等病史。多先在手足生疔部位或皮肤破损处见红肿热痛，继而在前臂或小腿内侧皮肤上起红丝一条或多条，迅速向躯干方向走窜。故本题选 D。

12. 可用于砭镰法治疗的疾病是
 A. 颜面疔疮
 B. 抱头火丹
 C. 赤游丹
 D. 红丝疔
 E. 手足疔疮

考点：红丝疔的治疗

解析：红丝疔的外治法：红丝细者，宜用砭镰法，局部皮肤消毒后，以刀针沿红丝行走途径，寸寸挑断，并用拇指和食指轻捏针孔周围皮肤，微令出血，或在红丝尽头挑断，挑破处均盖贴太乙膏掺红灵丹。故本题选 D。

13. 治疗颈痈风热痰毒证，应首选
 A. 仙方活命饮
 B. 黄连解毒汤
 C. 五味消毒饮
 D. 牛蒡解肌汤
 E. 五神汤

考点：颈痈的治疗★

解析：颈痈风热痰毒证的治法为散风清热，化痰消肿，方用牛蒡解肌汤或银翘散加减。仙方活命饮合五味消毒饮为热胜肉腐证首选。故本题选 D。

14. 发于小腿足部的丹毒是

A. 抱头火丹

B. 内发丹毒

C. 流火

D. 无头疽

E. 赤游丹毒

考点：不同部位丹毒的命名

解析：生于躯干部为内发丹毒，发于头面部为抱头火丹，发于小腿足部为流火，新生儿多生于臀部为赤游丹毒。故本题选 C。

15. 乳痈最常见的病因是

A. 肝郁胃热

B. 乳汁郁积

C. 阳明积热

D. 乳头破损

E. 感受外邪

考点：乳痈的病因

解析：乳痈的病因：乳汁郁积、肝郁胃热、感受外邪。其中乳汁郁积是最常见的病因。初产妇乳头破碎，或乳头畸形、凹陷，影响充分哺乳；或哺乳方法不当，或乳汁多而少饮，或断乳不当，均可导致乳汁郁积，乳络阻塞成块，郁久化热成痈肿。故本题选 B。

16. 乳癖的治疗要点是

A. 解毒消痈

B. 疏肝理气

C. 排脓解毒

D. 止痛、消块

E. 消痞散结

考点：乳癖的辨证论治★

解析：止痛与消块是治疗乳癖之要点。根据具体情况进行辨证论治。对于长期服药而肿块不消反而增大，且质地较硬、边缘不清，疑有恶变者，应手术切除。故本题选 D。

17. 治疗乳岩冲任失调证，应首选的方剂是

A. 神效瓜蒌散合开郁散

B. 二仙汤合开郁散

C. 八珍汤

D. 人参养荣汤

E. 参苓白术散

考点：乳岩的辨证论治★

解析：乳岩冲任失调证的治法为调摄冲任，理气散结，方用二仙汤合开郁散加减。A 为肝郁痰凝证的代表方，C 为正虚毒炽证的代表方，D 为气血两亏证的代表方，E 为脾虚胃弱证的代表方。故本题选 B。

18. 肉瘿可选用的外治法是

A. 回阳玉龙膏掺黑退消

B. 太乙膏掺红灵丹

C. 阳和解凝膏掺黑退消

D. 太乙膏掺阳毒内消散

E. 阳和解凝膏掺阳毒内消散

考点：肉瘿的辨证论治★

解析：肉瘿的外治法为阳和解凝膏掺黑退消或桂麝散外敷。故本题选 C。

19. 石瘿应首选的治疗措施是

A. 早期中药外敷

B. 早期中药内治

C. 早期手术切除

D. 早期化学治疗

E. 早期放射治疗

考点：石瘿的治疗原则

解析：石瘿相当于西医学中的甲状腺癌，属于恶性肿瘤，应及早诊断并早期手术治疗。故本题选 C。

20. 好发于汗腺、皮脂腺丰富部位的是

A. 肉瘤

B. 气瘤

C. 脂瘤

D. 血瘤

E. 骨瘤

考点：脂瘤的诊断

解析：脂瘤多见于头面部、臀部、背部等皮脂腺、汗腺丰富的部位，生长缓慢，一般无明显自觉症状。肉瘤可发于身体各部，好发于肩、背、腹、臀及前臂皮下。血瘤可发生于身体任何部位，大多数为先天性；毛细血管瘤多发生在颜面、颈部，可单发，也可多发；海绵状血管瘤表现为质地柔软似海绵，常呈局限性半球形、扁平或高出皮面的隆起物。故本题选 C。

21. 发于皮里膜外，由脂肪组织过度增生而形成的良性肿瘤是

A. 血瘤

B. 肉瘤

C. 脂瘤

D. 脂肪肉瘤

E. 纤维肉瘤

考点：肉瘤的概念

解析：血瘤是指体表血络，纵横交集而形成的肿瘤。肉瘤发于皮里膜外，由脂肪组织过度增生而形成的良性肿瘤。脂瘤是指皮脂腺中皮脂潴留郁积而形成的囊肿，又称粉瘤。西医所称的肉瘤是指发生于软组织的恶性肿瘤，如脂肪肉瘤、纤维肉瘤等。故本题选 B。

22. 下列关于蛇串疮的叙述，正确的是

A. 皮损对称分布

B. 多无疼痛

C. 皮损为红斑，风团

D. 愈后很少复发

E. 相当于西医的单纯疱疹

考点：蛇串疮的概念与特点

解析：蛇串疮相当于西医的带状疱疹。皮肤上出现红斑、水疱或丘疱疹，累累如串珠，排列成带状，沿一侧周围神经分布区出现，局部刺痛或伴臖核肿大。多数患者愈后很少复发，极少数患者可多次发病。故本题选 D。

23. 下列各项，有特殊鼠尿臭味的是

A. 白秃疮

B. 脚湿气

C. 肥疮

D. 体癣

E. 花斑癣

考点：头癣的临床特点 ★

解析：肥疮的特点：有黄癣痂堆积，癣痂呈蜡黄色，肥厚，富黏性，边缘翘起，中心微凹，上有毛发贯穿，质脆易粉碎，有特殊的鼠尿臭味。白秃疮多见于学龄儿童，特点是在头皮上有圆形或不规则的覆盖灰白鳞屑的斑片。脚湿气多发于成年人，以皮下水疱，趾间浸渍糜烂，渗流滋水，角化过度，脱屑、瘙痒等为特征。体癣以青壮年男性多见，多发于夏季，好发于面部、颈部、躯干及四肢近端。特点为环形或多环形、边界清楚、中心消退、外围扩张的斑块。花斑癣常发于多汗体质青年，可在家庭中互相传染。皮损好发于颈项、躯干，尤其是多汗部位及四肢近心端，为大小不一、边界清楚的圆形或不规则的无炎症性斑块，色淡褐灰褐至深褐色，或轻度色素减退，或附少许糠秕状细鳞屑，常融合成片。有轻微痒感，常夏发冬愈，复发率高。故本题选 C。

24. 下列各项，常发于多汗体质青年，并可在家

庭中相互传染的是

A. 白秃疮

B. 肥疮

C. 鹅掌风

D. 圆癣

E. 花斑癣

考点：花斑癣的临床特点 ★

解析：参见 23 题。故本题选 E。

25. 下列外治法，可用于治疗白秃疮、肥疮的是

A. 拔发法

B. 挑治法

C. 挂线法

D. 结扎法

E. 熏法

考点：癣的治疗方法

解析：白秃疮相当于西医的白癣，肥疮相当于西医的黄癣。其外治法均可采用拔发法。故本题选 A。

26. 治疗水疱型脚湿气，外治应用的药物是

A. 10% 水杨酸软膏

B. 3% 硼酸溶液

C. 复方土槿皮酊

D. 3% 冰醋酸

E. 雄黄膏

考点：癣的治疗

解析：水疱型脚湿气可选用 1 号癣药水、2 号癣药水、复方土槿皮酊外搽；二矾汤熏洗；鹅掌风浸泡方或藿黄浸剂浸泡。10% 水杨酸软膏可用于脱屑型脚湿气，3% 硼酸溶液可用于糜烂型脚湿气，3% 冰醋酸可用于灰指甲，雄黄膏可用于白秃疮、肥疮。故本题选 C。

27. 油风实证的治疗原则是

A. 清热凉血

B. 清热通瘀

C. 行气活血

D. 活血化瘀

E. 消热解毒

考点：油风的辨证论治 ★

解析：油风实证以清以通为主，血热清则血循其经，血瘀祛则新血易生；虚证以补摄为要，精血得补则毛发易生。选用适当的外治或其他疗法能促进毛发生长。故本题选 B。

28. 治疗虫咬皮炎热毒蕴结证，应首选的方剂是

A. 五味消毒饮合清营汤

B. 黄连解毒汤合犀角地黄汤

C. 五味消毒饮合黄连解毒汤

D. 仙方活命饮合清营汤

E. 银翘散合消风散

考点：虫咬皮炎的辨证论治

解析：虫咬皮炎毒热蕴结证，可见皮疹较多，成片红肿，水疱较大，瘀斑明显，皮疹附近臀核肿大；伴畏寒，发热头痛，恶心、胸闷；舌红，苔黄，脉数。治法：清热解毒，消肿止痒。方用五味消毒饮合黄连解毒汤加地肤子、白鲜皮、紫荆皮。故本题选 C。

29. 疥疮的治疗原则是

    A. 清热解毒

    B. 清热燥湿

    C. 祛风止痒

    D. 燥湿解毒

    E. 杀虫止痒

考点：疥疮的治疗

解析：疥疮以杀虫止痒为主要治法。必须隔离治疗，以外治为主。一般不需内服药，若抓破染毒，需内外合治。故本题选 E。

30. 下列各项，由禀赋不耐而发病的是

    A. 红丝疔

    B. 疔疮

    C. 药毒

    D. 流注

    E. 脱疽

考点：药毒的病因病机

解析：药毒是指药物通过口服、注射或皮肤黏膜直接用药等途径，进入人体后引起的皮肤或黏膜的急性炎症反应。与患者的过敏体质有关。总由禀赋不耐，邪毒侵犯所致。故本题选 C。

31. 贯穿结扎法最适用的是

    A. 内痔嵌顿

    B. 静脉曲张性外痔Ⅱ

    C. 血栓性外痔

    D. 赘皮外痔

    E. Ⅱ、Ⅲ期内痔

考点：内痔的治疗

解析：贯穿结扎法适用于Ⅱ、Ⅲ期内痔，尤其是纤维型内痔更为适宜。故本题选 E。

32. 内痔脱出不能自行还纳，需手托，休息方能复位，其分期是

    A. Ⅰ期

    B. Ⅱ期

C. Ⅲ期

D. Ⅳ期

E. Ⅴ期

考点：内痔的诊断

解析：Ⅰ期内痔：痔核较小，不脱出，以便血为主。Ⅱ期内痔：痔核较大，大便时可脱出肛外，便后自行回纳，便血或多或少。Ⅲ期内痔：痔核更大，大便时痔核脱出肛外，甚至行走、咳嗽、喷嚏、站立时也会脱出，不能自行回纳，需用手推回，或平卧、热敷后才能回纳，便血不多或不出血。Ⅳ期内痔：痔核脱出，不能及时回纳，嵌顿于外，因充血、水肿和血栓形成，以致肿痛、糜烂和坏死，即嵌顿性内痔。故本题选 C。

33. 应用脓肿一次切开法治疗肛痈，与分次手术最主要的区别是

    A. 切口呈放射状

    B. 切口长度与脓肿等长

    C. 将切口与内口之间的组织切开并搔刮清除

    D. 分开脓腔的纤维间隔

    E. 术后常规换药

考点：肛痈的治疗

解析：脓肿一次切开法切口呈放射状，长度与脓肿等长，使引流通畅，同时寻找齿线处感染的肛隐窝或内口，将切口与内口之间的组织切开，并搔刮清除，以免形成肛漏。分次手术切口在压痛或波动明显处尽可能靠近肛门，切口呈弧状或放射状，须有足够长度，用红油膏纱布引流，保持引流通畅，待肛漏形成后按肛漏处理。故二者最大区别是前者要将内口组织切开并搔刮清除，避免形成肛漏。故本题选 C。

34. 肛裂疼痛的特点是

    A. 间歇性疼痛

    B. 周期性疼痛

    C. 持续性疼痛

    D. 游走性性疼痛

    E. 阵发性疼痛

考点：肛裂的诊断

解析：肛裂的主要症状有疼痛、出血、便秘、瘙痒。其中，周期性疼痛是肛裂的主要症状，常因排便时肛管扩张刺激溃疡面，引发撕裂样疼痛，或灼痛，或刀割样疼痛，持续数分钟后减轻或缓解，称为疼痛间歇期。故本题选 B。

35. 锁肛痔早期便血的特点是

A. 便血鲜红，便后停止，呈间歇性

B. 无痛性便血，血色鲜红，不与大便相混

C. 黏液血便，鲜红或暗红，量不多，呈持续性

D. 便血鲜红，量不多，肛门呈周期性疼痛

E. 少许黏液或血丝在粪便前流出

考点：锁肛痔的主要症状

解析：锁肛痔是发生在肛管直肠的恶性肿瘤，相当于西医的肛管直肠癌。便血是直肠癌最常见的早期症状。大便带血，血为鲜红或暗红，量不多，常同时伴有黏液，呈持续性，有特殊臭味。故本题选 C。

36. 治疗血栓性浅静脉炎湿热瘀阻证，应首选的方剂是

A. 五神汤合四妙勇安汤

B. 萆薢渗湿汤合五神汤

C. 二妙散合茵陈赤豆汤

D. 四妙散合五神汤

E. 六味地黄丸合四妙散

考点：青蛇毒的辨证论治

解析：青蛇毒湿热瘀阻证的治法为清热利湿，解毒通络，方用二妙散合茵陈赤豆汤加减。故本题选 C。

37. 治疗脱疽湿热毒盛证，应首选的方剂是

A. 阳和汤

B. 四妙勇安汤

C. 桃红四物汤

D. 顾步汤

E. 黄芪鳖甲汤

考点：脱疽的辨证论治 ★

解析：脱疽湿热毒盛证的治法为清热利湿，解毒活血，方用四妙勇安汤加减。寒湿阻络证用阳和汤加减。血脉瘀阻证用桃红四物汤加减。热毒伤阴证用顾步汤加减。气阴两虚证用黄芪鳖甲汤加减。故本题选 B。

38. 顾步汤适用的脱疽证候是

A. 寒湿阻络

B. 血脉瘀阻

C. 湿热毒盛

D. 热毒伤阴

E. 气阴两虚

考点：脱疽的辨证论治 ★

解析：参见 37 题。故本题选 D。

39. 按照中国九分法计算烧伤面积，双上肢占

A. 4.5%

B. 9%

C. 18%

D. 36%

E. 42%

考点：烧伤面积的计算方法

解析：中国新九分法将全身体表面积划分为 11 个 9% 的等份，另加 1%，构成 100% 的体表面积，即成人头、面、颈部为 9%；双上肢为 2×9%；躯干前后包括会阴部为 3×9%；双下肢包括臀部为 5×9% +1% =46%。故本题选 C。

【A2 型题】

40. 患者 1 周前因外伤出现右手食指红肿热痛，肿胀呈圆柱状，皮色光亮，关节轻度屈曲，不能伸展，现局部跳痛明显，拟切开排脓。应选择的切口部位是

A. 指掌侧面

B. 指掌正中

C. 手指侧面

D. 手指正中

E. 食指关节处

考点：切开法的具体应用

解析：切口的选择以便于引流为原则，选择脓腔最低点或最薄处进刀。手指脓肿，应从侧方切开。故本题选 C。

41. 患者，男，34 岁。全身泛发疖肿 10 天，成脓收口时间长，脓水稀薄。伴面色萎黄，纳少便溏，舌质淡，边有齿痕，脉濡。治疗应首选

A. 补中益气汤合五味消毒饮

B. 黄芪建中汤合萆薢渗湿汤

C. 仙方活命饮合增液汤

D. 五味消毒饮合黄连解毒汤

E. 参苓白术散合五神汤

考点：疖的治疗方法

解析：根据患者临床表现诊断为疖之体虚毒恋，脾胃虚弱证。治法为健脾和胃，清化湿热，方用五神汤合参苓白术散加减。仙方活命饮合增液汤为体虚毒恋，阴虚内热证首选，五味消毒饮、黄连解毒汤为热毒蕴结证首选。故本题选 E。

42. 患者素有足癣史，1 周前左 1、2 趾缝间作痒，糜烂加重，2 天前左大趾至小腿内出现红线一条，宽约 3mm，色红灼热，边界清楚，压痛明显，并伴有左腹股沟结块疼痛。其诊断是

A. 丹毒

B. 烂疔

C. 类丹毒

D. 红丝疔

E. 附骨疽

考点：红丝疔的定义、特点★

解析：多先在手足生疔部位或皮肤破损处见红肿疼痛，继而在前臂或小腿内侧皮肤上起红丝一条或多条，迅速向躯干方向走窜，上肢可停于肘部或腋部，下肢可停于腘窝或胯间。腋窝或腘窝、腹股沟常有臀核肿大作痛。故本题选 D。

43. 患者行注射治疗后，出现臀部结块坚硬，漫肿不红，病情进展缓慢，无全身症状，舌苔白腻，脉缓。其诊断是

A. 臀痈

B. 肉瘤

C. 流痰

D. 内陷

E. 无头疽

考点：臀痈的临床特点

解析：臀痈是发生于臀部肌肉丰厚处范围较大的急性化脓性疾病。由肌肉注射引起者俗称针毒。特点是发病来势急，病位深，范围大，难于起发，成脓起块，但腐溃较难，收口亦慢。故本题选 A。

44. 患者，女，32 岁。左臀部出现硬结，红热不显，有触痛，步行不便，有患部肌肉注射史。应首先考虑的是

A. 无头疽

B. 有头疽

C. 臀痈

D. 痈

E. 肉瘤

考点：臀痈的临床特点

解析：发病前常有臀部糜烂损伤史，或臀部肌肉注射史。痈发于一侧臀部，肿硬疼痛，形大如盘，肿逾盈尺，范围较广，边缘不清，步履艰难。及至酿脓，焮热疼痛，肿势渐聚。身伴寒热，四肢酸楚，尿赤便秘。脓成外溃，色黄稠厚，或疮口内有腐烂坏死组织，泄脓不畅。故本题选 C。

45. 患者，男，32 岁。臀部湿烂溃脓，伴恶寒发热，头痛骨楚，食欲不振，舌红苔黄，脉数。其治法是

A. 清热利湿，活血化瘀

B. 清热解毒，和营化湿

C. 和营活血，利湿化痰

D. 清肝泻火，活血化瘀

E. 凉血清热，解毒通络

考点：臀痈的治疗

解析：根据患者临床表现诊断为臀痈。臀痈是发生于臀部肌肉丰厚处范围较大的急性化脓性疾病。湿邪侵袭，则见臀部湿烂溃脓，食欲不振。辨证为湿火蕴结证。治法为清热解毒，和营化湿。和营活血，利湿化痰为湿痰凝滞证的治法。故本题选 B。

46. 患者，女，28 岁。左乳胀痛 10 天，局部红肿热痛，中软应指，伴壮热不退，口渴喜饮，舌红苔黄，脉弦数。治疗应首选的是

A. 乳房按摩，并用金黄散外敷

B. 切开引流，行弧形切口

C. 切开引流，行放射状切口

D. 切开引流，行十字形切口

E. 应用砭镰法

考点：乳痈的治疗

解析：乳痈初起可热敷加乳房按摩，以疏通乳络。先轻揪乳头数次，然后从乳房四周按摩，再用金黄散或玉露散外敷。成脓时切口排脓，以乳头放射状切开。溃后用八二丹或九一丹提脓拔毒，待脓尽改用生肌散、红油膏收口。故本题选 C。

47. 患者，女，45 岁。乳房肿块月经前加重，经后缓解，伴有腰酸乏力，神疲倦怠，月经失调，量少色淡，舌淡苔白，脉沉细。其治法是

A. 疏肝散结

B. 化痰散结

C. 调摄冲任

D. 调补气血

E. 补益气血

考点：乳癖的辨证论治

解析：根据患者症状诊断为乳癖之冲任失调证，治法为调摄冲任，方用二仙汤合四物汤加减。故本题选 C。

48. 患者，女，30 岁。左颈部核桃大小卵圆形肿物，不红，不热，随吞咽上下移动，舌苔白腻，脉弦。治疗应首选

A. 逍遥散合瓜蒌牛蒡汤

B. 逍遥散合海藻玉壶汤

C. 四海舒郁丸

D. 逍遥蒌贝散

E. 柴胡疏肝散

考点：肉瘿的辨证论治

解析：根据患者临床表现诊断为肉瘿之气滞痰凝证。治法为理气解郁，化痰软坚，方用逍遥散合海藻玉壶汤加减。四海舒郁丸为气瘿肝郁气滞证首选，柴胡疏肝散为瘿痈气滞痰凝证首选。故本题选 B。

49. 患者，女，27 岁。有上呼吸道感染病史，颈部突然呈弥漫性肿大，皮肤焮红灼热，按之疼痛，向耳后枕部放射，活动或吞咽时加重，伴发热，畏寒。其诊断是

A. 气瘿

B. 石瘿

C. 肉瘿

D. 瘿痈

E. 颈痈

考点：瘿痈的诊断

解析：根据患者临床表现诊断为瘿痈。发病前多有感冒、咽痛等病史，颈部肿胀多突然发生，局部焮红灼热，按之疼痛，其痛可牵引至耳后枕部，活动或吞咽时加重，伴发热、畏寒等。气瘿初起时无明显不适感，甲状腺呈弥漫性肿大，腺体表面较平坦，质软不痛，皮色如常，腺体随吞咽动作而上下移动。肉瘿的特点为颈前喉结一侧或两侧结块，柔韧而圆，如肉之团，随吞咽动作而上下移动，发展缓慢。石瘿，多见于 40 岁以上患者。多年存在的颈部肿块，生长迅速，质地坚硬如石，表面凹凸不平，推之移动，并可出现吞咽时移动受限，可伴有疼痛。颈痈多见于儿童，初起时局部肿胀、灼热、疼痛而皮色不变，结块边界清楚，具有明显的风温外感症状。故本题选 D。

50. 患者，男，45 岁。左上臂内侧有一肿块，呈半球形，暗红色，质地柔软，状如海绵，压之可缩小。应首先考虑的是

A. 气瘤

B. 筋瘤

C. 脂瘤

D. 血瘤

E. 肉瘤

考点：血瘤的诊断

解析：血瘤：病变局部色泽鲜红或暗紫，或呈局限性柔软肿块，边界不清，触之如海绵状。筋瘤：坚而色紫，累累青筋，盘曲甚者结若蚯蚓。脂瘤：皮肤间出现圆形质软的肿块，中央有粗大毛孔，可挤出有臭味的粉渣样物。肉瘤：软似棉，肿似馒，皮色不变，不紧不宽，如肉之隆起。故本题选 D。

51. 患者，男，25 岁。头发干枯脱落，头皮瘙痒，头屑多，头面部皮肤干燥脱屑，并见淡红色斑片，伴口干，便秘，舌红，苔薄白，脉细数。其辨证是

A. 肠胃湿热证

B. 热毒蕴结证

C. 气血两虚证

D. 气滞瘀血证

E. 风热血燥证

考点：白屑风的辨证论治

解析：根据患者临床表现诊断为白屑风。风热外袭，耗伤阴津，燥邪内扰，则见头发干枯脱落，头皮瘙痒，头屑多，头面部皮肤干燥脱屑，并见淡红色斑片，伴口干，便秘。辨证为风热血燥证。故本题选 E。

52. 患者，女，30 岁。头发出现斑片脱发 2 天，偶有头皮瘙痒，伴头皮烘热，心烦易怒，急躁不安，舌质红，舌苔白，脉弦。其辨证是

A. 气滞血瘀证

B. 湿热蕴结证

C. 肝肾不足证

D. 气血两虚证

E. 血热风燥证

考点：油风的辨证论治

解析：根据患者临床表现诊断为油风之血热风燥证。其证候为突然脱发成片，偶有头皮瘙痒，或伴头部烘热；心烦易怒，急躁不安；舌质红，舌苔薄，脉弦。治法为凉血息风，养阴护发，方用四物汤合六味地黄汤加减。故本题选 E。

53. 患者因牙痛服用去痛片，7 天后四肢出现豌豆至蚕豆大圆形水肿性红斑，有些部位中央有水疱。其诊断是

A. 药毒

B. 瘾疹

C. 湿疮

D. 接触性皮炎

E. 麻疹

考点：药毒的诊断

解析：药毒的诊断：①发病前有用药史。②有一定的潜伏期，第一次发病多在用药后 5～20 天内。③突然发病，自觉灼热瘙痒，重者伴发

热、倦怠、纳差、大便干燥、小便黄赤。④皮损形态多样，颜色鲜艳，分布为全身性、对称性、可泛发或局限于局部。湿疮：皮损对称分布，多形损害，剧烈瘙痒，有渗出倾向，反复发作，易成慢性等。接触性皮炎：皮疹一般为红斑、肿胀、丘疹、水疱或大疱、糜烂、渗出等，一个时期内以某一种皮损为主。故本题选 A。

54. 患者项部皮损为多角形的扁平丘疹融合成片，剧烈瘙痒，搔抓后皮损肥厚，皮沟加深，皮嵴隆起，形成苔藓样变，其诊断是

    A. 白疕

    B. 圆癣

    C. 白秃疮

    D. 红蝴蝶疮

    E. 牛皮癣

考点：牛皮癣的皮损特点★

解析：牛皮癣的特点是皮损为圆形或多角形的扁平丘疹融合成片，剧烈瘙痒，搔抓后皮损肥厚，皮沟加深，皮嵴隆起，极易形成苔藓样变。白疕：皮损初起为针头大小的丘疹，逐渐扩大为绿豆、黄豆大小的淡红色或鲜红色丘疹或斑丘疹可融合成形态不同的斑片，边界清楚，表面覆盖多层干燥银白色鳞屑，刮除鳞屑则露出发亮的半透明的薄膜。故本题选 E。

55. 患者，男，33 岁。患白疕，发病较久，皮疹多呈斑片状，颜色淡红，鳞屑减少，干燥皲裂，自觉瘙痒，伴口干，舌质淡红，苔少，脉沉细。**其治法是**

    A. 清热泻火，凉血解毒

    B. 清利湿热，解毒通络

    C. 活血化瘀，解毒通络

    D. 养血滋阴，润肤息风

    E. 清热凉血，解毒消斑

考点：白疕的辨证治疗

解析：患者皮疹颜色淡红，舌质淡红，脉沉细，为血虚所致。有鳞屑减少，干燥皲裂，自觉瘙痒等症，故可诊断为血虚风燥型白疕，治以养血滋阴，润肤息风，方选当归饮子加减。清热泻火，凉血解毒为火毒炽盛证的治法；清利湿热，解毒通络为湿毒蕴阻证的治法；活血化瘀，解毒通络为气血瘀滞证的治法；清热凉血，解毒消斑为血热内蕴证的治法。故本题选 D。

56. 患者，男，42 岁。患白疕，发病较久，皮疹多呈斑片状，颜色淡红，鳞屑减少，干燥皲裂，自觉瘙痒，伴口咽干燥，舌淡红苔少，脉沉细。

治疗应首选

    A. 当归饮子

    B. 犀角地黄汤

    C. 桃红四物汤

    D. 清瘟败毒饮

    E. 萆薢渗湿汤

考点：白疕的辨证治疗

解析：根据患者临床表现诊断为白疕。久病体虚，阴血亏损，肌肤失养，故皮疹多呈斑片状，颜色淡红，鳞屑减少，干燥皲裂，自觉瘙痒；阴血不足，津亏失润则口咽干燥；舌淡红苔少，脉沉细均为血虚风燥之象。辨证为血虚风燥证，治宜养血滋阴，润肤息风，方用当归饮子加减。犀角地黄汤为血热内蕴证首选，桃红四物汤为气血瘀滞证首选，清瘟败毒饮为火毒炽盛证首选，萆薢渗湿汤为湿毒蕴阻证首选。故本题选 A。

57. 患者，男，30 岁。不洁性交后 3 个月，冠状沟出现数个菜花状丘疹，色淡红，质柔软，舌质红，苔薄白，脉弦。其诊断是

    A. 扁平湿疣

    B. 生殖器疱疹

    C. 淋病

    D. 尖锐湿疣

    E. 艾滋病

考点：尖锐湿疣的诊断

解析：根据患者临床表现诊断为尖锐湿疣。有与尖锐湿疣患者不洁性交或生活接触史，潜伏期一般为 2 周～8 个月，平均 3 个月。基本损害为淡红色或污秽色、柔软的表皮赘生物。由于皮损排列分布不同，外观上常表现为点状、线状、重叠状、乳头瘤状、鸡冠状、菜花状、蕈状、扁平状等不同形态。扁平湿疣：为梅毒常见的皮肤损害，皮损为扁平而湿润的丘疹，表面光滑，成片或成簇分布。淋病：急性淋病为尿道口红肿、发痒及轻度刺痛，继而有稀薄黏液流出，引起排尿不适，24 小时后症状加剧等。慢性淋病为尿痛轻微，排尿时仅感尿道灼热或轻度刺痛，常可见终末血尿等。故本题选 D。

58. 患者便血伴肛门疼痛反复发作 3 年。肛门截石位 6 点处肛管皮肤裂开，伴结缔组织外痔，肛乳头肥大。治疗应选用的手术方法是

    A. 扩肛法

    B. 切开法

    C. 挂线法

D. 结扎法

E. 纵切横缝法

考点：肛裂的其他疗法

解析：扩肛法适用于早期肛裂，无结缔组织外痔、肛乳头肥大等合并症。切开法适用于陈旧性肛裂伴有结缔组织外痔、肛乳头肥大等合并症。肛裂侧切术适用于不伴有结缔组织外痔、皮下漏等的陈旧性肛裂。纵切横缝法适用于陈旧性肛裂伴肛管狭窄者。故本题选 B。

59. 患者，男，60 岁。排便后肛门部肿物脱出反复发作 3 年，每次便时肿物脱出长 5 ~ 10cm，色淡红，伴肛门坠胀，神疲乏力，食欲不振，舌质淡，苔薄白，脉细弱。其治法是

A. 清热利湿

B. 养阴润肠

C. 补气升提

D. 理气活血

E. 益气温阳

考点：脱肛的辨证论治

解析：根据患者临床表现诊断为脱肛之脾虚气陷证。老年人气血衰退，中气不足致气虚下陷，固摄失司，则见肛门部肿物脱出反复发作，色淡红，伴肛门坠胀，神疲乏力，食欲不振。治法为补气升提，收敛固涩，方用补中益气汤加减。故本题选 C。

60. 患者，男，52 岁。患急性子痈 2 天，恶寒发热，附睾肿大疼痛，疼痛引及子系，舌红苔黄腻，脉滑数。外治应首选

A. 红油膏外敷

B. 苦参汤熏洗

C. 冲合膏外敷

D. 葱归溻肿汤坐浴

E. 金黄散水调冷敷

考点：子痈的治疗

解析：根据患者临床表现诊断为急性子痈。外治法：未成脓者，可用金黄散或玉露散水调匀，冷敷。病灶有波动感，穿刺有脓者，应及时切开引流。脓稠、腐肉较多时，可选用九一丹或八二丹药线引流，脓液已净，外用生肌白玉膏。患者仅有疼痛症状，未成脓，宜选用金黄散水调冷敷。故本题选 E。

61. 患者急性子痈 2 天，恶寒发热，左侧附睾肿大疼痛，疼痛引及子系（精索），舌红苔黄腻，脉滑数。治疗应首选的方剂是

A. 透脓散

B. 滋阴除湿汤

C. 萆薢化毒汤

D. 五味消毒饮

E. 枸橘汤

考点：子痈的治疗 ★

解析：子痈湿热下注证的治法为清热利湿，解毒消肿，方用枸橘汤或龙胆泻肝汤加减。故本题选 E。

62. 患者，男，40 岁。反复排尿中断，疼痛半月，尿频，尿急，尿痛，终末血尿，疼痛放射至阴茎远端，舌质淡，苔薄白，脉弦。其诊断是

A. 慢性前列腺炎

B. 肾结石

C. 输尿管结石

D. 膀胱结石

E. 尿道结石

考点：尿石症的诊断

解析：根据患者临床表现诊断为膀胱结石，典型症状为排尿中断，并引起疼痛，放射至阴茎头和远端尿道，此时患者常手捏阴茎，蹲坐哭叫，经变换体位又可顺利排尿。上尿路结石包括肾和输尿管结石，典型的临床症状是突然发作的肾或输尿管绞痛和血尿。绞痛发作时疼痛剧烈，患者可出现恶心、呕吐、冷汗、面色苍白等症状。疼痛为阵发性，并沿输尿管向下放射到下腹部、外阴部和大腿内侧。尿道结石表现为排尿困难、排尿费力，呈点滴状，或出现尿流中断及急性尿潴留。排尿时疼痛明显，可放射至阴茎头部，后尿道结石可伴有会阴和阴囊部疼痛。故本题选 D。

63. 患者，男，65 岁。有脱疽病史。患趾坠胀疼痛，夜难入眠，步履艰难，患趾皮色暗红，下垂更甚，皮肤发凉干燥，肌肉萎缩，趺阳脉搏动消失，舌暗红，苔薄白，脉弦涩。其辨证是

A. 寒湿阻络证

B. 血脉瘀阻证

C. 湿热毒盛证

D. 热毒伤阴证

E. 气阴两虚证

考点：脱疽的辨证论治

解析：根据患者临床表现诊断为脱疽。血脉瘀阻，气血运行受阻，则见患趾坠胀疼痛；夜间阳气内藏，阴气用事，血行较缓，瘀滞益甚，故夜间痛增，难以入眠；血行障碍，气血不能濡养肌肤，则见皮肤发凉干燥，肌肉萎缩；血行瘀

滞，则见患趾皮色暗红，下垂更甚。脉络瘀阻，则见趺阳脉搏动消失，舌暗红，苔薄白，脉弦涩。辨证为血脉瘀阻证。<u>故本题选 B。</u>

64. 患者，男，58 岁。右侧脚趾麻木，皮肤干燥，毫毛脱落，趾甲增厚变形，呈干性坏疽，口干欲饮，便秘溲赤，舌红，苔黄，脉弦细数。其证候是

    A. 寒湿内阻证

    B. 湿热壅滞证

    C. 气滞血瘀证

    D. 热毒伤阴证

    E. 邪毒内陷证

考点：脱疽的辨证论治

解析：患者右侧脚趾麻木，皮肤干燥，毫毛脱落，趾甲增厚变形，呈干性坏疽，辨病为脱疽；口干欲饮，便秘溲赤，舌红，苔黄，脉弦细数辨为热毒伤阴证。治法为清热解毒，养阴活血，方用顾步汤加减。<u>故本题选 D。</u>

65. 患者，男，18 岁。左下肢被沸水烫伤，局部疼痛剧烈，遍布水疱，有部分破裂，可见基底部呈均匀红色。据此，确定其烧烫伤的深度是

    A. 轻度

    B. Ⅰ°

    C. 浅Ⅱ°

    D. 深Ⅱ°

    E. Ⅲ°

考点：烧伤深度的分类

解析：根据患者临床表现诊断为浅Ⅱ度烧伤。Ⅰ°烧伤：表面呈红斑状，干燥无渗出，有烧灼感。浅Ⅱ°烧伤：局部红肿明显，有薄壁大水疱形成，内含淡黄色澄清液体，水疱皮如被剥脱，可见创面红润、潮湿、疼痛明显。深Ⅱ°烧伤：伤及皮肤的真皮深层，深浅不尽一致，尚残留皮肤附件，也可有水疱，但去疱皮后创面微湿，红白相间，痛觉较迟钝。Ⅲ°烧伤：创面无水疱，呈蜡白或焦黄色，甚至炭化，痛觉消失，局部温度低，皮层凝固性坏死后形成焦痂，触之如皮革，痂下可见树枝状栓塞的血管。<u>故本题选 C。</u>

66. 患者，女，40 岁。被蛇咬伤后出现皮肤麻木头晕，嗜睡，呼吸困难，张口困难，四肢麻痹。首选的治疗措施是

    A. 吸氧治疗

    B. 糖皮质激素治疗

    C. 封闭疗法

    D. 火罐排毒

    E. 抗蛇毒血清治疗

考点：毒蛇咬伤的治疗措施

解析：根据患者临床表现诊断为毒蛇咬伤。抗蛇毒血清又名蛇毒抗毒素，有单价和多价两种。抗蛇毒血清特异性较高，效果确切，应用越早，疗效越好。毒蛇咬伤的局部常规处理，是指咬伤后在短时间内采取的紧急措施。包括早期结扎、扩创排毒、烧灼、针刺、火罐排毒、封闭疗法、局部用药等。<u>故本题选 E。</u>

67. 患者，男，28 岁。转移性右下腹疼痛 8 小时。右下腹局限性压痛，有反跳痛，伴恶心纳差，壮热，便秘，舌红，苔黄腻，脉滑数。治疗应首选

    A. 五味消毒饮

    B. 补中益气汤

    C. 当归四逆汤

    D. 复方大柴胡汤

    E. 大黄牡丹汤

考点：肠痈的辨证论治

解析：根据患者临床表现诊断为肠痈之瘀滞证。其证候为转移性右下腹痛，呈持续性、进行性加剧，右下腹局限性压痛或拒按，伴恶心纳差，可有轻度发热；苔白腻，脉弦滑或弦紧。治法为行气活血，通腑泄热，方用大黄牡丹汤合红藤煎剂加减。复方大柴胡汤为湿热证的首选。<u>故本题选 E。</u>

【A3 型题】

（68～70 题共用题干）

患者，女，32 岁。双小腿红斑、丘疹、糜烂、渗液、瘙痒 5 天，伴心烦口渴，身热不扬，便秘，溲赤，舌质红，苔黄腻，脉滑。

68. 其诊断是

    A. 接触性皮炎

    B. 丹毒

    C. 牛皮癣

    D. 瘾疹

    E. 湿疮

69. 其辨证是

    A. 热毒炽盛证

    B. 湿热蕴肤证

    C. 血虚风燥证

    D. 脾虚湿蕴证

    E. 风热蕴肤证

70. 治疗应首选

    A. 五味消毒饮

    B. 当归饮子

    C. 萆薢渗湿汤

    D. 除湿胃苓汤

    E. 消风散

考点：湿疮的诊断、辨证治疗★

解析：试题68考查疾病的诊断。根据患者临床表现诊断为湿疮。湿疮皮损对称分布，多形损害，剧烈瘙痒，有渗出倾向，反复发作，易成慢性等。接触性皮炎：发病前有明显的接触史，均有一定的潜伏期。皮损边界清楚，多局限于接触部位，形态与接触物大抵一致。皮疹一般为红斑、肿胀、丘疹、水疱或大疱、糜烂、渗出等，一个时期内以某一种皮损为主。丹毒：病起突然，恶寒发热，局部皮肤忽然变赤，色如丹涂脂染，焮热肿胀，边界清楚，迅速扩大，数日内可逐渐痊愈，但容易复发。牛皮癣：皮损多为圆形或多角形的扁平丘疹融合成片，剧烈瘙痒，搔抓后皮损肥厚，皮沟加深，皮嵴隆起，极易形成苔藓样变。瘾疹：急性荨麻疹：皮疹为大小不等的风团，色鲜红，也可为苍白色，孤立、散在或融合成片数小时内风团减轻，变为红斑而渐消失。但不断有新的风团出现。慢性荨麻疹：全身症状一般较轻，风团时多时少，反复发生，病程在6周以上。故68题选E。试题69、70考查中医辨证论治。湿热蕴肤证的临床表现为发病快，病程短，皮损潮红，有丘疱疹，灼热瘙痒无休，抓破渗液流脂水；伴心烦口渴，身热不扬，大便干，小便短赤；舌红，苔薄白或黄，脉滑或数。治法为清热利湿止痒，代表方为龙胆泻肝汤合萆薢渗湿汤加减。当归饮子为血虚风燥证首选，除湿胃苓汤为脾虚湿蕴证首选。故69题选B，故70题选C。

(71～73题共用题干)

患者，男，56岁。排尿时尿流突然中断，腰部疼痛，伴尿频，尿急，尿痛，小便混赤，口干欲饮。舌红，苔黄腻，脉弦数。

71. 中医辨证为

    A. 肾气不足证

    B. 痰浊凝结证

    C. 湿热蕴结证

    D. 气血瘀滞证

    E. 阴虚火旺证

72. 治法宜选用

    A. 补肾益气，通淋排石

    B. 理气活血，通淋排石

    C. 温经通络，通淋排石

    D. 清热利湿，通淋排石

    E. 滋阴降火，通淋排石

73. 治疗应首选

    A. 三金排石汤

    B. 金匮肾气丸

    C. 济生肾气丸

    D. 金铃子散

    E. 石韦散

考点：尿石症的治疗方法★

解析：试题71考查中医辨证。根据患者临床表现诊断为尿石症。湿热蕴结于膀胱，故见尿流突然中断，腰部疼痛，伴尿频，尿急，尿痛，小便混赤，口干欲饮。舌红，苔黄腻，脉弦数。辨证为湿热蕴结证。故71题选C。试题72考查中医治法。湿热蕴结证的治法为清热利湿，通淋排石。故72题选D。试题73考查方剂的选用。湿热蕴结证的代表方为三金排石汤加减。济生肾气丸为肾气不足证首选。金铃子散合石韦散为气血瘀滞证首选。故73题选A。

【B1型题】

    A. ＜3cm

    B. 3m～6cm

    C. 6cm～9cm

    D. 9cm～12cm

    E. ＞12cm

74. 痈的大小是

75. 颜面部疔疮的大小是

考点：颜面部疔疮、痈的特点

解析：痈的特点是局部光软无头，红肿疼痛（少数初起皮色不变），结块范围多在6～9cm，发病迅速，易肿、易脓、易溃、易敛，或伴恶寒、发热、口渴等症状。颜面部疔疮初期，在颜面部某处皮肤上忽起一粟米样脓头，或痒或麻，以后逐渐红肿热痛，肿势范围约3～6cm，但根深坚硬，状如钉丁，重者有恶寒发热等症状。故74题选C，75题选B。

    A. 五神汤

    B. 萆薢渗湿汤

    C. 犀角地黄汤

D. 普济消毒饮

E. 化斑解毒汤

76. 抱头火丹的首选方是

77. 内发丹毒的首选方是

考点：丹毒的内治法 ★

解析：根据其发病部位的不同，丹毒有不同的病名，生于躯干部的为内发丹毒，发于头面部的为抱头火丹。抱头火丹的治法为疏风清热解毒，方用普济消毒饮加减。内发丹毒的治法为清肝泻火利湿，方用柴胡清肝汤、龙胆泻肝汤或化斑解毒汤加减。故76题选D，77题选E。

A. 乳痈

B. 乳癖

C. 乳核

D. 乳岩

E. 乳疬

78. 患者，女，44岁。双侧乳房质地中等肿块，疼痛，肿块和疼痛随月经周期变化。其诊断是

79. 患者，女，25岁。左侧乳房外上象限触及质地坚实肿块，无疼痛，肿块与月经周期无关，活动度可。其诊断是

考点：乳癖、乳核的临床表现

解析：乳癖：乳房肿块发生于单侧或双侧，质地中等或质硬不坚，表面光滑或颗粒状，活动度好，大多伴压痛。乳房疼痛以胀痛为主。疼痛常于经前加剧，经后减轻，或疼痛随情绪波动而变化等。乳核：肿块常单个发生，也可见多个在单侧或双侧乳房内同时或先后出现。形状呈圆形或椭圆形，边界清楚，质地坚实，表面光滑，按之有弹性，活动度大，触诊常有滑脱感。肿块一般无疼痛感，少数可有轻微胀痛，但与月经无关。乳痈：初起常有乳头破裂，哺乳时感觉乳头刺痛等；成脓时，患乳肿块逐渐增大，局部疼痛加重，皮色焮红，皮肤灼热；脓肿成熟，可破溃出脓，或手术切开排脓。乳岩：乳房部出现无痛、无热、皮色不变而质地坚硬的肿块，推之不移，表面不光滑，凹凸不平，或乳头溢血，晚期溃烂，凹如泛莲。故78题选B，79题选C。

A. 神效瓜蒌散

B. 二仙汤

C. 八珍汤

D. 人参养荣汤

E. 参苓白术散

80. 治疗乳岩正虚毒炽证，应首选的方剂是

81. 治疗乳岩气血两亏证，应首选的方剂是

考点：乳岩的辨证论治 ★

解析：乳岩正虚毒炽证的治法为调补气血，清热解毒，方用八珍汤加减。气血两亏证的治法为补益气血，宁心安神，方用人参养荣汤加味。故80题选C，81题选D。

A. Ⅱ期内痔

B. Ⅲ期内痔

C. Ⅰ度直肠脱垂

D. Ⅱ度直肠脱垂

E. Ⅲ度直肠脱垂

82. 患者排便时肛内脱出肿物，分界清楚，便后能自行回纳，易出血。其诊断是

83. 患者排便时肛内脱出肿物，为环状淡红色黏膜皱襞，长3～5厘米，触之柔软，无弹性，便后能自行回纳，不易出血。其诊断是

考点：内痔、脱肛的诊断

解析：内痔：Ⅰ期内痔：痔核较小，不脱出，以便血为主。Ⅱ期内痔：痔核较大，大便时可脱出肛外，便后自行回纳，便血或多或少。Ⅲ期内痔：痔核更大，不能自行回纳，须用手推回，便血不多或不出血。Ⅳ期内痔：嵌顿性内痔。直肠脱垂分三度：Ⅰ度脱垂：为直肠黏膜脱出。环状淡红色黏膜皱襞，长3～5cm，触之柔软，无弹性，便后能自行回纳，不易出血。Ⅱ度脱垂：为直肠全层脱出。脱出物长5～10cm，呈圆锥状，淡红色，表面为环状有层次的黏膜皱襞，触之较厚，有弹性，肛门松弛，便后须用手回复。Ⅲ度脱垂：为直肠及部分乙状结肠脱出。脱出物达10cm以上，呈圆柱形，触之很厚，肛门松弛无力。故82题选A，83题选C。

A. 透脓散

B. 仙方活命饮

C. 黄连解毒汤

D. 青蒿鳖甲汤合三妙丸

E. 萆薢渗湿汤

84. 治疗肛痈火毒炽盛证，应首选

85. 治疗肛痈阴虚毒恋证，应首选

考点：肛痈的治疗 ★

解析：肛痈的分型论治：①热毒蕴结——清热解毒——仙方活命饮、黄连解毒汤加减。②火毒炽盛——清热解毒透脓——透脓散加减。③阴虚毒恋——养阴清热，祛湿解毒——青蒿鳖甲汤合三妙丸加减。故 84 题选 A，85 题选 D。

    A. 挂线疗法

    B. 扩肛法

    C. 肛裂侧切术

    D. 纵切横缝法

    E. 切开疗法

86. 适用于早期肛裂，无结缔组织外痔、肛乳头肥大等合并症者的是

87. 适用于陈旧性肛裂，伴有结缔组织外痔、肛乳头肥大者的是

    考点：肛裂手术治疗的不同方法及其适应证

    解析：扩肛法适用于早期肛裂，无结缔组织外痔、肛乳头肥大等合并症者。切开疗法适用于陈旧性肛裂，伴有结缔组织外痔、肛乳头肥大者。肛裂侧切术适用于不伴有结缔组织外痔、皮下漏等的陈旧性肛裂。纵切横缝法适用于陈旧性肛裂伴有肛管狭窄者。故 86 题选 B，87 题选 E。

中医外科学

中医妇科学

【A1 型题】

1. 下列关于阴道功能的叙述，错误的是

　　A. 排出月经

　　B. 分泌带下

　　C. 种子育胎

　　D. 娩出胎儿

　　E. 阴阳交合

　　考点：阴道的功能★

　　解析：阴道是防御外邪入侵的关口，是排出月经、分泌带下的通道，是阴阳交合的器官，又是娩出胎儿的途径。种子育胎是子宫的功能。故本题选 C。

2. 女性生殖器官中，防御外邪入侵的第一道门户是

　　A. 子门

　　B. 阴道

　　C. 子宫

　　D. 玉门

　　E. 阴户

　　考点：阴户的功能

　　解析：阴户是防御外邪入侵的第一道门户，是排月经、泌带下、排恶露之出口，是合阴阳之入口，又是娩出胎儿、胎盘之产门。故本题选 E。

3. 下列哪项不是月经的生理现象

　　A. 周期 28～30 天

　　B. 经期 3～7 天

　　C. 经量 100～150mL

　　D. 经色暗红

　　E. 经质不稀不稠，无血块，无特殊气味

　　考点：月经的生理现象★

　　解析：经量正常为 20～60mL。故本题选 C。

4. 身体无疾，月经定期 2 个月一行者，称为

　　A. 居经

　　B. 并月

　　C. 季经

　　D. 激经

　　E. 避年

　　考点：月经的生理现象

　　解析：身体无病而月经定期两个月来潮一次者，称为并月；三个月一潮者，称为"居经"或"季经"；一年一行者称为"避年"；还有终生不潮却能受孕者，称为"暗经"；受孕初期仍能按月经周期有少量出血而无损于胎儿者，称为"激经"，又称"盛胎"。故本题选 B。

5. 月经周期中呈现"重阴转阳"的是

　　A. 行经期

　　B. 经后期

　　C. 经间期

　　D. 经前期

　　E. 月经期

　　考点：月经的周期变化

　　解析：经间期是月经周期第 14～15 天，也称氤氲之时，或称"真机"时期（即西医所称的"排卵期"）。在正常月经周期中，此期正值两次月经中间，故称之为经间期。是重阴转阳、阴盛阳动之际，正是种子的时候。行经期呈现"重阳转阴"；经后期血海空虚渐复，子宫藏而不泻，呈现阴长的动态变化；经前期阴盛阳生渐至重阳。故本题选 C。

6. 经间期带下的特点是

　　A. 色白、量少、晶莹而透明

　　B. 透明无色、量少、拉丝状

　　C. 透明无色、量适中

　　D. 色黄、量多、质黏稠

　　E. 质清、晶莹而透明、拉丝状透明

　　考点：带下的生理现象及作用

　　解析：带下有周期性月节律，随肾气和天癸的调节，带下呈现周期性的变化并与生殖有关。在月经前后、经间期，带下的量稍有增多。经间期带下质清，晶莹而透明，具韧性可拉长；其余时间略少。故本题选 E。

7. 下列关于妊娠期子宫的叙述，错误的是

    A. 子宫颈紫蓝色，质软

    B. 妊娠足月子宫容量约 5000mL

    C. 早孕 40 多天，可扪及子宫增大变软

    D. 妊娠足月子宫较正常子宫容量增加 100 倍

    E. 妊娠足月子宫较正常子宫重量增加 20 倍

考点：妊娠的生理现象 ★

解析：孕后子宫育胎，变化最大。早孕 40 多天，可扪及子宫增大变软，子宫颈紫蓝色质软。非孕时子宫容量为 5mL，至妊娠足月约 5000mL，增加 1000 倍。子宫重量，非孕时 50g，至足月妊娠约 1000g，增加 20 倍。故本题选 D。

8. 下列有关预产期的计算正确的是

    A. 以末次月经结束后的第一天起计算

    B. 以末次月经的最后一天起计算

    C. 以尿检阳性的第一天起计算

    D. 以末次月经的第一天起计算

    E. 月数加 9（或减 3）日数加 14

考点：预产期的计算方法

解析：预产期从末次月经的第一天算起，月数加 9（或减 3）日数加 7。故本题选 D。

9. 与妇科疾病关系最为密切的脏腑是

    A. 肾、肝、心

    B. 肾、肝、脾

    C. 肾、肝、肺

    D. 肾、心、脾

    E. 肾、肺、脾

考点：脏腑功能失常

解析：人体是以五脏为中心的有机整体，脏腑生理功能的紊乱和脏腑气血阴阳的失调，均可导致妇产科疾病，其中关系最密切的是肾、肝、脾三脏。故本题选 B。

10. 中医妇科治法中，滋肾益阴的代表方剂

    A. 左归丸

    B. 寿胎丸

    C. 归肾丸

    D. 加减苁蓉菟丝子丸

    E. 补肾固冲丸

考点：调补脏腑

解析：滋肾益阴（滋肾填精）：阴精不足，治宜滋肾益阴。常用地黄、枸杞子、黄精、女贞子、旱莲草、制首乌、菟丝子、桑椹子等。方如

左归丸、补肾地黄汤、六味地黄丸。寿胎丸、归肾丸、加减苁蓉菟丝子丸、补肾固冲丸为补益肾气的代表方剂。故本题选 A。

11. 妇科温补肾阳法的代表方剂是

    A. 温经汤

    B. 右归丸

    C. 金匮肾气丸

    D. 济生肾气丸

    E. 举元煎

考点：调补脏腑

解析：肾阳不足，命门火衰，阴寒内盛，治宜温肾暖宫，补益命门之火，代表方如右归丸、右归饮、温胞饮等。故本题选 B。

12. 下列妇科病证不适宜选用直肠导入治法的是

    A. 慢性盆腔炎

    B. 盆腔淤血综合征

    C. 胞中癥积

    D. 产后发热

    E. 异位妊娠

考点：直肠导入

解析：直肠导入可使药物在直肠吸收，增加盆腔血循环中的药物浓度，有利于盆腔、胞中癥积、慢性盆腔炎、盆腔淤血综合征，以及产后发热、大便秘结等病证的治疗。故本题选 E。

13. 下列哪项不是月经先期气虚证的主症

    A. 月经量多

    B. 色淡质稀

    C. 神疲肢软

    D. 小腹疼痛拒按

    E. 纳少便溏

考点：月经先期的辨证论治 ★

解析：月经先期气虚证以气虚为主症，气虚统血无权，月经量多。色淡质稀、神疲肢软、纳少便溏为气虚之表现。小腹疼痛拒按为实证之表现。故本题选 D。

14. 月经先期脾气虚证，治疗应首选

    A. 补中益气汤

    B. 固阴煎

    C. 清经散

    D. 两地汤

    E. 丹栀逍遥散

考点：月经先期的辨证论治 ★

解析：月经先期主要病机为气虚和血热。脾气虚用补中益气汤或归脾汤；肾气虚用固阴煎。阳盛血热用清经散；阴虚血热用两地汤；肝郁血

热用丹栀逍遥散。**故本题选 A。**

15. 清经散治疗月经先期的适应证候是
  A. 脾气虚证
  B. 肾气虚证
  C. 阳盛血热证
  D. 肝郁血热证
  E. 阴虚血热证
  考点：月经先期的辨证论治★
  解析：月经先期阳盛血热证的治法为清热凉血调经，方用清经散。脾气虚证选用补中益气汤或归脾汤，肾气虚证选用固阴煎，肝郁血热证选用丹栀逍遥散，阴虚血热证选用两地汤。**故本题选 C。**

16. 下列各项，不属月经后期气滞证临床特点表现的是
  A. 月经减少或正常
  B. 经色暗红或有小血块
  C. 胸胁乳房胀痛
  D. 小腹隐痛喜按
  E. 脉弦数
  考点：月经后期的辨证论治★
  解析：月经后期气滞证的临床表现为月经周期延后，量少或正常，色暗红，或有血块，小腹胀痛；或精神抑郁，胸胁乳房胀痛；舌质正常或红，苔薄白或微黄，脉弦或弦数。小腹隐痛喜按为虚寒证的表现，**故本题选 D。**

17. 治疗月经先后无定期肾虚证，应首选的方剂是
  A. 逍遥散
  B. 固阴煎
  C. 定经汤
  D. 归肾丸
  E. 大补元煎
  考点：月经先后无定期的辨证论治★
  解析：肾气虚弱，封藏失司，冲任失调，血海蓄溢无常，以致月经先后无定期；肾气亏损，阴阳两虚，阴不足则经血少，阳不足则经血淡。治以补肾调经，方用固阴煎。逍遥散为肝郁证首选。**故本题选 B。**

18. 与月经后期、月经过少的发病均有关的病机是
  A. 肝郁
  B. 血热
  C. 血寒
  D. 血虚

  E. 脾虚
  考点：月经后期、月经过少的病机
  解析：月经后期：虚者多因肾虚、血虚、虚寒导致精血不充，冲任不足，血海不能按时满溢而经迟；实者多因血寒、气滞、痰湿等导致血行不畅，冲任受阻，血海不能如期满盈，致使月经后期。月经过少：虚者多因精亏血少，冲任血海亏虚，经血乏源；实者多由瘀血内停，或痰湿阻滞，冲任壅塞，血行不畅而月经过少。临床以肾虚、血虚、血瘀、痰湿为多见。**故本题选 D。**

19. 月经过少肾虚证的治法是
  A. 补肾益精，养血调经
  B. 补肾益精，活血调经
  C. 温肾健脾，养血调经
  D. 温肾健脾，活血调经
  E. 温肾健脾，疏肝调经
  考点：月经过少的辨证论治★
  解析：月经过少肾虚证的治法为补肾益精，养血调经，方用归肾丸。**故本题选 A。**

20. 下列各项，不属月经过少肾虚证临床表现的是
  A. 经量减少，色暗淡，质稀
  B. 头晕耳鸣，腰酸腿软
  C. 头晕目眩，胸胁胀满
  D. 舌质淡，脉沉弱
  E. 小腹冷，夜尿多
  考点：月经过少的辨证论治★
  解析：月经过少肾虚证的临床表现为经量素少或渐少，色暗淡，质稀；腰膝酸软，头晕眼花，头晕耳鸣，足跟痛，或小腹冷，或夜尿多；舌淡，脉沉弱或沉迟。头晕目眩，胸胁胀满为气滞证的表现。**故本题选 C。**

21. 清热固经汤治疗崩漏的适应证候是
  A. 湿热证
  B. 实热证
  C. 虚热证
  D. 血瘀证
  E. 肝郁证
  考点：崩漏的辨证论治★
  解析：实热内蕴，损伤冲任，血海沸溢，迫血妄行，故经来无期，突然暴崩如注或淋沥日久难止，治以清热凉血，固冲止血，方用清热固经汤。**故本题选 B。**

22. 闭经的治疗原则是
  A. 补而通之，泻而通之

B. 理气活血，祛瘀通经

C. 益气养血，以益冲任

D. 补益肝肾，以填精血

E. 补中有通，补而不腻

考点：闭经的治疗原则 ★

解析：闭经的治疗原则应根据病证，虚者补而通之，实者泻而通之。通过补益之法，使气血恢复，脏腑平衡，血海充盛，则经自行。若因病而致经闭，又当先治原发疾病，待病愈则经可复行；经仍未复潮者，再辨证治之。故本题选 A。

23. 虚证闭经的治疗原则是

A. 补益肝肾

B. 补而通之

C. 健脾益气

D. 益气养血

E. 补肾调经

考点：闭经的治疗原则

解析：闭经的治疗原则应根据病证，虚者补而通之，实者泻而通之，虚实夹杂者当补中有通，攻中有养。故本题选 B。

24. 治疗闭经肾气亏虚证，应首选的方剂是

A. 加味一阴煎

B. 人参养荣汤

C. 左归丸

D. 一贯煎

E. 加减苁蓉菟丝子丸

考点：闭经的辨证论治 ★

解析：先天禀赋不足，肾气未盛，精气未充，天癸匮乏，故月经未潮，或月经初潮偏迟，全身发育欠佳，第二性征发育不良。肾气亏虚，冲任损伤，血海空虚致月经周期延后，经量少，渐至停闭，治以补肾益气，调理冲任，方用加减苁蓉菟丝子丸加淫羊藿、紫河车。加味一阴煎为阴虚血燥证首选，人参养荣汤为气血虚弱证首选。故本题选 E。

25. 治疗经行头痛肝火证，应首选的方剂是

A. 通窍活血汤

B. 羚角钩藤汤

C. 天麻钩藤饮

D. 镇肝息风汤

E. 加味逍遥散

考点：经行头痛的辨证论治

解析：素体肝阳偏亢，足厥阴肝经与督脉上会于颠，而冲脉附于肝，经行冲气偏旺，故肝火易随冲气上逆，风阳上扰清窍，而致经行颠顶掣痛，治以清热平肝息风，方用羚角钩藤汤。故本题选 B。

26. 治疗经行吐衄肺肾阴虚证，应首选的方剂是

A. 清肝汤

B. 调肝汤

C. 顺经汤

D. 清肝引经汤

E. 上下相资汤

考点：经行吐衄的辨证论治

解析：素体肺肾阴虚，虚火上炎，经行后阴虚更甚，虚火内炽，损伤肺络，故血上溢而为吐衄，治以滋阴养肺，方用顺经汤。故本题选 C。

27. 治疗绝经前后诸证肾阴阳俱虚证，应首选的方剂是

A. 知柏地黄丸

B. 左归丸

C. 右归丸

D. 二仙汤

E. 当归丸

考点：绝经前后诸证的辨证论治 ★

解析：肾藏元阴而寓元阳，阴损及阳，或阳损及阴，真阴真阳不足，不能濡养、温煦脏腑，或激发、推动机体的正常生理功能而致诸症丛生，治以阴阳双补，方用二仙汤加减。左归丸为肾阴虚证首选，右归丸为肾阳虚首选。故本题选 D。

28. 湿热和热毒导致的带下过多的治则是

A. 宜垢、宜利

B. 宜清、宜开

C. 宜清、宜泻

D. 宜清、宜利

E. 宜散、宜补

考点：带下病的治疗原则

解析：带下过多者，治疗以除湿为主。一般治脾宜运、宜升、宜燥；治肾宜补、宜固、宜涩；湿热和热毒宜清、宜利；阴虚夹湿则补清兼施。虚实夹杂证及实证治疗还需配合外治法。故本题选 D。

29. 下列各项，属带下过多脾虚证主症的是

A. 带下量多，绵绵不断，质稀如水

B. 带下量多，色黄或呈脓性，质黏稠

C. 带下量多，色黄

D. 带下赤白，质稠，有气味

E. 带下量多，色白，质稀

考点：带下过多的辨证论治

解析：带下过多脾虚证临床表现为带下量多，色白或淡黄，质稀薄，或如涕如唾，绵绵不断，无臭；面色㿠白或萎黄，四肢倦怠，脘胁不舒，纳少便溏，或四肢浮肿；舌淡胖，苔白或腻，脉细缓。故本题选 E。

30. 带下过少肝肾亏损证的治法是

　　A. 滋补肝肾，养精益血

　　B. 滋阴补肾，调补冲任

　　C. 滋肾养肝，补血益气

　　D. 滋阴补肾，补益气血

　　E. 补血益精，活血化瘀

　　考点：带下过少的辨证论治★

　　解析：带下过少肝肾亏损证的治法是滋补肝肾，养精益血，方用左归丸加知母、肉苁蓉、紫河车、麦冬。补血益精，活血化瘀为血枯瘀阻证的治法。故本题选 A。

31. 妊娠恶阻的主要病机是

　　A. 胃气亏虚，和降失司

　　B. 冲脉之气上逆，胃失和降

　　C. 肝郁化热，气逆犯胃

　　D. 痰湿内蕴，胃失和降

　　E. 气血逆乱，冲气上逆

　　考点：妊娠恶阻的病机

　　解析：妊娠恶阻的主要病机是冲气上逆，胃失和降。故本题选 B。

32. 寿胎丸治疗胎动不安的适应证候是

　　A. 肾虚证

　　B. 血热证

　　C. 脾虚证

　　D. 癥瘕伤胎证

　　E. 气血虚弱证

　　考点：胎动不安的辨证论治★

　　解析：胎动不安肾虚证的治法为补肾健脾，益气安胎，方用寿胎丸加减。故本题选 A。

33. 产后血瘀发热最佳选方

　　A. 解毒活血汤

　　B. 生化汤

　　C. 桃红四物汤

　　D. 少腹逐瘀汤

　　E. 失笑散

　　考点：产后发热的辨证论治★

　　解析：解毒活血汤治疗感染邪毒证。生化汤化瘀生新、温经止痛，治疗产后瘀血腹痛，恶露不行，小腹冷痛。桃红四物汤养血活血，主治妇女经期超前，血多有块，色紫稠黏，腹痛等。少

腹逐瘀汤活血祛瘀，温经止痛，主治少腹瘀血积块。失笑散活血祛瘀，散结止痛，主治瘀血停滞。故本题选 B。

34. 治疗产后身痛肾虚证，应首选的方剂是

　　A. 生化汤

　　B. 归肾丸

　　C. 养荣壮肾汤

　　D. 独活寄生汤

　　E. 身痛逐瘀汤

　　考点：产后身痛的辨证论治★

　　解析：产后身痛肾虚证的治法为补肾养血，强腰壮骨，方用养荣壮肾汤加秦艽、熟地黄。生化汤治疗产后恶露不绝血瘀证；归肾丸治疗月经过少肾虚证；独活寄生汤治疗产后身痛外感证；身痛逐瘀汤治疗产后身痛血瘀证。故本题选 C。

35. 治疗产后身痛外感证，应首选

　　A. 独活寄生汤

　　B. 身痛逐瘀汤

　　C. 生化汤

　　D. 养荣壮肾汤

　　E. 黄芪桂枝五物汤

　　考点：产后身痛的辨证论治★

　　解析：参见 34 题。故本题选 A。

36. 治疗急性盆腔炎湿热瘀结证，应首选

　　A. 仙方活命饮

　　B. 大黄牡丹汤

　　C. 银甲丸

　　D. 五味消毒饮

　　E. 当归芍药散

　　考点：盆腔炎的辨证论治★

　　解析：急性盆腔炎湿热瘀结证的治法为清热利湿，化瘀止痛，方用仙方活命饮加薏苡仁、冬瓜仁。大黄牡丹汤合五味消毒饮为急性盆腔炎热毒炽盛证首选，银甲丸或当归芍药散为慢性盆腔炎湿热瘀结证首选。故本题选 A。

37. 治疗不孕症瘀滞胞宫证，应首选

　　A. 血府逐瘀汤

　　B. 养精种玉汤

　　C. 少腹逐瘀汤

　　D. 桃红四物汤

　　E. 开郁种玉汤

　　考点：不孕症的辨证论治★

　　解析：不孕症瘀滞胞宫证治以逐瘀荡胞，调经助孕，方用少腹逐瘀汤。养精种玉汤主治肾阴虚证，开郁种玉汤主治肝气郁结证，血府逐瘀汤

主治心血瘀阻证。故本题选 C。

38. 治疗肾阴虚不孕症，应首选

　　A. 毓麟珠

　　B. 右归丸

　　C. 养精种玉汤

　　D. 开郁种玉汤

　　E. 苍附导痰丸

考点：不孕症的辨证论治★

解析：不孕的主要病机为肾虚和瘀滞。肾虚有气虚——毓麟珠，阳虚——温胞饮或右归丸，阴虚——养精种玉汤；瘀滞有肝郁（肝气郁结）——开郁种玉汤或百灵调肝汤，血瘀（瘀滞胞宫）——少腹逐瘀汤，痰湿内阻——苍附导痰丸。故本题选 C。

39. 阴痒的病机是

　　A. 肾阴虚损，阴虚燥热

　　B. 肝经湿热，肝肾阴虚

　　C. 肝郁血虚，血虚生风

　　D. 会阴损伤，湿热虫蚀

　　E. 痰湿瘀结，郁而化热

考点：阴痒的病机

解析：阴痒有内外因，常见病机为肝经湿热，肝肾阴虚。故本题选 B。

40. 治疗阴痒肝肾阴虚证，应首选

　　A. 左归丸

　　B. 归肾丸

　　C. 保阴煎

　　D. 固阴煎

　　E. 知柏地黄汤

考点：阴痒的辨证论治★

解析：左归丸育阴涵阳，适用于真阳不足，精髓亏损之证；归肾丸滋阴养血，填精益髓，用于肾水不足，精亏血少证；保阴煎滋阴清热凉血，用于阴虚内热动血证；固阴煎滋补肝肾，用于肝肾两亏证；知柏地黄汤滋阴降火，用于阴虚热盛证。阴痒肝肾阴虚证应滋阴补肾，清肝止痒，方选知柏地黄汤。故本题选 E。

41. 工具避孕指的是

　　A. 宫内节育器，阴茎套，阴道隔膜

　　B. 宫内节育器，阴茎套，阴道药环

　　C. 宫内节育器，阴茎套，避孕药物

　　D. 宫内节育器，阴茎套，皮下埋植

　　E. 宫内节育器，阴茎套，避孕药膏

考点：工具避孕

解析：工具避孕包括宫内节育器、阴茎套和

阴道隔膜。阴道药环、避孕药物、皮下埋植、避孕药膏均属药物避孕法。故本题选 A。

42. 哪种情况可以放置宫内节育器

　　A. 顺产 3 月后

　　B. 剖宫产 3 月后

　　C. 顺产 1 月后

　　D. 剖宫产 1 月后

　　E. 剖宫产半年后

考点：工具避孕

解析：放置宫内节育器的时间：月经干净后 3～7 天；人工流产术后，其经过顺利且宫腔在 10cm 以内，无感染或无出血倾向者；自然流产转经后；足月产及孕中期引产后 3 个月或剖宫产术后半年。注意混淆选项 A。关键点为顺产与足月产的概念。顺产是指一种分娩方式，从阴道分娩。足月产是指妊娠足月后分娩，与不足月、早产相对应。故本题选 E。

43. 下列各项，不属药物流产适应证的是

　　A. 正常宫内妊娠 7 周之内者

　　B. 自愿要求药物终止妊娠的健康妇女

　　C. 高危人流对象

　　D. 对手术流产有恐惧心理者

　　E. 带器妊娠或可疑宫外孕者

考点：药物流产的适应证

解析：药物流产的适应证：18～40 岁的健康育龄妇女；正常宫内妊娠 7 周以内；自愿要求药物终止妊娠的健康妇女；高危人流对象；对手术流产有恐惧心理者。带器妊娠或可疑宫外孕者属于药物流产的禁忌证。故本题选 E。

【A2 型题】

44. 患者月经每提前 8～9 天来潮，量多，色深红，质黏稠，伴心烦，面红口干，小便短黄，大便燥结，舌红，苔黄，脉数。其治法是

　　A. 清热降火，凉血调经

　　B. 清肝解郁，凉血调经

　　C. 养阴清热，凉血调经

　　D. 补肾益气，固冲调经

　　E. 补脾益气，固冲调经

考点：月经先期的辨证论治★

解析：月经每提前 8～9 天来潮，辨病为月经先期。阳盛则热，热扰冲任、胞宫，冲任不固，经血妄行，故月经提前来潮、经量增多；血为热灼，故经色深红或紫红，质黏稠；热邪扰心则心烦；热甚伤津则口干，小便黄，大便燥结；

面红，舌红，苔黄，脉数，均为热盛于里之象。辨证为阳盛血热证，治以清热凉血调经，方用清经散。<u>故本题选 A。</u>

45. 患者，女，45 岁，已婚。月经提前，量多，色淡，质稀，纳少便溏，气短懒言，舌淡苔白，脉缓弱，其治法是

    A. 健脾和胃，摄血调经

    B. 补脾益气，摄血调经

    C. 补气养血调经

    D. 益气活血调经

    E. 补血止血调经

考点：月经先期的辨证论治★

解析：中气虚弱，统摄无权，冲任不固，则经来先期，量多。脾虚化源不足，不能奉心化赤，则红色淡而质清稀。中气不足，失于旁达升举，则气短懒言。脾虚运化无力，则纳少便溏。舌淡苔白，脉弱，均为气虚之象。辨证为脾气虚证，治以补脾益气，摄血调经。<u>故本题选 B。</u>

46. 患者，女，22 岁。月经提前 8 天，量多、色淡、质稀，神疲，肢软，少腹空坠，纳少便溏，舌淡苔薄，脉缓弱。其诊断是

    A. 月经过多气虚证

    B. 月经先期脾气虚证

    C. 崩漏脾虚证

    D. 经行泄泻脾虚证

    E. 月经先期肾气虚证

考点：月经先期的辨证论治★

解析：首先看周期，月经提前 7 天以上为月经先期。量多、色淡、质稀，神疲，肢软，少腹空坠，纳少便溏，舌淡苔薄，脉缓弱为脾气虚之表现。<u>故本题选 B。</u>

47. 患者，女，38 岁，已婚。近半年来，月经 40 ~ 45 天一行，量少、色暗、时有血块，小腹及乳房作胀，舌略暗苔薄，脉弦。应首先考虑的是

    A. 月经后期

    B. 月经过少

    C. 痛经

    D. 行经乳房胀痛

    E. 崩漏

考点：月经后期的概述★

解析：月经后期是指月经周期延后 7 日以上，甚至 3 ~ 5 个月一行者；月经过少是指月经周期基本正常，经量明显减少，其或点滴即净，或经期缩短不足两天，经量也少；痛经是指以经

期、经行前后，出现周期性腹痛，痛引腰骶，甚至剧痛晕厥为主要表现的月经病；经行乳房胀痛是指以行经前乳房胀满疼痛，按之有块为主要表现的月经病。<u>故本题选 A。</u>

48. 患者，女，26 岁，未婚。既往月经量少，现停经 4 个月，头晕眼花，心悸少寐，面色萎黄，舌淡红，脉细弱。其证候是

    A. 气滞证

    B. 痰湿证

    C. 肾虚证

    D. 血虚证

    E. 血寒证

考点：月经后期的辨证论治

解析：营血亏虚，冲任不充，血海不能如期满溢，故月经周期延后；营血不足，血海虽满而所溢不多，故经量少；血虚不能上荣头面，故头晕眼花、面色萎黄；血虚不能养心，故心悸少寐。舌淡红，脉细弱为血虚之征。辨证为血虚证。<u>故本题选 D。</u>

49. 患者，女，34 岁，已婚。月经 50 多天一行，量少，色暗，少腹胀闷，胸胁乳房作胀，舌苔薄白，脉弦。治疗应首选

    A. 逍遥散

    B. 丹栀逍遥散

    C. 乌药汤

    D. 香棱丸

    E. 小柴胡汤

考点：月经后期的辨证论治★

解析：气不宣达，血行受阻，冲任气血运行不畅，血海不能如期满溢，而致月经后期，量少，少腹胀闷，胸胁乳房作胀，舌苔薄白，脉弦。辨证属气滞，治以理气行滞调经，方用乌药汤。逍遥散调和肝脾。丹栀逍遥散疏肝清热。香棱丸行气活血。小柴胡汤和解少阳。<u>故本题选 C。</u>

50. 患者，女，22 岁，未婚。月经 2 ~ 3 月一行，量少色淡，质清稀，时有小腹冷痛，喜热喜按，伴有面色少华，小便清长，便溏，腰酸乏力，四肢欠温，舌淡，苔薄白，脉沉迟无力。治疗应首选

    A. 八珍益母丸

    B. 十全大补丸

    C. 温经汤（《金匮要略》）

    D. 大补元煎

    E. 肾气丸

考点：月经后期的辨证论治★

解析：由月经2~3月一行，辨病为月经后期。由时有小腹冷痛，喜热喜按，伴有面色少华，小便清长，便溏，腰酸乏力，四肢欠温，舌淡，苔薄白，脉沉迟无力，辨证为虚寒证。方选温经汤（《金匮要略》）。<u>故本题选 C。</u>

51. 患者，女，22岁，未婚。经期延后，量少，色暗，有血块，腹痛喜热，畏寒肢冷，舌暗苔白，脉沉紧。治疗应首选

    A. 少腹逐瘀汤

    B. 温经汤（《妇人大全良方》）

    C. 乌药汤

    D. 当归地黄饮

    E. 温经汤（《金匮要略》）

考点：月经后期的辨证论治★

解析：根据患者临床表现诊断为月经后期。外感寒邪，血为寒凝，冲任滞涩，故经期延后，量少；寒凝冲任，故色暗，有血块；寒邪客于胞中，气血运行不畅，故腹痛喜热；寒邪阻滞于内，阳不外达，则畏寒肢冷。舌暗苔白，脉沉紧均为实寒之征。辨证为实寒证。治以温经散寒调经，方用温经汤（《妇人大全良方》）。乌药汤为气滞证首选，当归地黄饮为肾虚证首选，温经汤（《金匮要略》）为虚寒证首选。<u>故本题选 B。</u>

52. 患者，女，38岁，已婚。近半年月经时而提前10天，时而延后2周，经量时多时少，色暗红，经行不畅，经行乳房胀痛，脘闷不舒，时叹息，苔薄白，脉弦。其辨证是

    A. 肝郁证

    B. 肝郁肾虚证

    C. 血瘀证

    D. 肝郁脾虚证

    E. 肾虚证

考点：月经先后无定期的辨证论治★

解析：根据患者临床表现诊断为月经先后无定期。肝郁气结，气机逆乱，冲任失司，血海蓄溢失常，故月经或先或后，经量或多或少；肝气郁滞，气机不畅，经脉不利，故色暗红，经行不畅；肝气郁滞，经脉涩滞，故经行乳房胀痛；气机不利，故脘闷不舒，时叹息。辨证为肝郁证。治法为疏肝理气调经，方用逍遥散。<u>故本题选 A。</u>

53. 患者，女，19岁。经期前后不定，经量或多或少，经行不畅，有血块，胸胁、乳房、少腹胀痛，精神抑郁，舌苔薄白，脉弦。治疗应首选

    A. 香棱丸

    B. 丹栀逍遥散

    C. 逍遥散

    D. 乌药汤

    E. 柴胡疏肝散

考点：月经先后无定期的辨证论治★

解析：经行不畅，有血块，胸胁、乳房、少腹胀痛，精神抑郁，舌苔薄白，脉弦，为肝郁之表现。治以疏肝理气调经，方用逍遥散。无肝郁化热之候，排除 B。<u>故本题选 C。</u>

54. 患者，女，27岁，已婚。经来量多半年，周期23天，经期7天，妇科检查示子宫前位，如鸡蛋大小，质中，双侧附件（－）。应首先考虑的是

    A. 血崩

    B. 经乱

    C. 月经先期

    D. 癥瘕出血

    E. 月经过多

考点：月经过多的概述

解析：月经过多的定义是月经量较正常明显增多，而周期基本正常。由题干经来量多半年，周期23天，经期7天，妇科检查无异常可判断为月经过多。<u>故本题选 E。</u>

55. 患者，女，27岁。多次发生经间期出血，此次出血量稍多，色深红，黏腻，无血块，平时带下量多色黄，时现异味，小腹时痛，神疲乏力，胸闷烦躁，纳呆腹胀，小便短赤，舌红，苔黄腻，脉滑数。其证候是

    A. 脾虚证

    B. 血瘀证

    C. 肝郁证

    D. 血热证

    E. 湿热证

考点：经间期出血的辨证论治

解析：湿邪阻于冲任胞络之间，蕴蒸生热，得经间期重阴转阳，阳气内动，引动内蕴之湿热，而扰动冲任血海，影响固藏，而见阴道出血，湿热与血搏结，故血色深红，质黏腻；湿热搏结，瘀滞不通，则小腹作痛；湿热流注下焦，任带两脉失约，故带下量多色黄；湿阻络故神疲乏力；舌红、苔黄腻，脉滑数，均为湿热之象。<u>故本题选 E。</u>

56. 患者，女，27岁，未婚。经间期出血，色红，无血块，无腹痛，头晕腰酸，大便艰，溲

中医妇科学

· 125 ·

黄，舌红，脉细弦数。治疗应首选

A. 六味地黄丸

B. 清肝止淋汤

C. 逐瘀止血汤

D. 两地汤

E. 清肝引经汤

考点：经间期出血的辨证论治★

解析：肾阴不足，受阳气冲击，阴络易伤而血溢，出现经间期出血。色红，头晕腰酸，大便艰难，溲黄，舌红，脉细弦数，均为肾阴虚之表现。治以滋肾益阴，固冲止血，方选两地汤合二至丸或加减一阴煎。六味地黄丸用于肝肾亏损证。清肝止淋汤用于湿热证。逐瘀止血汤用于血瘀证。清肝引经汤用于经行吐衄肝经郁火证。故本题选 D。

57. 患者，女，19 岁，未婚。月事非时而下，量多如崩，色深红，质稠，伴心烦，口渴欲饮，便干溲黄，面部痤疮，舌红，苔薄黄，脉数。其治法是

A. 滋阴清热，固冲止血

B. 清热凉血，固冲止血

C. 滋水益阴，固冲止血

D. 活血化瘀，固冲止血

E. 益气摄血，固冲止血

考点：崩漏的辨证论治★

解析：阳盛血热，实热内蕴，热扰冲任，血海不宁，迫血妄行，故月事非时而下，量多如崩；血热则色深红；热灼阴津，则质稠，口渴欲饮，便干溲黄。舌脉均为实热之象。辨证为实热证，治法为清热凉血，固冲止血。故本题选 B。

58. 患者经血非时而下，出血量时多时少，时出时止已月余，经色紫暗，有血块，小腹疼痛，舌质紫暗，边有瘀点，脉弦涩。治疗应首选的方剂是

A. 逐瘀止血汤

B. 桃红四物汤

C. 失笑散

D. 少腹逐瘀汤

E. 血府逐瘀汤

考点：崩漏的辨证论治★

解析：经血非时暴下不止或淋沥不尽，辨病为崩漏。冲任、子宫瘀血阻滞，新血不安，故经血非时或淋沥不断；离经之瘀时聚时散，故出血量时多时少，时出时止或崩闭交替，反复难止；舌质紫暗或边有瘀点，脉弦涩，均为血瘀之征，

辨证为血瘀证。治以活血化瘀，固冲止血，方用逐瘀止血汤。故本题选 A。

59. 患者，女，26 岁，未婚。既往月经量少，现停经 6 个月，形体日渐肥胖，伴神疲倦怠，肢体沉重，面浮足肿，舌苔白腻，脉滑。其证候是

A. 气滞血瘀

B. 痰湿阻滞

C. 肝肾不足

D. 气血虚弱

E. 肾阳不足

考点：闭经的辨证论治

解析：形体日渐肥胖，伴神疲倦怠，肢体沉重，面浮足肿，为痰湿阻滞之表现。舌苔白腻，脉滑为痰湿阻滞之候。故本题选 B。

60. 患者，女，20 岁。经来量少，1 天即净，现已停经半年，平时带下量多，色白，形体肥胖，胸脘满闷，时欲呕恶，舌苔腻，脉滑。治疗应首选

A. 苍附导痰丸

B. 芎归二陈汤

C. 启宫丸

D. 归肾丸

E. 温胆汤

考点：闭经的辨证论治★

解析：带下量多，色白，形体肥胖，胸脘满闷，时欲呕恶，舌苔腻，脉滑，为痰湿阻滞之表现。治以健脾燥湿化痰，活血通经，方用苍附导痰丸。芎归二陈汤主治痰湿犯肺，病位不同。启宫丸主治妇人体肥痰盛，子宫脂满，不能孕育者。归肾丸主治肾阴不足。温胆汤主治痰热证。故本题选 A。

61. 患者，女，26 岁，已婚。近半年来经行第 1 天少腹胀痛明显，拒按，伴乳房胀痛，月经量少，色暗有血块，血块排出后痛减。舌紫苔白，脉弦。其治法是

A. 温经扶阳，暖宫止痛

B. 除湿散寒，温经止痛

C. 补气活血，调经止痛

D. 益肾养肝，调经止痛

E. 理气行滞，化瘀止痛

考点：痛经的辨证论治★

解析：肝郁气滞，气滞血瘀，瘀滞冲任，血行不畅，经时气血下注冲任，胞脉气血更加郁滞，"不通则痛"。故行经少腹胀痛明显，拒按，伴乳房胀痛，脉弦，属肝郁气滞；月经量少、色

暗、有块属气滞血瘀。辨证属气滞血瘀证，治以理气行滞，化瘀止痛。**故本题选 E。**

62. 患者，女，27 岁，未婚。近半年来常感小腹冷痛，经行腹痛加重，得热痛减，经行错后，经血量少，色暗有瘀块，面色青白，肢冷畏寒，舌暗红，苔白，脉沉紧。治疗应首选

　A. 膈下逐瘀汤

　B. 少腹逐瘀汤

　C. 银甲丸

　D. 理冲汤

　E. 温经汤（《金匮要略》）

考点：痛经的辨证论治★

解析：根据患者临床表现诊断为痛经。寒客胞宫，血为寒凝，瘀滞冲任，血行不畅，故小腹冷痛，经行腹痛加重；寒得热化，瘀滞暂通，故得热痛减；寒凝血瘀，冲任失畅，故经行错后，经血量少，色暗有瘀块；寒邪内盛，阻遏阳气，故面色青白，肢冷畏寒，舌暗红，苔白，脉沉紧，辨证为寒凝血瘀证。治法为温经散寒，化瘀止痛，首选少腹逐瘀汤。膈下逐瘀汤主治气滞血瘀证，温经汤（《金匮要略》）主治阴虚内寒证。**故本题选 B。**

63. 患者，女，29 岁。每次经行期间，发热恶寒，无汗，鼻塞流涕，咽喉痒痛，咳嗽痰稀，头痛身痛，舌淡红，苔薄白，脉浮紧，经净诸症渐愈。其治法是

　A. 扶正固表，调和营卫

　B. 疏风清热，和血调经

　C. 和解表里，调和营卫

　D. 解表散寒，和血调经

　E. 疏肝理气，调和营卫

考点：经行感冒的辨证论治★

解析：素体气血不足，卫表不固，经行阴血下注冲任，正气益虚，易感外邪，经行感冒反复出现，经后渐愈；风寒之邪外束肌表，卫阳被郁，故见恶寒发热，无汗；清阳不展，络脉失和，则头痛身痛；风寒上受，肺气不宣而致鼻塞流涕，咽喉痒痛，咳嗽痰稀；苔薄白，脉浮紧为表寒之象。辨证为风寒证，治法为解表散寒，和血调经。**故本题选 D。**

64. 患者，女，40 岁，已婚。每值经前 1 天出现大便溏泄。脘腹胀满，面浮肢肿，神疲肢软，经净渐止，舌淡红苔白，脉濡缓。治疗应首选

　A. 健固汤

　B. 香砂六君子汤

　C. 补中益气汤

　D. 白术散

　E. 参苓白术散

考点：经行泄泻的辨证论治★

解析：大便溏泄，脘腹胀满、面浮肢肿，神疲肢软，经净渐止，舌淡红，苔白，脉濡缓为脾虚之表现。治以健脾渗湿，理气调经，方用参苓白术散。健固汤补脾渗湿，合四神丸治肾虚型经行泄泻。香砂六君子汤、补中益气汤、白术散无除湿止泻之功。**故本题选 E。**

65. 患者，女，40 岁，已婚。每值经前 1 天出现大便泄泻，脘腹胀满，面浮肢肿，神疲肢软，经净渐止，舌淡红，苔白，脉濡缓。治疗应首选

　A. 人参健脾丸

　B. 香砂六君子汤

　C. 补中益气汤

　D. 痛泻要方

　E. 参苓白术散

考点：经行泄泻的辨证论治★

解析：人参健脾丸健脾益气，和胃止泻。痛泻要方柔肝扶脾。余参见 64 题。**故本题选 E。**

66. 患者，女，18 岁，未婚。每逢经期鼻衄，量中等，经行量少，色鲜，伴心烦易怒，两胁胀痛，舌红，苔黄，脉弦数。治疗应首选

　A. 加味逍遥散

　B. 清肝引经汤

　C. 顺经汤

　D. 清经散

　E. 清热固经汤

考点：经行吐衄的辨证论治★

解析：肝经郁火，伏于冲任，经期冲气偏盛，冲气夹肝火循经上逆，肝脉过亢，则经行衄血，色深红；经不下行而由口鼻溢出，冲任气血因而不足，血海满溢不多甚或无血可下，则经量减少；肝气郁结，则烦躁易怒，两胁胀痛；舌红，苔黄，脉弦数，也为郁火之症。辨证属肝经郁火证，治以清肝调经，方用清肝引经汤。加味逍遥散疏肝泻火。顺经汤主治肺肾阴虚证。清经散治疗阳盛血热证。清热固经汤主治实热血热证。**故本题选 B。**

67. 患者，女，49 岁，已婚。月经紊乱 1 年，烘热汗出，头晕耳鸣，失眠多梦，腰膝酸软，烦躁起急，舌红，少苔，脉细数。治疗应首选

　A. 二仙汤

　B. 左归丸

中医妇科学

C. 知柏地黄汤

D. 甘麦大枣汤

E. 固阴煎

考点：绝经前后诸证的辨证论治★

解析：由患者49岁月经紊乱可知属绝经前后诸证。烘热汗出，头晕耳鸣，失眠多梦，腰膝酸软，烦躁起急，舌红少苔，脉细数，皆属于肾阴虚。辨证属肾阴虚证，治以滋养肾阴，佐以潜阳，方用左归丸加减。二仙汤主治肾阴阳俱虚证。知柏地黄汤滋阴降火。甘麦大枣汤主治心气不足之脏躁。固阴煎补肾益气，养血调经。<u>故本题选 B。</u>

68. 患者，女，35岁，已婚。患带下病3年，带下清冷、量多、质稀，腰酸腿软，少腹发凉，大便溏，舌淡苔薄白，脉沉迟。其证候是

A. 肾阳虚

B. 肾阴虚

C. 湿热

D. 脾虚

E. 热毒

考点：带下过多的辨证论治

解析：肾阳不足，命门火衰，封藏失职，阴液滑脱而下，故带下清冷、量多、质稀；肾阳虚外府失荣，故腰酸腿软；肾阳虚胞宫失于温煦，故少腹发凉；肾阳虚上不温脾阳，故大便溏。舌淡苔薄白，脉沉迟为肾阳虚之征。辨证为肾阳虚证。<u>故本题选 A。</u>

69. 患者，女，36岁，已婚。带下量多，色白，质黏，无味，纳少便溏，神疲肢倦，舌淡苔白腻，脉缓弱。治疗应首选

A. 完带汤

B. 止带方

C. 萆薢渗湿汤

D. 参苓白术散

E. 香砂六君子汤

考点：带下过多的辨证论治★

解析：脾虚运化失职，内湿流注下焦，出现白带量多、无味、色白、质黏，纳少便溏，神疲肢倦，舌淡苔白腻，脉缓弱。辨证属脾虚证，治以健脾益气，升阳除湿，方用完带汤。止带方、萆薢渗湿汤主治湿热下注。参苓白术散主治脾虚夹湿。香砂六君子汤健脾止呕。<u>故本题选 A。</u>

70. 患者，女，34岁，已婚。带下量多2月余，色白，质稀薄，无异味，伴周身倦怠，乏力，食少便溏，舌淡胖，苔白腻，脉细缓。其治法是

A. 健脾养血，升阳除湿

B. 健脾和胃，利湿止带

C. 滋肾益阴，清热利湿

D. 健脾益气，升阳除湿

E. 温肾培元，固涩止带

考点：带下过多的辨证论治★

解析：根据患者临床表现诊断为带下过多。脾气虚弱，运化失司，湿邪下注，损伤任带，使任脉不固，带脉失约，而为带下量多；脾虚中阳不振，则见周身倦怠，乏力；脾虚失运，则见食少便溏。舌淡胖，苔白腻，脉细缓均为脾虚湿阻之征。辨证为脾虚证，治以健脾益气，升阳除湿。滋肾益阴，清热利湿为阴虚夹湿证的治法。温肾培元，固涩止带为肾阳虚证的治法。<u>故本题选 D。</u>

71. 患者，女，21岁，未婚。带下量多3月余，色黄，质黏稠，味臭，外阴瘙痒，口苦口腻，胸闷纳呆，舌红，苔黄腻，脉滑数。其辨证是

A. 脾虚肝郁证

B. 肾阳虚证

C. 热毒蕴结证

D. 湿热下注证

E. 阴虚夹湿证

考点：带下过多的辨证论治★

解析：根据患者临床表现诊断为带下过多。湿热蕴结于下，损伤任带二脉，则见带下量多，色黄质黏稠，味臭；湿热熏蒸，则见胸闷，口苦口腻；湿热内阻中焦，脾失运化，则见纳呆。舌红，苔黄腻，脉滑数，为湿热之征。辨证为湿热下注证。治法为清利湿热，佐以解毒杀虫，方用止带方。<u>故本题选 D。</u>

72. 患者，女，55岁。带下量少，阴部干涩，头晕耳鸣，腰膝酸软，烘热汗出，夜寐不安，小便黄，大便干结，舌红，少苔，脉细数。治疗应首选的方剂是

A. 小营煎

B. 归肾丸

C. 左归丸

D. 知柏地黄丸

E. 桃红四物汤

考点：带下过少的辨证论治★

解析：带下量明显减少，导致阴中干涩痒痛，辨病为带下过少。肝肾亏损，血少津乏，阴液不充，任带失养，不能润泽阴道，发为带下过少；精血两亏，清窍失养，则头晕耳鸣；肾虚外

府失养，则腰膝酸软；肝肾阴虚，虚热内生，则烘热汗出，烦热胸闷，夜寐不安，小便黄，大便干结；舌红少苔，脉细数等均为肝肾亏损之征。治以滋补肝肾，养精益血，方用左归丸加知母、肉苁蓉、紫河车、麦冬。小营煎为血枯瘀阻证首选。**故本题选 C。**

73. 患者停经 56 天，呕吐酸水，胸满胁痛，嗳气叹息，烦渴口苦，舌淡红，苔微黄，脉弦滑。查尿妊娠试验阳性。其治法是

    A. 健脾和胃，降逆止呕

    B. 疏肝解郁，降逆止呕

    C. 清肝和胃，降逆止呕

    D. 健脾和胃，清热止呕

    E. 清肝和胃，健脾止呕

    考点：妊娠恶阻的辨证论治★

    解析：查尿妊娠试验阳性确诊妊娠。素体肝旺，孕后阴血聚下以养胎，肝失血养，肝体不足而肝阳偏亢，且肝脉夹胃贯膈，肝火上逆犯胃，胃失和降，则恶心呕吐；肝胆互为表里，肝气上逆则胆火随之上升，故呕吐酸水，烦渴口苦；胸满胁痛，嗳气叹息，舌淡红，苔微黄，脉弦滑，均为肝胃不和之征。治以清肝和胃，降逆止呕，方用橘皮竹茹汤或苏叶黄连汤加减。**故本题选 C。**

74. 患者，女，26 岁，已婚。现孕 2 个月，恶心呕吐 2 周，加重 3 天，不能进食，呕吐酸苦水，胸满胁痛，头晕而胀，烦渴口苦，舌淡红苔薄黄，脉弦滑。治疗应首选

    A. 香砂六君子汤

    B. 苏叶黄连汤

    C. 半夏加茯苓汤

    D. 二陈汤

    E. 苍附导痰丸

    考点：妊娠恶阻的辨证论治★

    解析：肝失疏泄，孕后阴血聚下以养胎，冲脉气盛，肝血益虚，肝失血养，肝体不足，肝气偏旺，冲气夹肝气上逆犯胃，恶心呕吐，不能进食，呕吐酸苦水，肝郁化火则胸满胁痛，头晕而胀，烦渴口苦，脉弦滑。辨证属肝胃不和证。方选苏叶黄连汤或橘皮竹茹汤以清肝和胃，降逆止呕。香砂六君子汤健脾养胃。半夏加茯苓汤化痰止呕。二陈汤燥湿化痰。苍附导痰丸化痰燥湿。**故本题选 B。**

75. 患者，女，26 岁，已婚。停经 2 个月，尿妊娠试验阳性。恶心呕吐 10 天，加重 3 天，食入

即吐，口淡无味，时时呕吐清涎，脘痞腹胀，倦怠嗜卧，舌淡，苔白润，脉缓滑无力。其辨证是

    A. 脾胃虚弱证

    B. 痰湿中阻证

    C. 肝胃不和证

    D. 肝脾不和证

    E. 气阴两伤证

    考点：妊娠恶阻的辨证论治★

    解析：根据患者临床表现诊断为妊娠恶阻。孕后血聚于下以养胎元，冲气偏盛，胃气素虚，失于和降，冲气挟胃气上逆，则见食入即吐；脾胃虚弱，运化失职，则见口淡无味，时时呕吐清涎，脘痞腹胀；中阳不振，清阳不升，则见倦怠嗜卧。辨证为脾胃虚弱证。治法为健脾和胃，降逆止呕。方用香砂六君子汤。**故本题选 A。**

76. 患者，女，28 岁，已婚。孕 50 天。腰酸腹痛，阴道少量出血，色淡暗，头晕耳鸣，小便清长，舌淡苔白，脉细缓滑。治疗应首选

    A. 寿胎丸

    B. 圣愈汤

    C. 胎元饮

    D. 举元煎

    E. 保阴煎

    考点：胎漏的辨证论治★

    解析：肾虚无力系胎，封藏失司，以致冲任不固，出现腰酸腿软，阴道少量出血，色暗淡，头晕耳鸣，小便清长等。辨证属肾虚，治以补肾健脾，益气安胎。方药为寿胎丸加减。圣愈汤补气养血，主治血虚。胎元饮主治气虚。举元煎益气升提。保阴煎清热凉血。**故本题选 A。**

77. 患者，女，25 岁，已婚。停经 45 天，尿妊娠试验阳性。阴道少量下血，色深红，质稠，口苦咽干，心烦不安，便结溲黄，舌红苔黄，脉滑数。其辨证是

    A. 气阴两虚证

    B. 气血两虚证

    C. 肝经郁热证

    D. 血热证

    E. 血瘀证

    考点：胎漏的辨证论治★

    解析：根据患者临床表现诊断为胎漏。胎漏为妊娠期间阴道少量出血，时出时止，或淋沥不断，而无腰酸、腹痛、小腹下坠等。血热迫血妄行，则见阴道少量下血，色深红，质稠；血热内扰心神，则见心烦不安；口苦咽干，便结溲黄，

为热邪升腾，耗伤津液之象。辨证为血热证。治法为清热凉血，养血安胎。方用保阴煎。故本题选 D。

78. 患者，女，31 岁，已婚。停经 37 天，阴道少量出血 3 天，色鲜红，心烦不安，口苦，小便短赤，大便秘结。舌质红，苔黄，脉滑数。盆腔 B 超提示宫内早孕，活胎。其治法为

A. 补肾健脾，益气安胎

B. 清热凉血，养血安胎

C. 补气养血，固肾安胎

D. 活血化瘀，补肾安胎

E. 疏肝理气，养血安胎

考点：胎漏的辨证论治 ★

解析：根据患者临床表现诊断为胎漏。热伏冲任，迫血妄行，故阴道流血，色鲜红；热扰心神，故心烦不安；血为热灼，伤及津液，故口苦，小便短赤，大便秘结。舌质红，苔黄，脉滑数均为血热之象。辨证为血热证。治法为清热凉血，养血安胎。补肾健脾，益气安胎为肾虚证的治法；补气养血，固肾安胎为气血虚弱证的治法；活血化瘀，补肾安胎为血瘀证的治法。故本题选 B。

79. 患者，女，29 岁，已婚。妊娠 2 个月，胎动不安，阴道少量出血，色淡，质稀，腰酸腹痛，神疲肢倦，面色白，脉细滑缓。其证候是

A. 肾虚

B. 血热

C. 阴虚

D. 气血虚弱

E. 外伤

考点：胎动不安的辨证论治 ★

解析：气虚冲任不固，胎失摄载，故孕后腰酸腹痛。气虚不化，则出血色淡，质稀。气虚中阳不振，则神疲肢倦。清阳不升，则面色白。脉细滑缓为气虚之表现。辨证属气血虚弱。故本题选 D。

80. 患者妊娠 70 天，阴道少量下血，色鲜红，腰酸，口干心烦，小便黄，大便秘结，舌红，苔黄，脉滑数。治疗应首选的方剂是

A. 清经散

B. 两地汤

C. 寿胎丸

D. 保阴煎

E. 胎元饮

考点：胎动不安的辨证论治 ★

解析：妊娠期间出血腰酸、腹痛、小腹下坠，或伴阴道少量出血，诊为胎动不安。热邪直犯冲任、子宫，内扰胎元，胎元不固，故妊娠期阴道出血；血为热灼故色鲜红；热邪内扰，胎气不安，胎系于肾，故见腰酸；口干心烦、舌红、苔黄、脉滑数，均为血热之征。治以清热凉血，养血安胎，方选保阴煎。故本题选 D。

81. 患者怀孕 3 次，均自然流产，平素头晕目眩，神疲乏力，心悸气短，舌质淡，苔薄白，脉细弱。治疗应首选的方剂是

A. 泰山磐石散

B. 寿胎丸

C. 肾气丸

D. 育阴汤

E. 补肾固冲丸

考点：滑胎的辨证论治 ★

解析：患者怀孕 3 次，均自然流产，诊为滑胎。气血两虚，冲任不足，不能载胎养胎，故屡孕屡堕；气血虚弱，上不能濡养清窍则头晕目眩，内不能濡养脏腑则神疲乏力、心悸气短；舌淡，苔薄白，脉细弱均为气血虚弱之征。治以益气养血，固冲安胎，方用泰山磐石散。肾气丸为肾阳亏虚证首选，育阴汤为肾精亏虚证首选，补肾固冲丸为肾气不足证首选。故本题选 A。

82. 患者，女，35 岁。流产 3 次，现停经 40 天，尿妊娠试验阳性，头晕目眩，神疲乏力，面色不华，心悸气短，舌淡，苔薄白，脉细弱。其治法是

A. 益气养血，温补肾阳

B. 养血活血，固冲安胎

C. 补肾健脾，固冲安胎

D. 益气养血，固冲安胎

E. 补中益气，滋补肾阳

考点：滑胎的辨证论治 ★

解析：根据患者临床表现诊断为滑胎之气血虚弱证。余参见 81 题。故本题选 D。

83. 患者，女，33 岁，已婚。孕 5 个月，面浮肢肿，肿处皮薄而光亮，按之凹陷不起，腰酸无力，下肢逆冷，舌淡苔白润，脉沉迟。诊为子肿，其证候是

A. 脾虚

B. 肾虚

C. 气滞

D. 血瘀

E. 脾虚气滞

考点：子肿的辨证论治★

解析：面浮肢肿，肿处皮薄而光亮，按之凹陷不起，腰酸无力，下肢逆冷，为肾虚之表现。舌淡苔白润，脉沉迟为肾阳不足之候。<u>故本题选 B。</u>

84. 患者，女，24 岁，已婚。妊娠 4 月，肢体肿胀，肿势从足部渐发展到腿部，皮色不变，随按随起，胸闷胁胀，头晕胀痛，舌苔薄腻，脉弦滑。治疗应首选的方剂是

A. 肾气丸

B. 真武汤

C. 天仙藤散

D. 猪苓汤

E. 白术散

考点：子肿的辨证论治★

解析：妊娠中晚期，孕妇出现肢体面目肿胀者诊为子肿。妊娠数月，胎体上升，肺气壅塞，不能通调水道，或气滞水停，中州水湿停滞，故见胸闷胁胀，头晕胀痛，舌苔薄腻，脉弦滑。辨证为气滞证。治以理气行滞，除湿消肿，方用天仙藤散或正气天香散。白术散为脾虚证首选，真武汤或肾气丸为肾虚证首选。<u>故本题选 C。</u>

85. 患者孕 6 月，尿频尿急尿痛，淋沥不尽，欲解不能，小腹坠胀，胸闷纳少，带下量多黄稠，舌红，苔黄腻，脉弦数。其治法是

A. 滋阴清热，润燥通淋

B. 清热泻火，利湿通淋

C. 清热利湿，润燥通淋

D. 清热利湿，泻火通淋

E. 清心泻火，润燥通淋

考点：妊娠小便淋痛的辨证论治★

解析：患者尿频尿急尿痛，辨病为妊娠小便淋痛。湿热之邪，侵入膀胱，湿热蕴结，气化不利，故小便淋沥不尽；小腹坠胀，带下黄稠，胸闷纳少，舌红苔黄腻，脉弦数，均为湿热内盛之象。辨证属湿热下注证，治以清热利湿，润燥通淋，方用加味五苓散。<u>故本题选 C。</u>

86. 患者，女，31 岁。孕 5 月余，近 3 日小便频数而急，尿黄赤，小腹坠胀，胸闷食少，舌红，苔黄腻，脉滑数。其治法是

A. 滋阴清热，润燥通淋

B. 清热养阴，利尿通淋

C. 清热利湿，润燥通淋

D. 滋阴润肺，利尿通淋

E. 交通心肾，清热利尿

考点：妊娠小便淋痛的辨证论治★

解析：参见 85 题。<u>故本题选 C。</u>

87. 患者，女，26 岁。产后 15 天，高热寒战，热势不退，小腹疼痛拒按，恶露量多，色紫暗，气臭秽，心烦口渴，尿少色黄，大便燥结，舌红，苔黄，脉数有力。其治法是

A. 清热解毒，凉血化瘀

B. 清热逐瘀，化脓散结

C. 养血祛风，疏解表邪

D. 活血化瘀，和营退热

E. 补血益气，和营退热

考点：产后发热的辨证论治★

解析：根据患者临床表现诊断为产后发热。产后邪毒乘虚内侵，损及胞宫，正邪交争，则见高热寒战，热势不退；邪毒与血相搏，结而成瘀，胞脉阻滞，则见小腹疼痛拒按，恶露量多，色紫暗；热毒熏蒸，则恶露气臭秽；热扰心神，则见心烦；热邪灼伤津液，则见口渴，尿少色黄，大便燥结。舌红，苔黄，脉数有力，为毒热内盛之征。辨证为感染邪毒证，治法为清热解毒，凉血化瘀。养血祛风，疏解表邪为外感证的治法；活血化瘀，和营退热为血瘀证的治法；补血益气，和营退热为血虚证的治法。<u>故本题选 A。</u>

88. 患者，女，27 岁，已婚。产后恶露 35 天不止，量时多时少，色暗有块，小腹疼痛拒按，舌紫暗，边有瘀点，脉沉涩。治疗应首选

A. 生化汤

B. 保阴煎

C. 补中益气汤

D. 少腹逐瘀汤

E. 桃红四物汤

考点：产后恶露不绝的辨证论治★

解析：根据患者临床表现诊断为产后恶露不绝。瘀血阻滞冲任，新血不得归经，则恶露过期不止，量时多时少，色暗有块；瘀血内阻，不通则痛，则小腹疼痛拒按；舌紫暗，边有瘀点，脉沉涩为瘀血阻滞之征。辨证为血瘀证。治法为活血化瘀止血，方用生化汤加益母草、炒蒲黄。保阴煎为血热证首选，补中益气汤为气虚证首选。<u>故本题选 A。</u>

89. 患者产后恶露不止，量多，色淡，质稀，神疲体倦，小腹空坠，舌质淡，脉细弱。其证候是

A. 血热证

B. 气虚证

C. 血瘀证

D. 湿热证

E. 肾虚证

考点：产后恶露不绝的辨证论治★

解析：患者产后恶露不止，辨病为产后恶露不绝。气虚冲任子宫失摄，故恶露过期不止而量多；血虚则阳气不振，血失温煦，故恶露色淡、质稀；中阳不振，则神疲体倦；气虚下陷，故小腹空坠；舌淡，脉细弱，均为气虚之征。故本题选 B。

90. 患者产后 2 周，恶露过期不止，量多，色紫红，质黏稠，有臭秽气，面色潮红，舌红，脉细数。其证候是

A. 气虚证

B. 血热证

C. 阴虚证

D. 血瘀证

E. 肝郁证

考点：产后恶露不绝的辨证论治★

解析：患者产后 2 周，恶露过期不止，辨病为产后恶露不绝。量多，色紫红，质黏稠，有臭秽气，面色潮红，舌红，脉细数，辨证为血热证。治法为养阴清热止血，方用保阴煎加益母草、七叶一枝花、贯众。故本题选 B。

91. 患者，女，30 岁，已婚。产后乳汁少，乳汁稀薄，乳房柔软无胀感，面色少华，倦怠乏力，舌淡苔薄白，脉细弱。治疗应首选

A. 香棱丸

B. 生化汤

C. 漏芦散

D. 通乳丹

E. 下乳涌泉散

考点：缺乳的辨证论治

解析：根据患者临床表现诊断为缺乳。气血虚弱，乳汁化源不足，无乳可下，故乳汁少，乳汁稀薄；乳汁不充，乳腺空虚，故乳房柔软无胀感；气虚血少，不能上荣头面、四肢，故面色少华，倦怠乏力。舌淡苔薄白，脉细弱均为气血虚弱之征。辨证为气血虚弱证，治法为补气养血，佐以通乳，方用通乳丹。下乳涌泉散为肝郁气滞证首选，漏芦散为痰浊阻滞证首选。故本题选 D。

92. 患者，女，33 岁。自觉下腹有结块，触痛，月经量多，经行腹痛较剧，经色紫暗有块，腰膝酸软，头晕耳鸣，舌暗，脉弦细。治疗应首选

A. 右归丸

B. 肾气丸

C. 香棱丸

D. 桂枝茯苓丸

E. 补肾祛瘀方

考点：癥瘕的辨证论治★

解析：根据患者临床表现诊断为癥瘕。肾虚血瘀，冲任不畅，则见下腹有结块，触痛，月经量多，经行腹痛较剧，经色紫暗有块；腰膝酸软，头晕耳鸣均为肾虚之象。舌暗，脉弦细为血瘀之象。辨证为肾虚血瘀证，治法为补肾活血，消癥散结，方用补肾祛瘀方或益肾调经汤。香棱丸为气滞血瘀证首选，桂枝茯苓丸为痰湿瘀结证首选。故本题选 E。

93. 患者，女，33 岁。婚后 3 年未避孕，未孕（已排除丈夫因素）。体型肥胖，月经经常延后，带下量多，色白，质黏稠，面目虚浮，胸闷泛恶，舌淡胖，苔白腻，脉滑。其辨证是

A. 瘀滞胞宫证

B. 肝郁脾虚证

C. 痰湿内阻证

D. 脾肾阳虚证

E. 肝肾亏虚证

考点：不孕症的辨证论治★

解析：根据患者临床表现诊断为不孕症。患者体型肥胖，痰湿内盛，壅滞冲任，故婚久不孕；痰阻冲任、胞宫，气机不畅，则见月经经常延后；湿浊下注，则见带下量多，色白，质黏稠；痰浊内阻，饮停心下，清阳不升，则见面目虚浮，胸闷泛恶。舌淡胖，苔白腻，脉滑均为痰湿内停之象。辨证为痰湿内阻证。治法为燥湿化痰，理气调经。方用苍附导痰丸。故本题选 C。

94. 患者婚久不孕，形体肥胖，有糖尿病史 3 年。经期延后，带下量多，色白质黏，头晕心悸，胸闷泛恶，面色㿠白，舌淡胖，苔白腻，脉滑。治疗应首选的是

A. 苍附导痰丸合二甲双胍

B. 启宫丸合二甲双胍

C. 丹溪治痰湿方合二甲双胍

D. 开郁二陈汤合二甲双胍

E. 陈夏六君子汤合二甲双胍

考点：不孕症的辨证论治★

解析：根据患者症状可诊断为不孕症之痰湿内阻证。治法为燥湿化痰，理气调经，方用苍附导痰丸。因患者有糖尿病病史，需服二甲双胍治疗。故本题选 A。

95. 患者，女，32 岁，已婚。人流术后 2 周，出现下腹疼痛，发热，腰痛，阴道分泌物脓性，白细胞升高，以中心粒细胞为主。妇科检查：子宫体稍大而软，压痛，双侧附件增厚有包块，压痛明显。其诊断是

    A. 人流综合征

    B. 子宫穿孔

    C. 人流不全

    D. 宫颈或宫颈管内口粘连

    E. 人流术后感染

考点：人工流产并发症的诊断★

解析：根据患者临床表现诊断为人流术后感染。术后 2 周内出现下腹疼痛、发热、腰痛、阴道分泌物混浊、白细胞增高、中性为主；妇检示子宫体稍大而软，压痛，双侧附件增厚或有包块，压痛明显。人流综合征：头晕、恶心、呕吐、面色苍白、出冷汗甚至晕厥，心率减慢小于 60 次/分，心律不齐，血压下降。人流不全：术后阴道持续或间断出血超过 10 天或出血量大于月经量，夹有黑血块或烂肉样组织；术后腰酸腹痛下坠感，且由阵发性腹痛后出血增加；妇检示子宫稍大，较软，宫口松弛；HCG 阳性或未降至正常；B 超示宫腔内有组织残留。故本题选 E。

96. 患者，女，38 岁，已婚。人流时出现头晕、恶心、呕吐、面色苍白、出冷汗，心率减慢小于 60 次/分，心律不齐，血压下降。其诊断是

    A. 子宫穿孔

    B. 人流综合征

    C. 人流不全

    D. 宫颈粘连

    E. 宫腔粘连

考点：人工流产并发症的诊断★

解析：参见 95 题。故本题选 B。

【A3 型题】

(97～99 题共用题干)

患者，女，40 岁。月经不规律 10 个月。现症：阴道出血 40 天，量时多时少，近 3 天量极多，血色淡，质清稀，气短神疲，面色㿠白，纳呆便溏，面浮肢肿，舌淡胖有齿印，苔白，脉沉弱。

97. 其诊断是

    A. 崩漏

    B. 经期延长

    C. 月经过多

    D. 经间期出血

    E. 绝经前后诸证

98. 其辨证是

    A. 血热证

    B. 气虚证

    C. 脾虚证

    D. 肾阴虚证

    E. 肾阴阳俱虚证

99. 治疗应首选

    A. 举元煎

    B. 归脾汤

    C. 保阴煎

    D. 固本止崩汤

    E. 二仙汤

考点：崩漏的诊断、辨证论治★

解析：试题 97 考查疾病诊断。根据患者临床表现诊断为崩漏。崩漏见月经周期紊乱，行经时间超过半月以上，甚或数月断续不休；亦有停闭数月又突然暴下不止或淋沥不尽；常有不同程度的贫血。月经周期基本正常，行经时间超过 7 天以上，甚或淋沥半月方净者，称为经期延长。月经量较正常明显增多，而周期基本正常者，称为月经过多。一般认为月经量以 20～60mL 为适宜，超过 80mL 为月经过多。两次月经中间，即氤氲之时，出现周期性的少量阴道出血者，称为经间期出血。妇女在绝经期前后，围绕月经紊乱或绝经出现明显不适证候，如烘热汗出、烦躁易怒、潮热面红、眩晕耳鸣、心悸失眠、腰背酸楚、面浮肢肿、情志不宁等症状，称为绝经前后诸证。故 97 题选 A。试题 98、99 考查中医辨证论治。脾虚冲任不固，则阴道出血 40 天，量时多时少，近 3 天量极多；脾虚气血生化不足，故血色淡、质清稀；脾主运化水谷，脾气虚弱，运化无力，水谷不化，故纳呆便溏；气虚推动乏力，则气短神疲；脾虚失于运化水液，水湿不运，故面色㿠白、面浮肢肿、舌淡胖有齿印；脉沉弱，为脾气虚弱之象，辨证为脾虚证，治法为补气摄血，固冲止崩，首选固本止崩汤。举元煎为经期延长、月经过多气虚证首选，归脾汤为经间期出血脾虚证首选，保阴煎为月经过多血热证首选，二仙汤为绝经前后诸证肾阴阳俱虚证首选。故 98 题选 C，99 题选 D。

中医妇科学

（100～102题共用题干）

患者，女，28岁，已婚。近3月来每逢经前出现小腹灼热胀痛，拒按，经色暗红，质稠有块，平素带下量多色黄，小腹疼痛，经来疼痛加剧，经前低热，小便黄赤，舌质红，苔黄腻，脉滑数。

100. 其辨证是

A. 肝郁血热证

B. 阳盛血热证

C. 瘀热互结证

D. 湿热瘀阻证

E. 气滞血瘀证

101. 其治法是

A. 清热除湿，化瘀止痛

B. 清热解毒，行气止痛

C. 理气行滞，化瘀止痛

D. 清热解毒，疏肝理气

E. 清热利湿，解毒排瘀

102. 治疗应首选

A. 止带方

B. 仙方活命饮

C. 膈下逐瘀汤

D. 龙胆泻肝汤

E. 清热调血汤

考点：痛经的辨证论治★

解析：试题100考查中医辨证。湿热蕴结冲任，阻滞气血运行，经前或经期气血下注冲任，加重气血壅滞，故经前出现小腹灼热胀痛，拒按，平素小腹疼痛，经来疼痛加剧；血为热灼，故经色暗红，质稠有块；湿热下注，伤于带脉，带脉失约，故带下量多色黄；湿热熏蒸，故经前低热，小便黄赤。舌质红，苔黄腻，脉滑数均为湿热蕴结之候。辨证为湿热瘀阻证。故100题选D。试题101考查中医治法。湿热瘀阻证的治法为清热除湿，化瘀止痛。理气行滞，化瘀止痛为气滞血瘀证的治法。故101题选A。试题102考查方剂的选用。湿热瘀阻证的代表方为清热调血汤加车前子、薏苡仁、败酱草或银甲丸。膈下逐瘀汤为气滞血瘀证首选。故102题选E。

【B1型题】

A. 气血失调，脏腑功能失常

B. 情志不畅，肝气郁结

C. 思虑过度，劳伤心脾

D. 阴虚肺燥，虚火内生

E. 经期产时，感染邪毒

103. 直接损伤冲任，导致妇科疾病的是

104. 间接损伤冲任，导致妇科疾病的是

考点：冲任督带损伤★

解析：经期产时，感染邪毒，搏结胞宫，直接损伤冲任，导致妇科疾病。气血失调，脏腑功能失常，冲任功能失常，间接损伤冲任，导致妇科疾病。故103题选E，104题选A。

A. 血热证

B. 气虚证

C. 肾虚证

D. 血瘀证

E. 脾虚证

105. 患者月经一月两行，量多，色深红，质黏稠，口渴饮冷，心烦多梦，尿黄便结，舌红，苔黄，脉滑数。其证候是

106. 患者经行量多，色淡红，四肢倦怠，气短懒言，小腹空坠，面色白，舌淡，苔薄，脉细弱。其证候是

考点：月经先期、月经过多的辨证论治★

解析：月经提前来潮，发为月经一月两行，诊为月经先期。阳盛则热，经血妄行，故经量增多；血为热灼，故经色深红，质黏稠；热邪扰心则心烦；热盛伤津则口渴，喜冷饮，小便黄，大便干燥；舌红，苔黄，脉滑数均为热盛于里之象。辨证为血热证。经行量多诊为月经过多。气虚火衰不能化血为赤，故经色淡红；气虚中阳不振，故四肢倦怠，气短懒言；气虚失于升提，故小腹空坠；面色白，舌淡，脉细弱均为气虚之征。辨证为气虚证。故105题选A，106题选B。

A. 月经先期

B. 月经后期

C. 月经先后无定期

D. 痛经

E. 闭经

107. 肾虚肝郁，血海蓄溢失常，可发生

108. 肾气虚，封藏失司，冲任不固，可发生

考点：月经先后无定期、月经先期的病机

解析：肾虚肝郁，血海蓄溢失常，遂致月经先后无定期。肾气虚，封藏失司，冲任不固，不能制约经血，遂致月经提前而至，可发生月经先期。故107题选C，108题选A。

A. 血府逐瘀汤

B. 启宫丸

C. 乌药汤

D. 归肾丸

E. 滋血汤

109. 治疗月经过少肾虚证，应首选

110. 治疗月经过少血虚证，应首选

考点：月经过少的辨证论治★

解析：月经过少肾虚证，选归肾丸。月经过少血虚证，选滋血汤。<u>故 109 题选 D，110 题选 E。</u>

A. 血府逐瘀汤

B. 启宫丸

C. 桃红四物汤

D. 乌药汤

E. 苍附导痰丸

111. 治疗月经过少血瘀证，应首选

112. 治疗月经过少痰湿证，应首选

考点：月经过少的辨证论治★

解析：月经过少血瘀证，选桃红四物汤。月经过少痰湿证，选苍附导痰丸。<u>故 111 题选 C，112 题选 E。</u>

A. 右归丸

B. 上下相资汤

C. 固本止崩汤

D. 清热固经汤

E. 左归丸

113. 治疗崩漏虚热证，应首选

114. 治疗崩漏脾虚证，应首选

考点：崩漏的辨证论治★

解析：崩漏脾虚证用固本止崩汤，肾气虚证用加减苁蓉菟丝子丸，肾阳虚证用右归丸，肾阴虚证用左归丸合二至丸，血虚热证用上下相资汤，血实热证用清热固经汤，血瘀证用逐瘀止血汤。<u>故 113 题选 B，114 题选 C。</u>

A. 桂枝茯苓丸

B. 膈下逐瘀汤

C. 温经汤（《金匮要略》）

D. 丹参饮

E. 桃红四物汤合失笑散

115. 患者诉 1 年前经行时间延长，9～11 天方净，量不多，色紫暗，有血块，伴小腹疼痛拒按，舌暗，脉涩。治疗应首选的方剂是

116. 患者每于经行小腹胀痛，拒按，经行不畅，色紫暗有块，块下痛减，舌暗，脉弦。治疗应首选的方剂是

考点：经期延长、痛经的辨证论治★

解析：经行时间延长诊为经期延长。瘀血阻于冲任，新血难安，故经行时间延长，量或多或少；瘀阻冲任，气血运行不畅，故经行小腹疼痛拒按，经色紫暗，有血块；舌暗、脉涩亦为血瘀之征。治以活血祛瘀止血，方用桃红四物汤合失笑散加味。经行小腹胀痛诊为痛经。肝失条达，冲任气血瘀滞，经血不利，不通则痛，故经行小腹胀痛拒按，经行不畅，色暗有块，块下气血暂通而疼痛暂减；舌暗、脉弦均属气滞血瘀之征。治以理气行滞，化瘀止痛，方用膈下逐瘀汤。<u>故 115 题选 E，116 题选 B。</u>

A. 恶阻

B. 脆脚

C. 子肿

D. 子气

E. 胞阻

117. 妊娠恶阻，又称

118. 妊娠肿胀，又称

考点：妊娠恶阻、妊娠肿胀的概述

解析：脆脚：两脚肿而皮薄者。子气：自膝至足肿，小水长者。胞阻：又称妊娠腹痛。妊娠恶阻，又称恶阻。妊娠肿胀，又称子肿。<u>故 117 题选 A，118 题选 C。</u>

A. 妊娠初期，呕吐不食，或呕吐清涎

B. 妊娠初期，恶心欲呕，晨起尤甚

C. 妊娠初期，呕吐酸水、苦水

D. 妊娠初期，呕吐痰涎，胸脘满闷

E. 妊娠初期，呕吐剧烈，干呕或呕吐苦黄水甚则血水

119. 脾胃虚弱恶阻的辨证要点是

120. 肝胃不和恶阻的辨证要点是

考点：妊娠恶阻的辨证论治

解析：呕吐不食，或呕吐清涎，为脾胃虚弱之表现。呕吐酸水、苦水，为肝胃不和之表现。<u>故 119 题选 A，120 题选 C。</u>

A. 五味消毒饮

B. 生化汤

C. 八珍汤

D. 荆防四物汤

E. 银翘散

121. 治疗产后发热血瘀证，应首选

122. 治疗产后发热血虚证，应首选

考点：产后发热的辨证论治★

解析：产后发热血瘀证，治法为活血化瘀，和营退热，方用生化汤加味或桃红消瘀汤；产后发热血虚证，治法为补血益气，和营退热，方用八珍汤加减。<u>故 121 题选 B，122 题选 C。</u>

A. 养血活血

B. 补血益气

C. 行气养血

D. 活血止痛

E. 活血化瘀，散寒止痛

123. 产后腹痛气血两虚证的治法是

124. 产后腹痛瘀滞子宫证的治法是

考点：产后腹痛的辨证论治★

解析：产后腹痛气血两虚证的治法是补血益气，缓急止痛。产后腹痛瘀滞子宫证的治法是活血化瘀，温经止痛。<u>故 123 题选 B，124 题选 D。</u>

A. 肾气丸

B. 开郁种玉汤

C. 温胞饮

D. 毓麟珠

E. 养精种玉汤

125. 治疗不孕症肾阳虚证，应首选

126. 治疗不孕症肾气虚证，应首选

考点：不孕症的辨证论治★

解析：不孕症肾阳虚证的治法为温肾暖宫，调补冲任，方用温胞饮或右归丸。不孕症肾气虚证的治法为补肾益气，温养冲任，方用毓麟珠。开郁种玉汤为肝气郁结证首选，养精种玉汤为肾阴虚证首选。<u>故 125 题选 C，126 题选 D。</u>

中医儿科学

【A1 型题】

1. 按体重公式计算，3 周岁幼儿的体重约为

    A. 10kg

    B. 11kg

    C. 12kg

    D. 13kg

    E. 14kg

    考点：体重测量方法、正常值★

    解析：小儿出生时体重约为 3kg，出生后前半年平均每月增长约 0.7kg，后半年平均每月增长约 0.5kg，1 周岁以后平均每年增加 2kg。公式推算：≤6 个月，体重 = 出生时体重 + 0.7 × 月龄；7 ～ 12 个月，体重 = 6 + 0.25 × 月龄；1 岁以上，体重 = 8 + 2 × 年龄。小儿 3 周岁代入得体重约 14kg。故本题选 E。

2. 按照公式计算，3 岁小儿的标准体重、身高分别是

    A. 12kg、96cm

    B. 12kg、98cm

    C. 14kg、96cm

    D. 14kg、98cm

    E. 16kg、96cm

    考点：体重、身（长）高测量方法、正常值★

    解析：出生时身长约为 50cm。生后第一年身长增长最快，约 25cm，其中前 3 个月约增长 12cm。第二年身长增长速度减慢，约 10cm。2 周岁后至青春期身高（长）增长平稳，每年约 7cm。公式推算：2 ～ 12 岁，身高（cm）= 75 + 7 × 年龄。小儿 3 岁代入得身高约 96cm。余参见 1 题。故本题选 C。

3. 小儿出齐 20 颗乳牙的时间是

    A. 4 ～ 6 个月

    B. 8 ～ 10 个月

    C. 11 ～ 12 个月

    D. 1 ～ 2 岁

    E. 2 ～ 2.5 岁

    考点：乳牙的萌出时间

    解析：人的一生有两副牙齿，即乳牙和恒牙，乳牙出齐为 20 颗，恒牙出齐为 32 颗。生后 4 ～ 10 个月乳牙开始萌出。乳牙在 2 ～ 2.5 岁出齐。6 ～ 7 岁，乳牙按萌出先后逐个脱落，代之以恒牙，最后一颗恒牙（第三磨牙）一般在 20 ～ 30 岁时出齐，也有终生不出者。故本题选 E。

4. 五色主病，小儿面色红赤所主病证是

    A. 血瘀

    B. 热证

    C. 肾虚

    D. 寒证

    E. 水饮

    考点：望诊特点及临床意义★

    解析：面色红赤，因血液充盈脉络皮肤所致，多为热证。面色青，因气血不畅，经脉阻滞所致，多为寒证、痛证、瘀证、惊痫；面色黑，常因阳气虚衰，水湿不化，气血凝滞所致，多为寒证、痛证、瘀证、水饮证。故本题选 B。

5. 小儿惊痫多呈现的面色是

    A. 白

    B. 红

    C. 青

    D. 紫

    E. 黑

    考点：望诊特点及临床意义★

    解析：面色青多见于寒证、痛证、瘀证、惊痫；面色赤多为热证；面色黄多为虚证或有湿证；面色白多为虚证、寒证；面色黑多为寒证、痛证、瘀证、水饮证。小儿惊痫多呈现的面色为青。故本题选 C。

6. 小儿正常舌质的颜色是

    A. 淡白

B. 淡红

C. 紫暗

D. 暗红

E. 绛红

考点：望诊特点及临床意义★

解析：正常舌质淡红。舌质淡白为气血虚亏；舌质紫暗或紫红为气血瘀滞；舌质绛红为温热病邪入营入血。故本题选 B。

7. 小儿指纹淡红，其证候是

A. 虚寒

B. 食积

C. 痰热

D. 虚热

E. 实热

考点：望诊特点及临床意义★

解析：指纹的辨证纲要，可以归纳为"浮沉分表里，红紫辨寒热，淡滞定虚实，三关测轻重"。纹色淡红，多为内有虚寒。故本题选 A。

8. 邪热郁滞的指纹色是

A. 深紫

B. 紫红

C. 青紫

D. 淡红

E. 鲜红浮露

考点：望诊特点及临床意义★

解析：纹色紫红，多为邪热郁滞。纹色深紫，多为瘀滞络闭，病情深重；纹色青紫，多为瘀热内结；纹色淡红，多为内有虚寒；纹色鲜红浮露，多为外感风寒。故本题选 B。

9. 常用敷贴法治疗的小儿疾病是

A. 水肿

B. 哮喘

C. 紫癜

D. 惊厥

E. 癫痫

考点：儿科常用外治法及其临床应用★

解析：敷贴法是将药物制成软膏、药饼或研粉撒于普通药膏上，敷贴于局部的一种外治法。如用丁香、肉桂等药粉，撒于普通膏药上贴于脐部，治疗婴儿泄泻。再入三伏贴，用延胡索、芥子、甘遂、细辛研末，以生姜汁调成药饼，敷于肺俞、膏肓、百劳穴上，治疗寒性哮喘等。故本题选 B。

10. 下列小儿疾病，不宜用推拿手法治疗的是

A. 厌食

B. 紫癜

C. 咳嗽

D. 腹痛

E. 遗尿

考点：儿科常用外治法及其临床应用★

解析：推拿疗法具有促进气血循行、经络通畅、神气安定、脏腑调和的作用，常用于治疗脾系疾病，如泄泻、呕吐、腹痛、疳证、厌食、积滞、口疮等；肺系疾病，如感冒、咳嗽、肺炎喘嗽、哮喘等；杂病，如遗尿、痿证、痹证、惊风、肌性斜颈、五迟、五软等。推拿疗法亦有一些禁忌证，如急性出血性疾病、急性外伤、脊背皮肤感染等。故本题选 B。

11. 母乳喂养，增加辅食和断奶最适宜的时间

A. 2～3 个月加辅食，8 个月左右断奶

B. 2～3 个月加辅食，12 个月左右断奶

C. 4～6 个月加辅食，8 个月左右断奶

D. 4～6 个月加辅食，12 个月左右断奶

E. 半岁后加辅食，1 岁左右断奶

考点：断母乳适宜时间

解析：断母乳时间视母婴情况而定。小儿 4～6 个月起应逐渐添加辅食，12 个月左右为最合适的断母乳时间。若遇婴儿患病或正值酷暑、严冬，可延至婴儿病愈、秋凉或春暖季节断母乳，但最迟不超过 2 岁。故本题选 D。

12. 胎黄湿热郁蒸证的面目皮肤发黄特点是

A. 色泽萎黄

B. 色泽晦暗

C. 色泽鲜明如橘

D. 色泽淡黄无泽

E. 色泽深黄无泽

考点：胎黄的辨证论治★

解析：胎黄湿热郁蒸证的症状为面目皮肤发黄，色泽鲜明如橘，哭声响亮，不欲吮乳，口渴唇干，或有发热，大便秘结，小便深黄，舌质红，苔黄腻。故本题选 C。

13. 胎黄寒湿阻滞证的特点是

A. 面目皮肤发黄，色泽鲜明

B. 面目皮肤发黄，色泽晦暗

C. 面目皮肤发黄，颜色逐渐加深无华

D. 面目皮肤萎黄

E. 面目皮肤发黄如橘色

考点：胎黄的辨证论治★

解析：胎黄寒湿阻滞证的症状为面目皮肤发黄，色泽晦暗，持久不退，精神萎靡，四肢欠

温，不思乳食，大便溏薄灰白，小便短少，舌质淡，苔白腻。故本题选 B。

14. 小儿感冒夹痰的病机是
　　A. 肺脏娇嫩
　　B. 先天不足
　　C. 乳食积滞
　　D. 脾胃湿困
　　E. 肾气不足
　　考点：感冒的病机
　　解析：小儿肺常不足，感邪之后，肺失清肃，气机不利，津液凝聚为痰，以致痰阻气道，则咳嗽加剧，喉间痰鸣，此为感冒夹痰。故本题选 A。

15. 小儿风热感冒的治法是
　　A. 辛温解表
　　B. 清热利湿
　　C. 清暑解表
　　D. 清热解毒
　　E. 辛凉解表
　　考点：感冒的辨证论治★
　　解析：风热感冒的治法为辛凉解表，疏风清热，方用银翘散。故本题选 E。

16. 下列各项，可见咳嗽痰多，色黄稠黏，喉中痰鸣症状的是
　　A. 风寒咳嗽
　　B. 风热咳嗽
　　C. 痰热咳嗽
　　D. 痰湿咳嗽
　　E. 气虚咳嗽
　　考点：咳嗽的辨证论治★
　　解析：①风寒咳嗽：咳嗽频繁，以干咳为主，痰白质稀，喉痒声重。②风热咳嗽：咳嗽不爽，痰黄黏稠，不易咳出，或咳声重浊，口渴咽干。③痰热咳嗽：咳嗽痰多色黄，黏稠难咳，甚则气息粗促，喉中痰鸣，或伴发热口渴。④痰湿咳嗽：咳嗽重浊，痰多壅盛，色白质稀。⑤气虚咳嗽：咳而无力，痰白清稀，面色苍白，少气懒言，语声低微。故本题选 C。

17. 小儿咳嗽风寒咳嗽证宜选用的方剂是
　　A. 小青龙汤
　　B. 金沸草散
　　C. 清宁散
　　D. 沙参麦冬汤
　　E. 二陈汤合三子养亲汤
　　考点：咳嗽的辨证论治★

解析：小儿外感咳嗽风寒用杏苏散、金沸草散，风热用桑菊饮，风燥用清燥救肺汤、桑杏汤；内伤咳嗽痰热用清金化痰汤、清气化痰汤，痰湿用二陈汤，气虚用六君子汤，阴虚用沙参麦冬汤。故本题选 B。

18. 小儿肺炎喘嗽风寒闭肺证应首选
　　A. 华盖散
　　B. 银翘散
　　C. 五虎汤
　　D. 人参五味子汤
　　E. 三拗汤
　　考点：肺炎喘嗽的辨证论治★
　　解析：小儿肺炎喘嗽常证：风寒——华盖散，风热——麻杏石甘汤，痰热——麻杏石甘汤合葶苈大枣泻肺汤，毒热——黄连解毒汤合麻杏石甘汤，阴虚肺热——沙参麦冬汤，肺脾气虚——人参五味子汤。变证：心阳虚衰——参附龙牡救逆汤，邪陷厥阴——羚角钩藤汤合牛黄清心丸。故本题选 A。

19. 肺炎喘嗽痰热闭肺证的治法为
　　A. 温肺散寒，化痰定喘
　　B. 清热宣肺，止咳化痰
　　C. 清热涤痰，开肺定喘
　　D. 解表清里，定喘止咳
　　E. 泻肺补肾，标本兼顾
　　考点：肺炎喘嗽的辨证论治★
　　解析：肺炎喘嗽痰热闭肺证的治法为清热涤痰，开肺定喘，方用麻杏石甘汤合葶苈大枣泻肺汤。故本题选 C。

20. 治疗鹅口疮心脾积热证，应首选
　　A. 凉膈散
　　B. 泻黄散
　　C. 清热泻脾散
　　D. 泻心导赤散
　　E. 知柏地黄丸
　　考点：鹅口疮的辨证论治★
　　解析：鹅口疮心脾积热证治以清心泻脾，方选清热泻脾散。故本题选 C。

21. 治疗口疮心火上炎证，应首选的方剂是
　　A. 银翘散
　　B. 凉膈散
　　C. 泻黄散
　　D. 泻心导赤散
　　E. 六味地黄丸加肉桂
　　考点：口疮的辨证论治★

解析：口疮心火上炎证由心脾积热，循经上炎所致。治法为清心凉血，泻火解毒；方用泻心导赤散。故本题选 D。

22. 小儿泄泻的好发年龄是

A. 2 周岁以内

B. 2 周岁~3 周岁

C. 4 周岁~5 周岁

D. 4 周岁~6 周岁

E. 9 周岁以上

考点：泄泻的概述

解析：泄泻是以大便次数增多，粪质稀薄如水样为主症的一种小儿常见脾胃系疾病。2 岁以下小儿发病率高，因婴幼儿脾常不足，易于感受外邪、伤于乳食，或脾肾气阳亏虚，均可导致脾病湿盛而发生泄泻。故本题选 A。

23. 不属脾虚泻粪便特点的是

A. 大便稀溏

B. 大便色淡

C. 臭味不甚

D. 食后作泻

E. 大便中多黏液

考点：泄泻的辨证论治★

解析：脾虚泻的临床表现为大便稀溏，色淡不臭，多于食后作泻，时轻时重，面色萎黄，形体消瘦，神疲倦怠，舌淡苔白，脉缓弱，指纹淡。故本题选 E。

24. 小儿厌食脾失健运证的治法是

A. 调和脾胃，运脾开胃

B. 健脾益气，佐以温中

C. 滋脾养胃，佐以助运

D. 运脾化湿，消积开胃

E. 补脾开胃，消食助运

考点：厌食的辨证论治★

解析：治疗小儿厌食脾失健运证，治以调和脾胃，运脾开胃，方选不换金正气散。故本题选 A。

25. 不换金正气散治疗厌食的证候是

A. 脾失健运证

B. 脾胃气虚证

C. 脾胃阴虚证

D. 脾肾阳虚证

E. 脾胃虚寒证

考点：厌食的辨证论治★

解析：参见 24 题。故本题选 A。

26. 治疗积滞脾虚夹积证首选

A. 消乳丸

B. 保和丸

C. 健脾丸

D. 异功散

E. 不换金正气散

考点：积滞的辨证论治★

解析：积滞乳食内积证乳积者用消乳丸，食积者用保和丸；脾虚夹积证用健脾丸。厌食脾失健运证用不换金正气散，脾胃气虚证用异功散、参苓白术散。故本题选 C。

27. 疳证的基本病理改变为

A. 脾胃虚弱，运化失健

B. 脾胃虚弱，乳食停滞

C. 脾失运化，水湿内停

D. 脾胃不和，生化乏源

E. 脾胃受损，气血津液耗伤

考点：疳证的病机

解析：小儿疳证的病因以饮食不节、喂养不当、营养失调、疾病影响、药物过伤以及先天禀赋不足为常见，主要病变脏腑在脾胃，脾胃受损、气血津液耗伤为其基本病理改变。故本题选 E。

28. 疳证中疳积证的治法是

A. 调脾健运

B. 益气健脾

C. 消积理脾

D. 运脾理气

E. 补益气血

考点：疳证的辨证论治★

解析：疳积证多因脾胃夹积而致，脾胃虚损，化源不足，故形体明显消瘦，面色萎黄无华，四肢枯细；脾胃不运，乳食停积，故腹部膨隆；积久化热故烦躁不宁。治法为消积理脾。故本题选 C。

29. 下列各项，不属疳气证临床表现的是

A. 精神欠佳

B. 形体略瘦

C. 不思饮食

D. 大便干稀不调

E. 面貌如老人

考点：疳证的辨证论治★

解析：疳气证见形体略瘦，面色少华，毛发稀疏，不思饮食，精神欠佳，性急易怒，大便干稀不调，舌质略淡，苔薄微腻，脉细有力。治法为调脾健运，方用资生健脾丸。面貌如老人是干

30. 小儿汗证的常见病因是

    A. 气虚

    B. 阴虚

    C. 阳虚

    D. 血虚

    E. 体虚

考点：汗证的病因

解析：小儿汗证的发生，多由体虚所致。其主要病因为禀赋不足，调护失宜。**故本题选 E。**

31. 下列各项中，不属注意力缺陷多动障碍临床表现的是

    A. 情绪不稳

    B. 智力低下

    C. 动作笨拙

    D. 学习成绩差

    E. 经常忘事

考点：注意力缺陷多动障碍的诊断要点

解析：注意力缺陷多动障碍表现为注意力涣散，上课时思想不集中，话多，坐立不安，在不该动的场合乱跑乱爬，喜欢做小动作，活动过度，做事粗心大意，不能按要求做事，经常忘事。情绪不稳，冲动任性，动作笨拙，学习成绩差，但智力正常。**故本题选 B。**

32. 下列各项，不属急惊风病因的是

    A. 外感风寒

    B. 外感暑热

    C. 内蕴湿热

    D. 暴受惊恐

    E. 久病体虚

考点：急惊风的病因

解析：急惊风的病位主要在心肝；病机关键为邪陷厥阴，蒙蔽心窍，引动肝风。多由外感时邪、内蕴湿热、暴受惊恐而引发。**故本题选 E。**

33. 菟丝子散治疗小儿遗尿的证型是

    A. 肺脾气虚证

    B. 肾气不足证

    C. 肝经湿热证

    D. 心肾失交证

    E. 脾虚肝亢证

考点：遗尿的辨证论治 ★

解析：肺脾气虚证用补中益气汤合缩泉丸。肾气不足证用菟丝子散。肝经湿热证用龙胆泻肝汤，心肾失交证用交泰丸合导赤散。**故本题选 B。**

34. 小儿遗尿的中医治疗原则是

    A. 温补肾阳，滋补肾阴

    B. 滋阴潜阳，补益肾气

    C. 补益肾气，利尿通淋

    D. 温补下元，固摄膀胱

    E. 补益脾肾，益气温阳

考点：遗尿的辨证论治 ★

解析：遗尿以温补下元、固摄膀胱为主要治疗原则，采用温肾阳、益脾气、补肺气、醒心神、固膀胱等法，偶需泻肝清热。**故本题选 D。**

35. 丹痧疹后阴伤证的治法是

    A. 辛凉宣透，清热利咽

    B. 养阴清热，宣肺止咳

    C. 清气凉营，泻火解毒

    D. 益气养阴，润肺止咳

    E. 养阴生津，清热润喉

考点：丹痧的辨证论治 ★

解析：丹痧疹后阴伤证的治法为养阴生津，清热润喉，方用沙参麦冬汤。**故本题选 E。**

36. 小儿水痘的皮疹特征是

    A. 丘疹、疱疹、干痂同时存在

    B. 疹退后糠麸样脱屑

    C. 热退疹出

    D. 疹退后无脱屑

    E. 疹退后留瘢痕

考点：水痘的诊断要点

解析：水痘初起有发热、流涕、咳嗽、不思饮食等症，发热大多不高。在发热同时1~2天内即于头、面、发际及全身其他部位出现红色斑丘疹，以躯干部较多，四肢部位较少，疹点出现后很快为疱疹，大小不等，内含水液，周围有红晕，继而结成痂盖脱落，不留瘢痕。皮疹分批出现，此起彼落，在同一时期，丘疹、疱疹、干痂往往同时并见。疹退后糠麸样脱屑为麻疹的特征，热退疹出为奶麻的特征，疹退后无脱屑为奶麻、风痧的特征。**故本题选 A。**

37. 清胃解毒汤治疗水痘的适宜证候是

    A. 邪侵肺卫证

    B. 邪犯肺胃证

    C. 邪炽气营证

    D. 邪入肺脾证

    E. 湿热蒸盛证

考点：水痘的辨证论治 ★

解析：水痘邪炽气营证的治法为清气凉营，解毒化湿，代表方为清胃解毒汤。**故本题选 C。**

38. 痄腮毒窜睾腹证的治法是

　　A. 疏风清热，散结消肿

　　B. 清肝泻火，活血止痛

　　C. 清热解毒，软坚散结

　　D. 清热解毒，息风开窍

　　E. 清肝泻火，软坚散结

　　考点：痄腮的辨证论治★

　　解析：痄腮常证：一为邪犯少阳证，治以疏风清热，散结消肿；一为热毒蕴结证，治以清热解毒，软坚散结。变证：一为邪陷心肝证，治以清热解毒，息风开窍；一为毒窜睾腹证，治以清肝泻火，活血止痛。故本题选 B。

39. 治疗蛔厥证，应首选

　　A. 使君子散

　　B. 驱蛔承气汤

　　C. 乌梅丸

　　D. 芍药甘草汤

　　E. 人参五味子汤

　　考点：蛔虫病的辨证论治★

　　解析：蛔厥证是由蛔虫入膈，窜入胆腑所致；治法为安蛔定痛，继则驱虫；方用乌梅丸。使君子散为肠虫证首选，驱蛔承气汤为虫瘕证首选。故本题选 C。

40. 紫癜风热伤络证的治法是

　　A. 清热解毒，凉血止血

　　B. 健脾养心，益气摄血

　　C. 滋阴降火，凉血止血

　　D. 凉营清气，泻火解毒

　　E. 疏风清热，凉血安络

　　考点：紫癜的辨证论治★

　　解析：紫癜风热伤络证的治法为疏风清热，凉血安络，方用银翘散加减。清热解毒，凉血止血为血热妄行证的治法。健脾养心，益气摄血为气不摄血证的治法。滋阴降火，凉血止血为阴虚火旺证的治法。故本题选 E。

41. 治疗维生素 D 缺乏性佝偻病肾精亏损证，应首选

　　A. 左归丸

　　B. 右归丸

　　C. 金匮肾气丸

　　D. 补肾地黄丸

　　E. 人参五味子汤

　　考点：维生素 D 缺乏性佝偻病的辨证论治

　　解析：维生素 D 缺乏性佝偻病肾精亏损证可见有明显的骨骼改变症状，如头颅方大，肋软骨沟、肋串珠、手镯、足镯、鸡胸、漏斗胸等，O 型或 X 型腿、出牙、坐立、行走迟缓，并有面白虚烦，多汗肢软，舌淡苔少，脉细无力。治法为补肾填精，佐以健脾，方用补肾地黄丸。人参五味子汤为脾虚肝旺证首选。故本题选 D。

42. 下列各项，属于传染性单核细胞增多症临床特点的是

　　A. 白细胞明显升高

　　B. 白细胞明显降低

　　C. 单核细胞明显升高

　　D. 淋巴细胞明显降低

　　E. 异形淋巴细胞增多

　　考点：传染性单核细胞增多症的诊断要点★

　　解析：传染性单核细胞增多症血常规见白细胞计数增高，淋巴细胞和单核细胞增多，异型淋巴细胞 10% 以上。嗜异性凝集试验阳性，EB 病毒特异性抗体阳性。故本题选 E。

【A2 型题】

43. 患儿，2 岁。纳差 2 个月，腹泻 1 周。平素食欲不振，挑食偏食，近日大便日行 3 ~ 4 次，食后作泻，面色萎黄，舌淡苔白，指纹淡红。治疗应首选

　　A. 熏蒸法

　　B. 擦拭法

　　C. 割治疗法

　　D. 推拿疗法

　　E. 拔罐疗法

　　考点：儿科常用外治法及其临床应用★

　　解析：推拿疗法常用于治疗脾系疾病，如泄泻、呕吐、腹痛、疳证、厌食、积滞、口疮等；肺系疾病，如感冒、咳嗽、肺炎喘嗽、哮喘等；杂病，如遗尿、痿证、痹证、惊风、肌性斜颈、五迟、五软等。熏蒸法用于麻疹、感冒的治疗及呼吸道感染的预防。故本题选 D。

44. 患儿，出生后 28 天。面目皮肤发黄，色泽鲜明如橘，不欲吮乳，大便秘结，小便深黄，舌质红，苔黄腻。其治法是

　　A. 健脾利湿

　　B. 温中化湿退黄

　　C. 温阳固脱

　　D. 化瘀消积

　　E. 清热利湿退黄

　　考点：胎黄的辨证论治★

　　解析：患儿出生后 28 天，面目皮肤发黄，

辨病为胎黄。色泽鲜明如橘，不欲吮乳，大便秘结，小便深黄，舌质红，苔黄腻，辨证为湿热郁蒸证。治法为清热利湿退黄，方用茵陈蒿汤。**故本题选 E。**

45. 患儿，男，生后 23 天。面目皮肤发黄，黄色淡而晦暗，身倦神疲，四肢不温，大便溏薄灰白，小便短少，舌质淡，苔白腻。治疗应首选

A. 茵陈五苓散

B. 参苓白术散

C. 茵陈理中汤

D. 复元活血汤

E. 茵陈术附汤

考点：胎黄的辨证论治★

解析：根据患儿临床表现诊断为胎黄。寒湿内阻，肝胆疏泄失常，则面目皮肤发黄；湿从寒化，寒为阴邪，故黄色淡而晦暗；脾肾阳虚，运化、温煦失职，则身倦神疲，四肢不温，大便溏薄灰白，小便短少；舌质淡，苔白腻均为寒湿之象。辨证为寒湿阻滞证，治法为温中化湿退黄，方用茵陈理中汤。**故本题选 C。**

46. 患儿，4 岁。发热 2 天，低热，恶寒，无汗，鼻塞流涕，喷嚏较剧，痰多，痰白清稀，舌红，苔薄白。其治疗在疏风解表的基础上，应加用的方剂是

A. 桑菊饮

B. 三拗汤

C. 桑杏汤

D. 桑白皮汤

E. 麻杏石甘汤

考点：感冒的辨证论治★

解析：根据患儿症状可诊断为感冒风寒夹痰证。治法为辛温解表，宣肺化痰，方药在疏风解表的基础上，加二陈汤、三拗汤。**故本题选 B。**

47. 患儿，9 个月。发热，微汗，鼻塞流涕，咽红，夜间体温升高，又见惊惕啼叫，夜卧不安，舌质红，苔薄黄，指纹泛紫。其诊断是

A. 夜啼

B. 感冒夹痰

C. 感冒夹惊

D. 急惊风

E. 小儿暑温

考点：感冒的辨证论治★

解析：患儿发热，微汗，鼻塞流涕，咽红，舌质红，苔薄黄，指纹泛紫，诊断为风热感冒

证。小儿神气怯弱，肝气未盛，感邪之后，热扰心肝，引动肝风，扰乱心神，易致睡卧不宁，惊惕抽风，此为感冒夹惊。有发热症状，排除 A。B 多无精神方面的症状。D 多见壮热神昏，手足抽搐，唇口撮动，牙关紧闭，两眼直视，颈项强直，甚至角弓反张等，本患者尚没有这方面症状。E 多有烦躁或萎靡、虚烦等精神见症。**故本题选 C。**

48. 患儿，4 岁。咳嗽痰多，色黄黏稠，难以咯出，喉间痰鸣，发热口渴，烦躁不宁，舌红苔黄，脉滑数。治疗应首选的方剂是

A. 二陈汤

B. 桑菊饮

C. 桑杏汤

D. 清金化痰汤

E. 麻杏石甘汤

考点：咳嗽的辨证论治★

解析：患儿咳嗽痰多，辨病为咳嗽。痰热犯肺，肺失宣肃，则咳嗽痰多，色黄黏稠，难以咯出，发热口渴；热扰心神，故烦躁不宁；舌红苔黄，脉滑数为里热之征。辨证为痰热咳嗽证，治法为清热化痰，宣肺止咳，方选清金化痰汤、清气化痰汤。**故本题选 D。**

49. 患儿，男，8 个月。反复咳嗽痰多，色黄黏稠，喉间痰鸣，大便干结，小便黄少，舌红，苔黄腻，指纹紫。其辨证是

A. 痰热咳嗽

B. 风热咳嗽

C. 风热郁肺证

D. 痰湿咳嗽

E. 痰热闭肺证

考点：肺炎喘嗽的辨证论治★

解析：根据患儿临床表现诊断为肺炎喘嗽。痰热胶结，闭阻于肺，则见咳嗽痰多，色黄黏稠，喉间痰鸣；毒热灼伤营阴，则见大便干结，小便黄少；舌红，苔黄腻皆为痰热内盛之象，辨证为痰热闭肺证。**故本题选 E。**

50. 患儿，男，5 岁。反复咳喘 1 年，再发 10 天。反复咳喘，每因天气变化受凉诱发，昨日晨起咳嗽，气促，呼气延长，喉间哮鸣，唇周轻度发绀，喷嚏鼻塞，流清涕，形寒肢冷，无汗，口不渴，咽不红，舌淡红，苔薄白，脉浮。其治法是

A. 清肺涤痰，止咳平喘

B. 温肺散寒，涤痰定喘

C. 解表清里，止咳定喘

D. 泻肺平喘，补肾纳气

E. 辛温解表，化痰止咳

考点：哮喘的辨证论治★

解析：根据患儿临床表现诊断为哮喘。风寒犯肺，引动伏痰，痰气交阻，阻塞气道，则见咳嗽，气促，呼气延长，喉间哮鸣；风寒犯肺，肺气失宣，则见喷嚏鼻塞，流清涕，形寒肢冷，无汗，口不渴，咽不红，舌淡红，苔薄白，脉浮。辨证为寒性哮喘证，治法为温肺散寒，涤痰定喘。清肺涤痰，止咳平喘为热性哮喘证的治法；解表清里，止咳定喘为外寒内热证的治法；泻肺平喘，补肾纳气为肺实肾虚证的治法。故本题选 B。

51. 患儿，10 岁。昨天受凉后，见喷嚏、鼻塞、流清涕，今晨起咳嗽，咯痰稠黄，口渴欲饮，大便干燥。查体：鼻扇，口周发绀，咽红，双肺满布哮鸣音，舌质红，苔薄白，脉滑数。其证候是

A. 寒性哮喘

B. 热性哮喘

C. 外寒内热

D. 肺实肾虚

E. 肺肾阴虚

考点：哮喘的辨证论治★

解析：患儿咳痰稠黄，口渴欲饮，大便干燥是有内热之征，又因受凉而发病，是一外寒内热证，外寒内热临床表现为喘促痰鸣，鼻塞喷嚏，流清涕，或恶寒发热，咯痰黏稠色黄，口渴，大便干结，尿黄，舌红，苔白，脉滑数或浮紧。治以解表清里，定喘止咳。故本题选 C。

52. 患儿，女，8 个月。腹泻 4 天，每日泻下近 10 次，泻下急迫，质稀如水，色黄臭秽，肛门灼热，小便黄短，伴发热，舌质红，苔黄腻，脉滑数，指纹紫。目前最容易出现的变证是

A. 邪陷厥阴证

B. 气阴两伤证

C. 阴竭阳脱证

D. 虚阳外越证

E. 内闭外脱证

考点：泄泻的辨证论治★

解析：根据患儿临床表现可诊断为泄泻之湿热泻。湿热蕴结，下注大肠，传化失职，则见泻下急迫，质稀如水，色黄臭秽，肛门灼热，小便黄短，伴发热，舌质红，苔黄腻，脉滑数。湿热泻之重证常可发展为气阴两伤证，症见泻下

过度，质稀如水，精神萎靡或心烦不安，目眶及囟门凹陷，皮肤干燥或枯瘪，啼哭无泪，口渴引饮，小便短少，甚至无尿等。故本题选 B。

53. 患儿，男，3 岁。长期食欲不振，厌恶进食，多食后则脘腹饱胀，形体尚可，大便溏，舌淡红，苔薄白，脉有力。其辨证是

A. 脾失健运证

B. 脾胃气虚证

C. 脾胃阴虚证

D. 脾胃不和证

E. 心脾两虚证

考点：厌食的辨证论治★

解析：根据患儿临床表现诊断为厌食。脾胃受纳，运化失健，则见食欲不振，厌恶进食，大便溏；多食脾胃负担加重，则见脘腹饱胀；病属轻浅，尚未影响气血，故形体尚可；舌淡红，苔薄白，脉有力均为脾失健运之征，辨证为脾失健运证。故本题选 A。

54. 患儿，2 岁。易发腹泻，体重不增，面色少华，毛发稀疏，不思饮食，急躁易怒，大便稀溏，舌淡红，苔薄白，指纹淡。其诊断是

A. 厌食，脾胃气虚证

B. 积滞，脾虚夹积证

C. 疳证，疳气证

D. 疳证，疳积证

E. 疳证，干疳证

考点：疳证的诊断、辨证论治

解析：厌食以长期食欲不振为主要特征，无明显消瘦。积滞以不思乳食，食而不化，脘腹胀满，大便酸臭为特征，无形体消瘦。疳证以形体消瘦，面色无华，毛发干枯，精神萎靡或烦躁不安，饮食异常为临床特征。疳气证辨证要点为形体消瘦，毛发稀疏，急躁易怒；疳积证辨证要点为形体明显消瘦，四肢枯细，肚腹膨胀，烦躁不宁；干疳证辨证要点为形体极度消瘦，精神萎靡，杳不思食。故本题选 C。

55. 患儿，2 岁。形体极度消瘦，皮肤干瘪起皱，面呈老人貌，皮包骨头，腹凹如舟，精神萎靡，大便溏薄，舌淡苔少，脉细弱。其辨证是

A. 疳肿胀

B. 疳气证

C. 疳积证

D. 干疳证

E. 心疳证

考点：疳证的辨证论治★

解析：根据患儿临床表现诊断为疳证。气阴衰竭，气血精微化源欲绝，无以滋养，故形体极度消瘦，皮肤干瘪起皱，面呈老人貌，皮包骨头；脾虚气衰，故精神萎靡，大便溏薄；舌淡苔少，脉细弱均为干疳之征。辨证为干疳证。故本题选 D。

56. 患儿，男，5 岁。大便干结，排便困难，面赤身热，腹胀，小便短赤，口舌生疮，舌质红，苔黄燥，脉滑实，指纹紫滞。治疗应首选

    A. 枳实导滞丸

    B. 麻子仁丸

    C. 六磨汤

    D. 润肠丸

    E. 黄芪汤

考点：便秘的辨证论治★

解析：根据患儿临床表现诊断为便秘之燥热便秘证，治法为清热润肠通便，首选麻子仁丸。枳实导滞丸为食积便秘证首选，六磨汤为气滞便秘证首选，润肠丸为血虚便秘证首选，黄芪汤为气虚便秘证首选。故本题选 B。

57. 患儿，女，6 岁。患营养性缺铁性贫血，面色萎黄，唇淡甲白，发黄稀疏，时有头晕目眩，心悸心慌，夜寐欠安，语声低微，气短懒言，体倦乏力，食欲不振，舌淡红，脉细弱。治疗应首选

    A. 补中益气汤

    B. 当归补血汤

    C. 六君子汤

    D. 归脾汤

    E. 左归丸

考点：营养性缺铁性贫血的辨证论治

解析：根据患儿临床表现诊断为营养性缺铁性贫血。脾胃虚弱，气血生化不足，继则血不养心，致心脾两虚。脾气虚弱则见体倦乏力，食欲不振；脾虚气血生化乏源，肌肤、毛发、爪甲等失于濡养，则见面色萎黄，唇淡甲白，发黄稀疏；心血不足，血不养心，则见心悸心慌，夜寐欠安，语声低微，气短懒言。辨证为心脾两虚证，治法为补脾养心，益气生血，方用归脾汤。六君子汤为脾胃虚弱证首选，左归丸为肝肾阴虚证首选。故本题选 D。

58. 患儿，5 岁。盗汗明显，伴自汗，形体消瘦，心烦少寐，口干，手足心灼热，舌淡苔花剥。其治法是

    A. 益气固表

    B. 调和营卫

    C. 益气养阴

    D. 清热泻脾

    E. 养血补心

考点：汗证的辨证论治

解析：气阴两伤，形体消瘦，气虚不能敛阴，阴虚而生内热，迫津外泄，故盗汗、自汗；汗为心液，故心烦少寐；口干，足心灼热，舌淡苔花剥，均为阴亏之象。辨证为气阴亏虚证，应治以益气养阴。故本题选 C。

59. 患儿，4 岁。眼睑浮肿，按之凹陷即起，尿少色赤，伴发热咽痛，舌淡苔薄白，脉浮，治疗应首选的方剂是

    A. 银翘散

    B. 五苓散

    C. 五皮饮

    D. 五味消毒饮合小蓟饮子

    E. 麻黄连翘赤小豆汤合五苓散

考点：水肿的辨证论治★

解析：外感风邪，内停水湿，风水相搏，风性向上，善行数变，故眼睑浮肿；邪气犯肺，水道通调失常，故尿少色赤；水湿化热，故伴发热咽痛；舌淡苔薄白，脉浮为外感风邪表现。辨证属风水相搏证，应治以疏风宣肺，利水消肿，方选麻黄连翘赤小豆汤合五苓散。故本题选 E。

60. 患儿，6 岁。2 周前患脓疱疮，2 天前出现眼睑及双下肢浮肿，尿量减少，色黄赤，伴有头晕，大便干结，舌红，苔黄腻，脉滑数。其治法是

    A. 疏风宣肺，利水消肿

    B. 清热利湿，凉血止血

    C. 益气健脾，利水消肿

    D. 疏风解表，平肝息风

    E. 清热解毒，平肝息风

考点：水肿的辨证论治★

解析：根据患儿临床表现诊断为水肿。湿热下注，水气与邪毒并走于内，则见眼睑及双下肢浮肿；湿热流注膀胱，则见尿量减少，色黄赤；热邪灼津，则见大便干结；舌红，苔黄腻，脉滑数均为湿热之象。辨证为湿热内侵证，治以清热利湿，凉血止血。故本题选 B。

61. 患儿，男，9 岁。浮肿，尿少 3 天。10 天前皮肤疖肿，3 天前出现颜面浮肿，继之遍及全身，尿少黄赤，低热口渴，大便干结，舌红，苔黄腻，脉滑数。治疗应首选

A. 六味地黄丸加黄芪

B. 麻黄连翘赤小豆汤合五苓散

C. 五味消毒饮合小蓟饮子

D. 参苓白术散合玉屏风散

E. 真武汤

考点：水肿的辨证论治★

解析：根据患儿临床表现诊断为水肿。湿热下注，水气与邪毒并走于内，则见颜面浮肿，继之遍及全身；湿热流注膀胱，则见尿少黄赤；热盛，灼伤津液，则低热口渴，大便干结；舌红，苔黄腻，脉滑数为湿热之象，辨证为湿热内侵证。治法为清热利湿，凉血止血，代表方为五味消毒饮合小蓟饮子。故本题选 C。

62. 患儿，9 岁。尿频 1 天，小便频数短赤，尿急尿痛，尿液淋沥混浊，小便坠胀，舌红，苔黄微腻，脉数有力，治疗应首选

A. 八正散

B. 缩泉丸

C. 菟丝子丸

D. 小蓟饮子

E. 知柏地黄丸

考点：尿频的辨证论治★

解析：湿热下注膀胱，水道不利，故小便频数短赤；湿热化火，灼伤尿道，则尿痛尿浊；舌红，苔黄微腻，脉数有力，为湿热郁蒸之征。辨证属湿热下注证，应治以清热利湿，通利膀胱，方选八正散。故本题选 A。

63. 患儿，2 岁。持续壮热 5 天，起伏如潮，肤有微汗，烦躁不安，目赤眵多，皮疹布发，疹点由细小稀少而逐渐稠密，疹色先红后暗，皮疹凸起，触之碍手，压之退色，大便干结，小便短少，舌质红赤，舌苔黄腻，脉数有力。治疗应首选

A. 宣毒发表汤

B. 清解透表汤

C. 沙参麦冬汤

D. 麻杏石甘汤

E. 羚角钩藤汤

考点：麻疹的辨证论治

解析：患儿壮热 5 天，疹点由细小稀少而逐渐稠密，为出疹期，又大便干结，小便短少，舌质红赤，舌苔黄腻，脉数有力，辨证为邪入肺胃证（出疹期），治当清凉解毒，透疹达邪，方用清解透表汤。故本题选 B。

64. 患儿，5 岁。突发脐周剧痛，频繁呕吐，呕

吐物中可见 1 条蛔虫，腹部可扪及柔软可移动团块，大便干结，舌淡红，苔白，脉弦数。治疗应首选的方剂是

A. 乌梅汤

B. 使君子汤

C. 附子理中汤

D. 驱蛔承气汤

E. 宣白承气汤

考点：蛔虫病的辨证论治★

解析：根据患儿症状可诊断为虫证之虫瘕证，治法为行气通腑，散蛔驱虫，方用驱蛔承气汤。故本题选 D。

65. 患儿，5 岁。臀部及下肢紫癜 1 天，呈对称性，色鲜红，瘙痒，发热，舌红，苔薄黄，脉浮数。治疗应首选

A. 犀角地黄汤

B. 银翘散

C. 归脾汤

D. 化斑汤

E. 知柏地黄丸

考点：紫癜的辨证论治★

解析：根据患儿临床表现诊断为紫癜之风热伤络证，治法为疏风清热，凉血安络，首选银翘散。犀角地黄汤为血热妄行证首选，归脾汤为气不摄血证首选，知柏地黄丸为阴虚火旺证首选。故本题选 B。

66. 患儿，7 个月。辅食未加，头部多汗，发稀枕秃，囟门宽大，夜啼不宁。易惊多惕，纳呆食少，舌淡苔薄，脉细弦。其辨证是

A. 肾精亏损证

B. 脾虚肝旺证

C. 心肝火旺证

D. 肺脾气虚证

E. 肝肾阴亏证

考点：维生素 D 缺乏性佝偻病的辨证论治

解析：根据患儿临床表现诊断为维生素 D 缺乏性佝偻病。脾虚气弱，化生乏力，故头部多汗，发稀枕秃，纳呆食少；肝主筋，肝血不足，筋脉失养，肝木偏旺，故囟门宽大，夜啼不宁，易惊多惕；辨证为脾虚肝旺证。治法为健脾助运，平肝息风，方用益脾镇惊散。故本题选 B。

【A3 型题】

(67~69 题共用题干)

患儿，女，9 个月。1 个月前患肺炎一直未

愈，现干咳少痰，微喘，低热盗汗，口唇干燥，大便干结，舌红苔花剥，脉细数，指纹淡紫显于气关。

67. 其辨证是

    A. 肺脾阴虚证

    B. 营卫失调证

    C. 肺肾阴虚证

    D. 肺脾气虚证

    E. 阴虚肺热证

68. 其治法是

    A. 养阴润肺，益气健脾

    B. 调和营卫，益气固表

    C. 养阴清热，敛肺止咳

    D. 养阴清肺，润肺止咳

    E. 补肺益气，健脾化痰

69. 治疗应首选

    A. 生脉散

    B. 沙参麦冬汤

    C. 麦味地黄丸

    D. 人参五味子汤

    E. 黄芪桂枝五物汤

考点：肺炎喘嗽的辨证论治★

解析：试题67考查中医辨证。根据患儿临床表现诊断为肺炎喘嗽。小儿肺脏娇嫩，久热久咳，耗伤肺阴，则见干咳少痰，微喘；余邪留恋不去，则致低热盗汗；久病耗伤阴液，则见口唇干燥，大便干结；舌红苔花剥，脉细数，指纹淡紫于气关均为阴虚内热之象，辨证为阴虚肺热证。故67题选E。试题68考查中医治法。阴虚肺热证的治法为养阴清肺，润肺止咳。补肺益气，健脾化痰为肺脾气虚证的治法。故68题选D。试题69考查方剂的选用。阴虚肺热证的代表方是沙参麦冬汤。人参五味子汤为肺脾气虚证首选。故69题选B。

（70～72题共用题干）

患儿，男，6岁。发热轻微，鼻塞流涕，喷嚏，咳嗽，起病后1～2天出皮疹，疹色红润，疱浆清亮，根盘红晕，皮疹瘙痒，分布稀疏，此起彼伏，以躯干为多，舌苔薄白，脉浮数。

70. 其辨证是

    A. 邪伤肺卫证

    B. 邪伤肺胃证

    C. 邪炽气营证

    D. 邪炽心肝证

    E. 邪伤肺肾证

71. 其治法是

    A. 宣肺解毒，利湿清热

    B. 辛凉解表，清热渗湿

    C. 疏风清热，利湿解毒

    D. 清气凉营，解毒化湿

    E. 疏风解表，清热宣肺

72. 治疗应首选

    A. 柴葛解肌汤

    B. 透疹凉解汤

    C. 清胃解毒汤

    D. 银翘散

    E. 桑菊饮

考点：水痘的辨证论治★

解析：试题70考查中医辨证。根据患儿临床表现诊断为水痘。水痘时邪从口鼻而入，蕴郁于肺脾，肺卫失宣，故有发热轻微，鼻塞流涕，喷嚏，咳嗽等肺卫表证。脾失健运，内湿与时邪相搏，透于肌表，故皮疹分批出现，疹色红润，疱浆清亮，根盘红晕，皮疹瘙痒，分布稀疏，此起彼伏，以躯干为多。辨证为邪伤肺卫证。故70题选A。试题71考查中医治法。邪伤肺卫证的治法是疏风清热，利湿解毒。清气凉营，解毒化湿为邪炽气营证的治法。故71题选C。试题72考查方剂的选用。邪伤肺卫证的代表方为银翘散。清胃解毒汤为邪炽气营证首选。故72题选D。

【B1 型题】

    A. 镜面舌

    B. 地图舌

    C. 红绛舌

    D. 草莓舌

    E. 毒酱舌

73. 丹痧的典型舌象是

74. 胃之气阴不足的典型舌象是

考点：望诊特点及临床意义★

解析：舌起粗大红刺，状如草莓者，常见于丹痧、皮肤黏膜淋巴结综合征。热性病后而见剥苔，多为阴伤津亏，舌苔花剥，状如地图，时隐时现，经久不愈，多为胃之气阴不足所致。故73题选D，74题选B。

    A. 生理性黄疸

    B. 溶血性黄疸

C. 母乳性黄疸

D. 阻塞性黄疸

E. 新生儿感染性黄疸

75. 小儿出生后 24 小时内出现黄疸并迅速加重，伴贫血及肝脾肿大，应首先考虑的诊断是

76. 小儿出生后第 2～3 天出现黄疸，第 4～6 天达高峰，2 周消退，应首先考虑的诊断是

考点：病理性黄疸诊断及鉴别诊断

解析：溶血性黄疸：生后 24 小时内出现黄疸并迅速加重，可有贫血及肝脾肿大，重者可见水肿及心力衰竭。生理性黄疸：生后第 2～3 日出现黄疸，第 4～6 日达高峰。足月儿在生后 2 周消退，早产儿可延迟至 3～4 周消退。阻塞性黄疸：生后 1～4 周时出现黄疸，以结合胆红素升高为主；大便颜色渐变浅黄或白陶土色；尿色随黄疸加重而加深，尿胆红素阳性；肝脾肿大，肝功能异常；腹部 B 超、同位素胆道扫描、胆道造影可确诊。新生儿感染性黄疸：黄疸持续不退或 2～3 周后又出现。故 75 题选 B，76 题选 A。

A. 精亏

B. 痰湿

C. 阴虚

D. 阳虚

E. 湿热

77. 小儿汗证自汗的病机多属

78. 小儿汗证盗汗的病机多属

考点：汗证的辨证

解析：汗证多属虚证。自汗以气虚、阳虚为主；盗汗以阴虚、血虚为主。故 77 题选 D，78 题选 C。

A. 自汗为主，头部、肩背部明显

B. 自汗为主，汗出遍身而不温

C. 盗汗为主，手足心热

D. 自汗或盗汗，头部、四肢为多

E. 盗汗为主，遍身出汗

79. 汗证肺卫不固的主症是

80. 汗证营卫失调的主症是

考点：汗证的辨证论治

解析：常见的汗证有四种：①肺卫不固：以自汗为主，或伴盗汗，以头部、肩背部汗出明显，动则尤甚，神疲乏力，面色少华，平时易患感冒。舌淡，苔薄，脉细弱。②营卫失调：以自汗为主，或伴盗汗，汗出遍身而不温，微寒怕风，不发热，或伴有低热，精神疲倦，胃纳不振，舌质淡红，苔薄白，脉缓。③气阴亏虚：以盗汗为主，常伴自汗，手足心热。④湿热迫蒸：汗出过多，以额、心胸为甚，汗出肤热，汗渍色黄，口臭，口干不欲饮，小便色黄，舌质红，苔黄腻，脉滑数。故 79 题选 A，80 题选 B。

A. 解肌透痧汤

B. 凉营清气汤

C. 沙参麦冬汤

D. 银翘散

E. 清胃解毒汤

81. 治疗丹痧邪侵肺卫证，应首选

82. 治疗丹痧毒炽气营证，应首选

考点：丹痧的辨证论治★

解析：丹痧西医学称为猩红热。丹痧邪侵肺卫证用解肌透痧汤，毒炽气营证用凉营清气汤，痧后阴伤证用沙参麦冬汤。银翘散用于水痘邪伤肺胃证，清胃解毒汤用于水痘邪炽气营证。故 81 题选 A，82 题选 B。

A. 风热伤络证

B. 血热妄行证

C. 气不摄血证

D. 阴虚火旺证

E. 气滞血瘀证

83. 银翘散治疗紫癜的证候是

84. 知柏地黄丸治疗紫癜的证候是

考点：紫癜的辨证论治★

解析：紫癜风热伤络证的治法为疏风清热，凉血安络，方用银翘散。紫癜阴虚火旺证的治法为滋阴降火，凉血止血，方用知柏地黄丸。故 83 题选 A，84 题选 D。

针灸学

【A1 型题】

1. 循上肢外侧中线上达肩部的经脉是

    A. 手阳明大肠经

    B. 手少阴心经

    C. 手太阳小肠经

    D. 手太阴肺经

    E. 手少阳三焦经

    考点：十二经脉的分布规律★

    解析：手三阴、手三阳经循行经过上肢；阳经过外侧，阴经过内侧。外侧前、中、后分别为手阳明大肠经、手少阳三焦经和手太阳小肠经。故本题选 E。

2. 循行于下肢外侧中线的经脉是

    A. 胆经

    B. 脾经

    C. 胃经

    D. 膀胱经

    E. 三焦经

    考点：十二经脉的分布规律★

    解析：足三阳经分布于下肢外侧，排除 B、E。足三阳经在下肢外侧的前、中、后分别为足阳明胃经、足少阳胆经、足太阳膀胱经。故本题选 A。

3. 足三阴经从开始部位至内踝上 8 寸段的分布是

    A. 太阴在前，厥阴在中，少阴在后

    B. 厥阴在前，少阴在中，太阴在后

    C. 少阴在前，太阴在中，厥阴在后

    D. 厥阴在前，太阴在中，少阴在后

    E. 太阴在前，少阴在中，厥阴在后

    考点：十二经脉的分布规律★

    解析：按正立姿势，两臂下垂指向前的体位，将上下肢的内外侧分别分成前、中、后三条区线。手足阴经为太阴在前、厥阴在中、少阴在后。其中足三阴经在足内踝上 8 寸以下为厥阴在前、太阴在中、少阴在后，至内踝上 8 寸以上，太阴交出于厥阴之前。故本题选 D。

4. 手三阳与手三阴交于

    A. 头面部

    B. 手

    C. 足

    D. 胸腹

    E. 头部

    考点：十二经脉的交接规律★

    解析：表里手经接于手，表里足经接于足，同名阳经接头面，衔接阴经接胸腹。故本题选 B。

5. 根据腧穴主治规律，手三阴经腧穴相同的主治病证是

    A. 头面病

    B. 颈项病

    C. 胸部病

    D. 腹部病

    E. 神志病

    考点：分经主治规律★

    解析：手太阴经腧穴主治肺、喉病；手厥阴经腧穴主治心、胃病；手少阴经腧穴主治心病。手三阴经腧穴均主治胸部病。故本题选 C。

6. 根据腧穴主治规律，足三阳经腧穴主治相同的病证是

    A. 胃肠病

    B. 咽喉病

    C. 头面病

    D. 神志病

    E. 耳病

    考点：分经主治规律★

    解析：足三阳经相同的主治病证是神志病、热病。咽喉病是手三阳经相同的主治病证。故本题选 D。

7. 脏腑之气结聚于胸腹部的腧穴是

    A. 原穴

B. 络穴

C. 背俞穴

D. 郄穴

E. 募穴

考点：募穴的内容★

解析：募穴是脏腑之气结聚于胸腹部的腧穴。原穴是脏腑原气经过和留止的部位，分布在腕、踝关节附近。络穴是由经脉别出的部位，分布在肘膝关节以下。背俞穴是脏腑之气输注于背腰部的腧穴。郄穴是各经经气深聚的腧穴，多分布在肘膝关节以下。<u>故本题选 E。</u>

8. 在八脉交会中，与后溪相通的奇经是

A. 任脉

B. 督脉

C. 阳维脉

D. 阳跷脉

E. 冲脉

考点：八脉交会穴的内容★

解析：后溪为手太阳小肠经的腧穴，为八脉交会穴，通于督脉。<u>故本题选 B。</u>

9. 根据骨度分寸，腘横纹（平髌尖）至外踝尖的距离是

A. 12 寸

B. 13 寸

C. 14 寸

D. 16 寸

E. 19 寸

考点：骨度分寸定位法★

解析：肘横纹（平尺骨鹰嘴）至腕掌（背）侧远端横纹的距离是 12 寸；胫骨内侧髁下方阴陵泉至内踝尖的距离是 13 寸；臀沟至腘横纹的距离是 14 寸；腘横纹（平髌尖）至外踝尖的距离是 16 寸；股骨大转子至腘横纹（平髌尖）的距离是 19 寸。<u>故本题选 D。</u>

10. 肘横纹中，肱二头肌腱桡侧凹陷中的腧穴是

A. 尺泽

B. 曲泽

C. 少海

D. 小海

E. 曲池

考点：尺泽的定位★

解析：以上五穴皆分布在肘关节附近。尺泽，肘横纹中，肱二头肌腱桡侧凹陷中；曲泽，肘横纹中，肱二头肌腱尺侧凹陷中；少海，肘横纹内侧端与肱骨内上髁连线中点处；小海，肘外

侧，尺骨鹰嘴与肱骨内上髁之间凹陷处；曲池，肘横纹外侧，尺泽与肱骨外上髁连线中点。<u>故本题选 A。</u>

11. 循行"入下齿中"的经脉是

A. 手太阴肺经

B. 手阳明大肠经

C. 足太阴脾经

D. 足阳明胃经

E. 足少阳胆经

考点：手阳明大肠经的经脉循行★

解析：手阳明大肠经的支脉，从缺盆部上行至颈部，经面颊进入下齿之中，又返回经口角到上口唇，交会人中（水沟穴），左脉右行，右脉左行，止于对侧鼻孔旁。<u>故本题选 B。</u>

12. 商阳穴的定位是

A. 拇指末节桡侧，指甲根角侧上方 0.1 寸

B. 食指末节桡侧，指甲根角侧上方 0.1 寸

C. 无名指末节桡侧，指甲根角侧上方 0.1 寸

D. 小指末节桡侧，指甲根角侧上方 0.1 寸

E. 小指末节尺侧，指甲根角侧上方 0.1 寸

考点：商阳的定位

解析：少商穴位于拇指末节桡侧，指甲根角侧上方 0.1 寸；商阳穴位于食指末节桡侧，指甲根角侧上方 0.1 寸；少冲穴位于小指末节桡侧，指甲根角侧上方 0.1 寸；少泽穴位于小指末节尺侧，指甲根角侧上方 0.1 寸。<u>故本题选 B。</u>

13. 手阳明大肠经的手三里穴位于

A. 曲池穴下 1 寸处

B. 曲池穴下 2 寸处

C. 曲池穴下 3 寸处

D. 阳溪穴上 8 寸处

E. 阳溪穴上 9 寸处

考点：手三里的定位

解析：手三里在前臂背面桡侧，当阳溪与曲池连线上，肘横纹下 2 寸处；而曲池在肘横纹外侧端，前臂骨度分寸为 12 寸。因此，手三里位于曲池穴下 2 寸处，阳溪穴上 10 寸处。<u>故本题选 B。</u>

14. 位于肘横纹外侧端的穴位为

A. 曲泽

B. 曲池

C. 尺泽

D. 小海

E. 天井

考点：曲池的定位 ★

解析：天井，在臂外侧，屈肘时，当肘尖直上 1 寸处。余参见 10 题。故本题选 B。

15. 肩髃穴归属的经脉是

    A. 手太阴肺经

    B. 手太阳小肠经

    C. 手少阳三焦经

    D. 手厥阴心包经

    E. 手阳明大肠经

考点：手阳明大肠经的常用腧穴

解析：肩髃穴在三角肌区，肩峰外侧缘前端与肱骨大结节两骨间凹陷中。隶属于手阳明大肠经。故本题选 E。

16. 地仓位于

    A. 目正视，瞳孔直下，当眶下孔凹陷处

    B. 在下颌角前上方约 1 横指，按之凹陷处，当咀嚼时咬肌隆起最高点

    C. 口角旁 0.4 寸，瞳孔直下

    D. 目外眦直下，颧骨下缘凹陷处

    E. 鼻翼外缘中点旁开 0.5 寸，当鼻唇沟中

考点：地仓的定位

解析：A 为四白；B 为颊车；C 为地仓；D 为颧髎；E 为迎香。故本题选 C。

17. 下关穴归属的经脉是

    A. 手太阴肺经

    B. 手阳明大肠经

    C. 足阳明胃经

    D. 足太阴脾经

    E. 手少阴心经

考点：足阳明胃经的常用腧穴

解析：下关位于面部，颧弓下缘中央与下颌切迹之间凹陷中，隶属于足阳明胃经。故本题选 C。

18. 神阙穴旁开 2 寸处的腧穴是

    A. 三阴交

    B. 水分

    C. 天枢

    D. 气海

    E. 大横

考点：天枢的定位 ★

解析：天枢穴属足阳明胃经，位于腹中部，平脐中，距脐中 2 寸。脐中即神阙穴。故本题选 C。

19. 脐下 4 寸，前正中线旁开 2 寸的腧穴是

    A. 水道

    B. 归来

    C. 梁门

    D. 天枢

    E. 大横

考点：归来的定位 ★

解析：水道位于下腹部，脐中下 3 寸，前正中线旁开 2 寸；归来位于脐中下 4 寸，前正中线旁开 2 寸；梁门位于脐中上 4 寸，前正中线旁开 2 寸；天枢横平脐中，前正中线旁开 2 寸；大横位于腹部，脐中旁开 4 寸。故本题选 B。

20. 既能治疗肠腑病，又能治中风的疾病是

    A. 归来

    B. 足三里

    C. 梁丘

    D. 下巨虚

    E. 内庭

考点：足三里的主治要点 ★

解析：归来主治小腹痛，疝气；月经不调、痛经、带下、阴挺等妇科疾患。足三里主治胃痛、呕吐、腹胀、腹泻、痢疾、便秘、肠痈等胃肠病证；膝痛、下肢痿痹、中风瘫痪等下肢病证；癫狂、不寐等神志病；乳痈；气喘，痰多，虚劳诸证，为强壮保健要穴。梁丘主治急性胃痛；膝肿痛、下肢不遂等下肢病证；乳痈、乳痛等乳疾。下巨虚主治腹泻、痢疾、小腹痛等胃肠病证；下肢痿痹；乳痈。内庭主治齿痛、咽喉肿痛、鼻衄等五官病证；热病；胃痛、吐酸、腹泻、痢疾、便秘等肠胃病证；足背肿痛；热病。故本题选 B。

21. 下列各项，不是足太阴经主治范围的是

    A. 妇科病

    B. 胃病

    C. 前阴病

    D. 心病

    E. 脾病

考点：足太阴脾经的主治概要 ★

解析：足太阴经主治脾胃病、前阴病、妇科病、经脉循行部位的其他病证。故本题选 D。

22. 善治月经过多，崩漏的腧穴是

    A. 大都

    B. 太白

    C. 公孙

    D. 隐白

    E. 漏谷

考点：隐白的主治要点 ★

解析：大都主治腹胀、胃痛、呕吐、腹泻、便秘等脾胃病证；热病，无汗。太白主治肠鸣、腹胀、腹泻、胃痛、便秘等脾胃病证；体重节痛。公孙主治胃痛、呕吐、腹痛、腹泻、痢疾等脾胃肠腑病证；心烦、失眠、狂证等神志病证；逆气里急、气上冲心（奔豚气）等冲脉病证。隐白主治月经过多、崩漏等妇科病；便血、尿血等慢性出血证；癫狂，多梦；惊风；腹满，暴泻。漏谷主治腹胀，肠鸣；小便不利，遗精；下肢痿痹。<u>故本题选 D。</u>

23. 位于小腿内侧，内踝尖上 3 寸，胫骨内侧缘后际的腧穴是

    A. 阴陵泉

    B. 三阴交

    C. 血海

    D. 少海

    E. 归来

考点：三阴交的定位★

解析：三阴交位于小腿内侧，内踝尖上 3 寸，胫骨内侧缘后际；阴陵泉位于小腿内侧，胫骨内侧髁下缘与胫骨内侧缘之间的凹陷中；血海位于股前区，髌底内侧端上 2 寸，股内侧肌隆起处；少海位于肘前区，横平肘横纹，肱骨内上髁前缘。归来位于下腹部，脐中下 4 寸，前正中线旁开 2 寸。<u>故本题选 B。</u>

24. 既可治疗脾胃病，又多用于生殖泌尿系统疾病的穴位为

    A. 三阴交

    B. 梁丘

    C. 公孙

    D. 阴陵泉

    E. 胃俞

考点：三阴交的主治要点

解析：三阴交主治肠鸣腹胀、泄泻、便秘等脾胃肠病证；月经不调、经闭、痛经、带下、阴挺、不孕、滞产等妇产科病证；心悸、不寐、癫狂等神志病证；小便不利、遗尿、遗精、阳痿等生殖、泌尿系统病证；下肢痿痹；湿疹、荨麻疹等皮肤病证；阴虚诸证。阳陵泉主治腹胀、泄泻、水肿、黄疸等脾湿证；小便不利、遗尿、癃闭等泌尿系统病证；遗精、阴茎痛等男科病证；带下、妇人阴痛等妇科病证；膝痛、下肢痿痹。胃俞主治胃痛、呕吐、腹胀、肠鸣、多食善饥、身体消瘦等脾胃病证。余参见 20、22 题。<u>故本题选 A。</u>

25. 通里穴的定位是

    A. 腕掌侧远端横纹上，尺侧腕屈肌腱的桡侧缘

    B. 腕掌侧远端横纹上 0.5 寸，尺侧腕屈肌腱的桡侧缘

    C. 腕掌侧远端横纹上 1 寸，尺侧腕屈肌腱的桡侧缘

    D. 腕掌侧远端横纹上 1.5 寸，尺侧腕屈肌腱的桡侧缘

    E. 腕掌侧远端横纹上 2 寸，尺侧腕屈肌腱的桡侧缘

考点：通里的定位

解析：通里穴位于前臂前区，腕掌侧远端横纹上 1 寸，尺侧腕屈肌腱的桡侧缘。阴郄穴位于前臂前区，腕掌侧远端横纹上 0.5 寸，尺侧腕屈肌腱的桡侧缘。<u>故本题选 C。</u>

26. 手太阳小肠经的郄穴是

    A. 会宗

    B. 梁丘

    C. 养老

    D. 阳交

    E. 金门

考点：手太阳小肠经的常用腧穴

解析：会宗为手少阳三焦经的郄穴；梁丘为足阳明胃经的郄穴；养老为手太阳小肠经的郄穴；阳交为阳维脉的郄穴；金门为足太阳膀胱经的郄穴。<u>故本题选 C。</u>

27. 听宫穴归属的经脉是

    A. 足少阳胆经

    B. 足阳明胃经

    C. 手太阳小肠经

    D. 手阳明大肠经

    E. 手厥阴心包经

考点：手太阳小肠经的常用腧穴★

解析：听宫穴属手太阳小肠经。<u>故本题选 C。</u>

28. 听宫穴的定位是

    A. 在面部，耳屏上切迹与下颌骨髁突之间凹陷中

    B. 在面部，耳屏间切迹与下颌骨髁突之间凹陷中

    C. 在面部，耳屏正中与下颌骨髁突之间凹陷中

    D. 在面部，颧弓下缘中央与下颌切迹之间凹陷中

E. 在面部，下颌角前上方一横指，按之凹陷处

考点：听宫的定位

解析：耳门位于耳屏上切迹与下颌骨髁突之间凹陷中；听会位于面部，耳屏间切迹与下颌骨髁突之间凹陷中；听宫位于面部，耳屏正中与下颌骨髁突之间凹陷中；下关位于面部，颧弓下缘中央与下颌切迹之间凹陷中；颊车穴位于面部，下颌角前上方一横指，按之凹陷处。故本题选 C。

29. 足太阳膀胱经的起止穴是

 A. 涌泉—俞府

 B. 睛明—至阴

 C. 瞳子髎—窍阴

 D. 大敦—期门

 E. 承泣—厉兑

考点：足太阳膀胱经的经脉循行 ★

解析：A 为足少阴肾经的起止穴；B 为足太阳膀胱经的起止穴；C 为足少阳胆经的起止穴；D 为足厥阴肝经的起止穴；E 为足阳明胃经的起止穴。故本题选 B。

30. 根据腧穴的分经主治规律，足太阳经腧穴的主治特点是

 A. 后头、肩胛、耳病

 B. 后头、背腰病、脏腑病

 C. 侧头、耳病、胁肋病

 D. 前头、鼻、口、齿病

 E. 前头、口齿、胃肠病

考点：足太阳膀胱经的主治概要

解析：足太阳经主治脏腑证、神志病、头面五官病、经脉循行部位的其他病证。故本题选 B。

31. 肺俞穴的主治病证是

 A. 肘臂疼痛

 B. 胃脘痛

 C. 呃逆、呕吐

 D. 腹痛、腹泻

 E. 咳嗽、气喘

考点：肺俞的主治要点 ★

解析：肺俞穴为肺之背俞穴，主治：①鼻窍、咳嗽、气喘、咳血等肺疾；②骨蒸潮热、盗汗等阴虚病证；③背痛；④皮肤瘙痒，瘾疹。故本题选 E。

32. 下列腧穴中，治疗胎位不正的是

 A. 太冲

 B. 合谷

 C. 大敦

 D. 三阴交

 E. 至阴

考点：至阴的主治要点 ★

解析：至阴主治胎位不正、滞产、胞衣不下等胎产病证；头痛、目痛、鼻塞、鼻衄等头面五官病证。太冲主治中风、口眼歪斜等内风所致疾病；目赤肿痛、咽喉干痛等头面五官热性病证；月经不调等妇科病证；黄疸、胁痛等肝胃病证；下肢痿痹、足跗肿痛等。合谷主治头痛等头面五官病证；发热恶寒等外感病证；热病；无汗或多汗；月经不调等妇科病证；上肢疼痛、皮肤瘙痒等皮肤病证；小儿惊风、痉病；腹痛等肠腑病证；是面口五官及颈部手术针麻常用穴。大敦主治疝气、少腹痛；遗尿、癃闭、淋证等泌尿系病证；月经不调、崩漏等妇科病证；癫痫。三阴交主治肠鸣腹胀、泄泻等脾胃肠病证；月经不调、滞产等妇产科病证；心悸、不寐、癫狂。故本题选 E。

33. 下列腧穴中，治疗足心热的是

 A. 太冲

 B. 行间

 C. 大敦

 D. 侠溪

 E. 涌泉

考点：涌泉的主治要点

解析：太冲主治中风、癫狂痫、小儿惊风、头痛、眩晕、耳鸣、目赤肿痛、口歪、咽痛等肝经风热病证；月经不调、痛经、经闭、崩漏、带下、难产等妇科病证；黄疸、胁痛、腹胀、呕逆等肝胃病证；癃闭、遗尿；下肢痿痹、足跗肿痛。行间主治中风、癫痫、头痛、目眩、目赤肿痛、青盲、口歪等肝经风热病证；月经不调、痛经、闭经、崩漏、带下等妇科经带病证；阴中痛、疝气；遗尿、癃闭、五淋等泌尿系病证；胸胁满痛。大敦主治疝气、少腹痛；遗尿、癃闭、五淋、尿血等泌尿系病证；月经不调、崩漏、阴缩、阴中痛、阴挺等月经病及前阴病证；癫痫、善寐。侠溪主治惊悸；头痛、眩晕、颊肿、耳鸣、耳聋、目赤肿痛等头面五官病证；胁肋疼痛、膝股痛、足跗肿痛等痛证；乳痈；热病。涌泉主治昏厥、中暑、小儿惊风、癫狂痫等急症及神志病证；头痛、头晕、目眩、失眠；咯血、咽喉肿痛、喉痹、失音等肺系病证；大便难、小便不利；奔豚气；足心热。故本题选 E。

153

针灸学

34. 太溪穴的定位是

    A. 在踝区，外踝尖与跟腱之间的凹陷处

    B. 在踝区，内踝尖与跟腱之间的凹陷处

    C. 在踝区，内踝下方的凹陷处

    D. 在踝区，外踝下方的凹陷处

    E. 在踝区，内踝与胫骨前肌腱之间的凹陷处

    考点：太溪的定位★

    解析：太溪在踝区，内踝尖与跟腱之间的凹陷处。昆仑在踝区，外踝尖与跟腱之间的凹陷处。<u>故本题选 B。</u>

35. 治疗盗汗或热病汗不出的腧穴是

    A. 大椎

    B. 风池

    C. 复溜

    D. 太溪

    E. 合谷

    考点：复溜的主治要点★

    解析：复溜主治腹胀、泄泻、癃闭、水肿；盗汗、汗出不止或热病无汗等津液输布失调病证；下肢痿痹，腰脊强痛。合谷主治热病；无汗或多汗等。大椎主治热病，潮热盗汗等。<u>故本题选 C。</u>

36. 循行分布于胸中，散络于心包的经脉是

    A. 足太阳膀胱经

    B. 手太阳小肠经

    C. 手阳明大肠经

    D. 手少阳三焦经

    E. 手厥阴心包经

    考点：手少阳三焦经的经脉循行★

    解析：手少阳三焦经，起于无名指尺侧末端，向上经小指与无名指之间、手腕背侧，上达前臂外侧，沿桡骨和尺骨之间，过肘尖，沿上臂外侧上行至肩部，交出足少阳经之后，进入缺盆部，分布于胸中，散络于心包，向下通过横膈，从胸至腹，依次属上、中、下三焦。其支脉，从胸中分出，进入缺盆部，上行经颈项旁，经耳后直上，到达额角，再下行至面颊部，到达眼眶下部。另一支脉，从耳后分出，进入耳中，再浅出到耳前，经上关、面颊到目外眦。<u>故本题选 D。</u>

37. 既是络穴，又是八脉交会穴的是

    A. 足三里

    B. 尺泽

    C. 外关

    D. 悬钟

    E. 曲池

    考点：手少阳三焦经的常用腧穴

    解析：八脉交会穴均分布于肘膝以下，包括公孙、内关、后溪、申脉、足临泣、外关、列缺、照海。外关是手少阳三焦经的络穴。足三里是足阳明胃经的合穴，尺泽是手太阴肺经的合穴，曲池是手阳明大肠经的合穴，悬钟为八会穴之髓会。<u>故本题选 C。</u>

38. 根据五输穴的五行配属，足少阳胆经中属土的腧穴是

    A. 足临泣

    B. 阳陵泉

    C. 足窍阴

    D. 侠溪

    E. 阳辅

    考点：足少阳胆经的常用腧穴★

    解析：五输穴不仅有经脉归属，而且具有自身的五行属性，按照"阴井木""阳井金"和五行生克规律进行配属。阳陵泉为胆经合穴，属土。<u>故本题选 B。</u>

39. 可治疗小儿惊风的腧穴是

    A. 悬钟

    B. 风市

    C. 阳陵泉

    D. 环跳

    E. 足临泣

    考点：阳陵泉的主治要点★

    解析：悬钟主治痴呆、中风等髓海不足疾患；颈项强痛，胸胁满痛，下肢痿痹。风市主治下肢痿痹、麻木及半身不遂等下肢疾患；遍身瘙痒。阳陵泉主治黄疸、胁痛、口苦、呕吐、吞酸等肝胆犯胃病证；膝肿痛、下肢痿痹及麻木等下肢、膝关节疾患；小儿惊风；脚气。环跳主治腰胯疼痛、下肢痿痹、半身不遂等腰腿疾患；风疹。足临泣主治偏头痛、目赤肿痛、胁肋疼痛、足跗疼痛等痛证；月经不调，乳痈；瘰疬。<u>故本题选 C。</u>

40. 悬钟穴归属的经脉是

    A. 足太阴脾经

    B. 足少阴肾经

    C. 足阳明胃经

    D. 足少阳胆经

    E. 足太阳膀胱经

    考点：足少阳胆经的常用腧穴

    解析：悬钟属足少阳胆经，八会穴之髓会。

故本题选 D。

41. 悬钟的定位是

A. 外踝前下方凹陷处

B. 在小腿外侧，当外踝尖上 3 寸，腓骨后缘

C. 在小腿外侧，当外踝尖上 3 寸，腓骨前缘

D. 外踝上 8 寸，相当外膝眼与外踝尖连线处的中点

E. 足背第二、三趾缝间，趾蹼缘后方赤白肉际处

考点：悬钟的定位★

解析：A 是昆仑穴；C 是悬钟穴；D 为丰隆穴；E 为内庭穴。B 是 C 的混淆选项。故本题选 C。

42. 丘墟的定位是

A. 足外踝前下方，趾长伸肌腱的外侧凹陷处

B. 内踝尖直上 1 寸

C. 足内侧，第一跖基底之前下凹处赤白肉际

D. 足趾内侧，第一跖关节前下方赤白肉际

E. 足大趾末节内侧，趾甲根角侧后方 0.1 寸

考点：丘墟的定位

解析：A 是丘墟的定位；B 是照海的定位；C 是公孙的定位；D 是大都的定位；E 是隐白的定位。故本题选 A。

43. 进入阴毛中，上达小腹的经脉是

A. 任脉

B. 冲脉

C. 足太阴脾经

D. 足厥阴肝经

E. 足少阴肾经

考点：足厥阴肝经的经脉循行★

解析：足厥阴肝经：肝足厥阴之脉，起于大指丛毛之际，上循足跗上廉，去内踝一寸，上踝八寸，交出太阴之后，上腘内廉，循股阴，入毛中，环阴器，抵小腹，夹胃，属肝，络胆，上贯膈，布胁肋，循喉咙之后，上入颃颡。故本题选 D。

44. 能治疗疝气、少腹痛的腧穴是

A. 隐白

B. 期门

C. 大敦

D. 中脘

E. 关元

考点：大敦的主治要点★

解析：大敦主治疝气、少腹痛；遗尿、癃闭、淋证等泌尿系病证；月经不调等妇科病证；癫痫。隐白主治月经过多、崩漏等妇科病证；鼻衄、便血等出血证；腹满、泄泻等脾胃病证；癫狂、多梦等神志病证；惊风。期门主治胸胁胀痛；腹胀、呃逆等肝胃病证；郁病，奔豚气；乳痈。中脘主治胃痛、呕吐、完谷不化、食欲不振、腹胀、泄泻、小儿疳积等脾胃病证；癫痫、不寐等神志病；黄疸。关元主治中风脱证、虚劳羸瘦等元气虚损所致病证；遗精、阳痿、等男科病证；崩漏、月经不调等妇科病证；遗尿、癃闭等泌尿系病证；腹痛、泄泻等肠腑病证；保健要穴。故本题选 C。

45. 既可治疗晕厥又可治疗闪挫腰痛的穴位为

A. 太冲

B. 委中

C. 水泉

D. 水道

E. 水沟

考点：水沟的主治要点★

解析：水沟主治昏迷、晕厥、中风、中暑、脱证等急症，为急救要穴之一；癫狂痫、瘈疭、急慢惊风等神志病证；闪挫腰痛，脊背强痛；口歪、面肿、鼻塞、牙关紧闭等头面五官病证。太冲主治中风、癫狂痫、头痛、眩晕、口眼歪斜、小儿惊风等内风所致病证。故本题选 E。

46. 位于脐下 3 寸的穴位是

A. 关元

B. 石门

C. 气海

D. 阴交

E. 中极

考点：关元的定位★

解析：关元脐下 3 寸，石门脐下 2 寸，气海脐下 1.5 寸，阴交脐下 1 寸，中极脐下 4 寸，以上五穴皆为任脉穴，位于前正中线上。故本题选 A。

47. 位于颏唇沟正中凹陷处的腧穴是

A. 阳白

B. 承浆

C. 支沟

D. 水沟

E. 地仓

考点：承浆的定位

解析：承浆穴属于任脉，位于面部，颏唇沟正中的凹陷处。故本题选 B。

48. 太阳穴的定位是

A. 眉梢与目外眦之间，向后约 1 横指的凹陷处

B. 眉梢与目外眦之间，向后约 2 横指的凹陷处

C. 目外眦向后约 2 横指

D. 目外眦向后约 1 横指

E. 目正视，瞳孔直上，眉上 1 寸

考点：太阳的定位

解析：太阳在头部，眉梢与目外眦之间，向后约 1 横指的凹陷中。阳白位于头部，眉上 1 寸，瞳孔直上。故本题选 A。

49. 位于手指尖端的腧穴是

A. 劳宫

B. 外劳宫

C. 少冲

D. 十宣

E. 中渚

考点：十宣的定位

解析：十宣位于手指尖端，距指甲游离缘 0.1 寸（指寸），左右共 10 穴。少冲位于小指末节桡侧，指甲根角侧上方 0.1 寸（指寸）。中渚位于手背第 4、5 掌骨间，第 4 掌指关节近端凹陷中。外劳宫位于手背第 2、3 掌骨间，掌指关节后 0.5 寸（指寸）凹陷中。劳宫位于手掌。故本题选 D。

50. 以下穴位采用提捏进针法的是

A. 睛明穴

B. 印堂穴

C. 大椎穴

D. 关元穴

E. 鸠尾穴

考点：提捏进针法

解析：提捏进针法，适用于皮肤浅薄部位，如印堂穴。故本题选 B。

51. 属于提插补泻之补法操作的是

A. 先深后浅，轻插重提，提插幅度大

B. 先深后浅，轻插重提，提插幅度小

C. 先浅后深，重插轻提，提插幅度大

D. 先浅后深，重插轻提，提插幅度小

E. 先浅后深，重插重提，提插幅度大

考点：提插补泻

解析：提插补泻：针下得气后，先浅后深，重插轻提，提插幅度小，频率慢，操作时间短者为补法。针下得气后，先深后浅，轻插重提，提插幅度大，频率快，操作时间长者为泻法。故本题选 D。

52. 太乙针灸属于

A. 艾条灸

B. 艾炷灸

C. 温针灸

D. 温灸器灸

E. 天灸

考点：灸法的种类★

解析：常用灸法分为艾灸法和非艾灸法。艾灸法分为艾条灸、艾炷灸、温针灸、温灸器灸。艾条灸又分为悬起灸和实按灸，太乙针灸属于实按灸。故本题选 A。

53. 具有温胃止呕，散寒止痛作用的灸法是

A. 隔姜灸

B. 隔蒜灸

C. 隔盐灸

D. 隔附子饼灸

E. 无瘢痕灸

考点：艾炷灸★

解析：隔姜灸有温胃止呕、散寒止痛的作用；隔蒜灸有清热解毒、杀虫的作用；隔盐灸有回阳、救逆、固脱之功；隔附子饼灸有温补肾阳的作用；无瘢痕灸一般用于虚寒性疾患。故本题选 A。

54. 隔盐灸多用于治疗

A. 腹痛便秘

B. 阳痿早泄

C. 未溃疮疡

D. 中风脱证

E. 风寒痹痛

考点：艾炷灸★

解析：本法有回阳、救逆、固脱的作用，多用于治疗伤寒阴证或吐泻并作、中风脱证等。治疗时需连续施灸，不拘壮数，以脉起、肢温、证候改善为度。故本题选 D。

55. 治疗疮疡久溃不敛，适宜的灸法是

A. 灯火灸

B. 隔姜灸

C. 蒜泥灸

D. 隔附子饼灸

E. 白芥子灸

考点：艾炷灸★

解析：隔附子饼灸多用于治疗命门火衰而致的阳痿、早泄或疮疡久溃不敛等病证。隔姜灸常用于因寒而致的呕吐、腹痛以及风寒痹痛等病证。故本题选 D。

56. 下列各项，不属于远部选穴的是

A. 目赤肿痛选关冲

B. 胃痛选足三里

C. 耳聋选中渚

D. 牙痛选合谷

E. 虚热选太溪

考点：选穴原则★

解析：远部选穴是指选取距离病痛较远处部位的腧穴，体现了"经脉所过，主治所及"的治疗规律。如胃痛选足阳明胃经的足三里，腰背痛选足太阳膀胱经的委中，上牙痛选足阳明胃经的内庭，下牙痛选手阳明大肠经的合谷等。辨证选穴是根据疾病的证候特点，分析病因病机而辨证选取穴位的方法。虚热选太溪为辨证选穴。故本题选 E。

57. 肾阴不足导致的虚热选肾俞、太溪，应属于

A. 特殊选穴

B. 辨证选穴

C. 对症选穴

D. 近部选穴

E. 远部选穴

考点：选穴原则★

解析：辨证选穴是根据疾病的证候特点，分析病因病机而辨证选取穴位的方法。临床上有许多病证，如发热、昏厥、虚脱、癫狂、失眠、健忘、嗜睡、多梦、自汗、盗汗、贫血、月经不调等均无明显局限的病变部位，而呈现全身症状，因无法辨病位，不能应用按部位选穴的方法。此时，就需辨证选穴，如肾阴不足导致的虚热选肾俞、太溪；心肾不交导致的失眠选心俞、肾俞等。故本题选 B。

58. 下列各项，属同名经配穴法的是

A. 咳嗽取尺泽、太渊

B. 阳明头痛取合谷、内庭

C. 膝痛取阳陵泉、阴陵泉

D. 胃痛取中脘、内庭

E. 痛经取公孙、隐白

考点：配穴方法★

解析：同名经配穴法是将手足同名经的腧穴相互配合组成处方的方法。合谷为手阳明大肠经穴，内庭为足阳明胃经穴，属于同名经配穴法；尺泽、太渊均为手太阴肺经穴，属于本经配穴法；阴陵泉为足太阴脾经穴，阳陵泉为足少阳胆经穴位，不属于同名经配穴；中脘为任脉穴、在上，内庭为足阳明胃经穴、在下，属于上下配穴法；公孙、隐白均为足太阴脾经穴，属于本经配穴法。故本题选 B。

59. 下列各项，属本经配穴法的是

A. 太阳头痛取后溪、昆仑

B. 失眠取神门、内庭

C. 牙痛取颊车、内庭

D. 感冒咽痛取曲池、少商

E. 肝病取太冲、阳陵泉

考点：配穴方法★

解析：本经配穴法是当某一脏腑、经脉发生病变时，即选该脏腑、经脉的腧穴配成处方的配穴方法。颊车、内庭均隶属于足阳明胃经，均可治疗牙痛。故本题选 C。

60. 治疗厥阴头痛，应选取的配穴是

A. 印堂、攒竹、合谷

B. 率谷、外关、足临泣

C. 天柱、后溪、申脉

D. 太冲、内关、四神聪

E. 血海、膈俞、内关

考点：头痛的选穴★

解析：头痛的治法为调和气血，通络止痛。主穴为百会、风池、阿是穴、合谷。厥阴头痛配四神聪、太冲、内关。故本题选 D。

61. 除督脉外，与腰痛密切相关的经脉是

A. 足少阴肾经

B. 足太阴脾经

C. 足太阳膀胱经

D. 足少阳胆经

E. 足阳明胃经

考点：腰痛的辨证要点

解析：腰痛的病位在腰部，腰为肾之府，肾经贯脊属肾，膀胱经夹脊络肾，督脉并于脊里，故本病与肾及足太阳膀胱经、督脉等关系密切。故本题选 C。

62. 治疗中风中经络的主穴是

A. 委中、尺泽、内关、水沟、极泉、太溪

B. 委中、尺泽、内关、三阴交、水沟、极泉

C. 委中、尺泽、内关、水沟、极泉、合谷

D. 内关、水沟

E. 内关、水沟、关元、气海、神阙

考点：中风的选穴★

解析：中风中经络的主穴是委中、尺泽、内关、三阴交、水沟、极泉。故本题选 B。

63. 中风中经络出现语言謇涩，治疗除主穴外，还应选取的配穴是

A. 廉泉、金津、玉液

B. 合谷、太冲

C. 悬钟、合谷

D. 地仓、合谷、颊车、太冲

E. 廉泉、通里、哑门

考点：中风的选穴★

解析：中风中经络语言謇涩配廉泉、通里、哑门；吞咽困难配廉泉、金津、玉液；口角歪斜配地仓、颊车、合谷、太冲。故本题选 E。

64. 治疗眩晕实证的主穴是

A. 风池、百会、太阳、列缺

B. 风池、头维、太阳、百会

C. 风池、百会、内关、太冲

D. 风池、百会、肝俞、肾俞

E. 百会、内关、后溪、水沟

考点：眩晕的选穴★

解析：百会位于颠顶，可清利脑窍而定眩；风池位于头部，局部取穴，疏调头部气机；太冲为肝之原穴，可平肝潜阳；内关为八脉交会穴，通阴维脉，可宽胸理气，和中化痰止呕，与太冲配伍，属同名经配穴，加强平肝之力。故本题选 C。

65. 面瘫伴舌麻，味觉减退，除主穴外，还应选取的配穴是

A. 承浆

B. 水沟

C. 廉泉

D. 翳风

E. 风池

考点：面瘫的选穴

解析：廉泉穴位任脉、阴维脉交会穴，位于人体的颈部，当前正中线上，结喉上方，舌骨上缘凹陷处。根据腧穴近治作用的特点，廉泉可治舌部疾病。故本题选 C。

66. 治疗不寐的主穴是

A. 照海、申脉、神门、行间、安眠

B. 百会、安眠、神门、三阴交、照海、申脉

C. 神门、印堂、四神聪、安眠、太溪、合谷

D. 神门、公孙、内关、外关、四神聪、安眠

E. 印堂、安眠、四神聪、内关、足三里

考点：不寐的选穴

解析：不寐应舒脑宁心，安神利眠，选穴以手少阴经穴、足太阴经穴、督脉穴和八脉交会穴为主。治疗主穴为百会、安眠、神门、三阴交、照海、申脉。故本题选 B。

67. 治疗感冒，除合谷、列缺、风池外，还应选取的主穴是

A. 阴陵泉、委中

B. 少商、身柱

C. 曲池、尺泽

D. 风门、肺俞

E. 大椎、太阳

考点：感冒的选穴★

解析：感冒为外邪侵犯肺卫所致，太阴、阳明互为表里，故取手太阴、手阳明经列缺、合谷以祛邪解表；督脉主一身之阳气，温灸大椎可通阳散寒，刺络出血可清泄热邪；风池为足少阳经与阳维脉的交会穴，"阳维为病苦寒热"，故风池既可疏散风邪，又与太阳穴相配可清利头目。故本题选 E。

68. 治疗风寒感冒，除主穴外，还应选取的配穴是

A. 曲池、尺泽

B. 风门、肺俞

C. 阴陵泉、委中

D. 足三里、脾俞

E. 少商、商阳

考点：感冒的选穴★

解析：风寒感冒配风门、肺俞；风热感冒配曲池、尺泽；夹湿配阴陵泉；夹暑配委中。体虚感冒配足三里；咽喉疼痛配少商、商阳。故本题选 B。

69. 哮喘实证，治疗除肺俞、中府、定喘外，还应选取的主穴是

A. 列缺、尺泽

B. 风门、合谷

C. 丰隆、曲池

D. 天突、外关

E. 曲池、大椎

考点：哮喘的选穴★

解析：哮喘实证的治法为祛邪肃肺，化痰平喘。取手太阴经穴及相应背俞穴为主。手太阴经络穴列缺可宣通肺气，驱邪外出，合穴尺泽以肃肺化痰，降逆平喘；肺俞、中府乃肺之俞、募穴，调理肺脏，宣肺祛痰，止哮平喘，虚实之证皆可用之；定喘为止哮平喘的经验效穴。故本题选 A。

70. 治疗呕吐，除胃募穴外，还应选取的经穴是

    A. 手厥阴、手阳明经穴

    B. 手太阴、手阳明经穴

    C. 手少阴、手阳明经穴

    D. 手厥阴、足阳明经穴

    E. 手少阴、足阳明经穴

    考点：呕吐的治法

    解析：呕吐的治法为和胃理气，降逆止呕。取胃的募穴及足阳明经穴为主。故本题选 D。

71. 呕吐寒邪客胃除主穴外应选配穴是

    A. 上脘、胃俞

    B. 内关

    C. 太冲

    D. 内庭

    E. 三阴交

    考点：呕吐的选穴

    解析：治疗呕吐的主穴为中脘、内关、足三里。寒邪客胃配上脘、胃俞；热邪内蕴配合谷、金津、玉液；饮食停滞配梁门、天枢；肝气犯胃配期门、太冲；痰饮内停配丰隆、公孙；脾胃虚寒配脾俞、胃俞。故本题选 A。

72. 治疗呕吐热邪内蕴者，宜点刺出血的腧穴是

    A. 金津、玉液

    B. 中脘、合谷

    C. 厉兑、内庭

    D. 公孙、合谷

    E. 厉兑、商阳

    考点：呕吐的治疗操作

    解析：呕吐治疗的主穴操作为毫针平补平泻法。寒气客胃或脾胃虚寒者宜配合灸法，热邪内蕴者金津、玉液点刺出血。故本题选 A。

73. 治疗胃痛寒邪客胃证的首选配穴是

    A. 胃俞

    B. 太冲

    C. 膈俞

    D. 气海

    E. 三阴交

    考点：胃痛的选穴 ★

解析：治疗胃痛的主穴有足三里、内关、中脘，寒邪客胃者，加胃俞。故本题选 A。

74. 治疗瘀血停胃型胃痛，除主穴外，还应选取的配穴是

    A. 内庭、胃俞

    B. 期门、太冲

    C. 胃俞、脾俞

    D. 膈俞、三阴交

    E. 脾俞、关元

    考点：胃痛的选穴 ★

    解析：寒邪客胃配胃俞；饮食伤胃配梁门、下脘；肝气犯胃配期门、太冲；瘀血停胃配膈俞、三阴交；脾胃虚寒配关元、脾俞、胃俞；胃阴不足配胃俞、三阴交、内庭。故本题选 D。

75. 治疗便秘的主穴是

    A. 天枢、神阙、足三里、公孙、合谷

    B. 天枢、大肠俞、上巨虚、支沟

    C. 天枢、上巨虚、阴陵泉、水分、合谷

    D. 天枢、支沟、下脘、关元、合谷

    E. 天枢、支沟、足三里、中脘、太冲

    考点：便秘的选穴 ★

    解析：便秘的治法为理肠通便。取大肠的背俞穴、募穴及下合穴为主。主穴为天枢、大肠俞、上巨虚、支沟。故本题选 B。

76. 治疗便秘之气秘证，除主穴外，还应选取的配穴是

    A. 合谷、曲池

    B. 太冲、中脘

    C. 神阙、关元

    D. 足三里、脾俞、气海

    E. 照海、太溪

    考点：便秘的选穴 ★

    解析：热秘配曲池、内庭；气秘配太冲、中脘；冷秘配神阙、关元；虚秘配足三里、脾俞、气海，兼阴伤津亏者加照海、太溪。故本题选 B。

77. 治疗月经后期的刺灸方法是

    A. 关元加隔姜灸

    B. 三阴交毫针泻法

    C. 血海毫针泻法

    D. 三阴交加拔罐

    E. 血海加拔罐

    考点：月经不调的治疗操作

    解析：月经不调的基本刺灸方法：①月经先期：毫针刺，实证用泻法，虚证可加灸。②月经后期：毫针补法，关元可加隔姜灸。③月经先后无定期：毫针虚补实泻法。故本题选 A。

78. 崩漏实证选穴应以何经脉为主

    A. 任脉、足太阴脾经

    B. 任脉、足阳明胃经

    C. 足太阴脾经、足阳明胃经

    D. 任脉、冲脉

    E. 冲脉、足太阴脾经

    考点：崩漏的处方

    解析：崩漏实证应清热利湿，固经止血，选穴以任脉、足太阴脾经为主；崩漏虚证应健脾补肾，固冲止血，选穴以任脉、足太阴脾经和足阳明胃经为主。故本题选 A。

79. 遗尿除背部选穴外，还应加哪一经的穴位

    A. 足太阳、足少阴经

    B. 足太阳、手太阴经

    C. 足太阳、手少阳经

    D. 任脉、足太阳经

    E. 任脉、足太阴经

    考点：遗尿的治★

    解析：遗尿的治法为调理膀胱，温肾健脾。取任脉、足太阴经穴及膀胱的背俞穴、募穴为主。故本题选 E。

80. 治疗瘾疹的主穴是

    A. 曲池、合谷、血海、膈俞、三阴交

    B. 大椎、曲池、太冲、风池、中脘

    C. 大椎、太冲、三阴交、血海、内庭

    D. 血海、内庭、足三里、气海、天枢

    E. 外关、风池、三阴交、大椎、膈俞

    考点：瘾疹的选穴★

    解析：瘾疹的治法为疏风和营。取手阳明、足太阴经穴为主。主穴为曲池、合谷、血海、膈俞、委中、三阴交。故本题选 A。

81. 治疗瘾疹可采用拔罐法，常用的腧穴是

    A. 血海

    B. 膈俞

    C. 神阙

    D. 风门

    E. 大椎

    考点：瘾疹的治疗操作

    解析：瘾疹拔罐法取神阙穴，选用大号玻璃罐，先留罐 5 分钟，留罐 5 分钟后起罐，反复拔 3 次，或用闪罐法，以局部充血为度。故本题选 C。

82. 蛇串疮肝胆火盛宜配伍

    A. 行间、侠溪

    B. 阴陵泉、内庭

    C. 血海、三阴交

    D. 足三里、三阴交

    E. 天枢、血海

    考点：蛇串疮的选穴

    解析：治疗蛇串疮的主穴是颈夹脊、天柱、风池、曲池、悬钟、阿是穴。肝胆火盛配行间、侠溪；脾胃湿热配阴陵泉、内庭；瘀血阻络配血海、三阴交。便秘配天枢；心烦配神门。故本题选 A。

83. 落枕病在督脉、太阳经者，治疗应配伍

    A. 风池、肩井

    B. 大椎、束骨

    C. 风池、合谷

    D. 内关、合谷

    E. 肩髎、天宗

    考点：落枕的选穴★

    解析：治疗落枕的主穴是外劳宫、天柱、阿是穴、后溪、悬钟。配穴：督脉与太阳经证配大椎、束骨；少阳经证配肩井、外关。风寒袭络配风池、合谷；气滞血瘀配内关、合谷。肩痛配肩髎；背痛配天宗。故本题选 B。

84. 治疗目赤肿痛，除睛明、风池、太阳外，还应选取的主穴是

    A. 少商、外关

    B. 合谷、太冲

    C. 行间、侠溪

    D. 内庭、足临泣

    E. 关冲、商阳

    考点：目赤肿痛的选穴★

    解析：目赤肿痛的治法为疏散风热，消肿止痛。以局部腧穴及手阳明、足厥阴经穴为主。主穴为睛明、太阳、风池、合谷、太冲。局部穴睛明、太阳宣泄患部郁热以消肿；取合谷调阳明经气，善清头面热邪；太冲、风池分属于肝胆两经，上下相应，可导肝胆之火下行。故本题选 B。

85. 治疗目赤肿痛肝胆火盛证，除主穴外，还应选取的配穴是

    A. 鱼腰、球后

    B. 少商、外关

    C. 行间、侠溪

    D. 血海、膈俞

    E. 列缺、照海

考点：目赤肿痛的选穴 ★

解析：目赤肿痛的主穴是睛明、太阳、风池、合谷、太冲。配穴：外感风热配少商、外关；肝胆火盛配行间、侠溪。故本题选 C。

86. 治疗耳鸣耳聋实证，除局部腧穴外应首选的经穴是

　　A. 足少阴、手太阳经穴

　　B. 足少阳、手少阳经穴

　　C. 足少阴、手少阴经穴

　　D. 足少阳、手少阴经穴

　　E. 足少阴、手少阳经穴

考点：耳鸣耳聋的治法

解析：耳鸣耳聋实证疏风泻火，通络开窍。取局部腧穴及手足少阳经穴为主。虚证补肾养窍。取局部腧穴及足少阴经穴为主。故本题选 B。

87. 治疗耳聋虚证，应选取的主穴是

　　A. 合谷、神门、翳风、耳门

　　B. 太白、耳门、风池、听会

　　C. 太溪、耳门、听宫、听会

　　D. 太冲、耳门、听宫、养老

　　E. 翳风、听宫、太溪、肾俞

考点：耳鸣耳聋的选穴 ★

解析：耳鸣耳聋实证的主穴是听会、翳风、中渚、侠溪；耳鸣耳聋虚证的主穴是听宫、翳风、太溪、肾俞。故本题选 E。

【A2 型题】

88. 患者，女，55 岁。头晕头痛，心悸耳鸣，失眠多梦，急躁易怒，脉细弦。除主穴外，应加用

　　A. 气海、足三里

　　B. 太溪、太冲

　　C. 中脘、丰隆

　　D. 脾俞、足三里

　　E. 太阳、外关

考点：头痛的选穴 ★

解析：根据患者临床表现诊断为头痛之肝阳上亢证。主穴为百会、风池、阿是穴、合谷。肝阳上亢头痛配太溪、太冲；痰浊头痛配中脘、丰隆；血虚头痛配脾俞、足三里。故本题选 B。

89. 患者头痛如裹 3 日，痛无休止，肢体困重，舌苔白腻，脉濡。针灸治疗除主穴外，还应选取的配穴是

　　A. 风门、列缺

　　B. 曲池、大椎

　　C. 丰隆、中脘

　　D. 足临泣、率谷

　　E. 头维、阴陵泉

考点：头痛的选穴 ★

解析：患者头痛如裹 3 日，痛无休止，诊断为外感头痛。头痛如裹，肢体困重，舌苔白腻，脉濡，辨证为风湿头痛。除主穴外，还应选取头维、阴陵泉。风寒头痛配风门、列缺；风热头痛配曲池、大椎；痰浊头痛配丰隆、中脘；少阳头痛配足临泣、率谷、外关。故本题选 E。

90. 患者，男，32 岁。两年前因高处跌落致腰痛，至今未愈，腰部僵硬，刺痛明显。治疗除选取主穴外，应加用

　　A. 志室、太溪

　　B. 次髎、膈俞

　　C. 风池、腰阳关

　　D. 命门、太冲

　　E. 太溪、肝俞

考点：腰痛的选穴 ★

解析：根据患者临床表现诊断为腰痛之瘀血腰痛。治法为通经止痛。取局部阿是穴及足太阳经穴为主。主穴为大肠俞、阿是穴、委中。督脉病证配后溪；足太阳经证配申脉；腰椎病变配腰夹脊。寒湿腰痛配命门、腰阳关；瘀血腰痛配膈俞、次髎；肾虚腰痛配肾俞、太溪。故本题选 B。

91. 患者腰痛隐隐，绵绵不已，膝腿酸软无力，劳则更甚，反复发作，舌淡红，脉细，治疗除主穴外，还应选取的配穴是

　　A. 后溪、申脉

　　B. 肾俞、太溪

　　C. 膈俞、血海

　　D. 命门、腰阳关

　　E. 次髎、志室

考点：腰痛的选穴 ★

解析：根据患者症状可诊断为肾虚腰痛。余参见 90 题。故本题选 B。

92. 患者，女，40 岁。肘膝关节疼痛半年，痛无定处，遇寒加重，舌淡苔白，脉浮。治疗除局部取穴外，应加用

　　A. 关元、肾俞

　　B. 大椎、曲池

　　C. 血海、膈俞

　　D. 合谷、关元

　　E. 风市、外关

考点：痹证的选穴 ★

解析：痛无定处，为风痹（行痹）。所谓治风先治血，血行风自灭，所以取血会膈俞和血海穴为首选。故本题选 C。

93. 患者素有高血压史，晨五时起床小便，突然左侧上肢肢体麻木，活动不利，并伴有头晕目眩，苔白腻，脉弦滑，治疗应选取

    A. 曲池、外关、合谷、尺泽

    B. 阳陵泉、曲泉、大敦、太溪

    C. 廉泉、太阳、支沟、劳宫

    D. 足三里、三阴交、阴陵泉、风池

    E. 内关、水沟、三阴交、极泉、尺泽、委中

考点：中风的选穴 ★

解析：中风中经络的治法为疏通经络，醒脑调神。取督脉、手厥阴及足太阴经穴为主。主穴为水沟、内关、三阴交、极泉、尺泽、委中。故本题选 E。

94. 患者，女，68 岁。突然出现半身不遂，舌强语謇，口角歪斜，肢体麻木，心烦失眠，眩晕耳鸣，手足拘挛，舌红，苔少，脉细数。治疗除主穴外，还应选取的配穴是

    A. 气海、血海

    B. 曲池、内庭

    C. 丰隆、合谷

    D. 太冲、太溪

    E. 太溪、风池

考点：中风的选穴 ★

解析：根据患者的症状诊断为中风中经络。肝阴亏虚，虚风内动，则见眩晕耳鸣，手足拘挛，肢体麻木，舌红，苔少，脉细数。辨证为阴虚风动证，配太溪、风池。气虚血瘀配气海、血海、足三里；痰热腑实配曲池、内庭、丰隆；风痰阻络配丰隆、合谷；肝阳暴亢配太冲、太溪。故本题选 E。

95. 患者头晕目眩，伴面红目赤，目胀耳鸣，烦躁易怒，口苦，善太息，舌红，苔黄，脉弦数。治疗除督脉穴外，还应主选的经穴是

    A. 足少阴、足少阳经穴

    B. 足太阴、足阳明经穴

    C. 足厥阴、足太阴经穴

    D. 足厥阴、足少阳经穴

    E. 足太阴、足少阳经穴

考点：眩晕的治法 ★

解析：根据患者症状可诊断为眩晕实证，治

法为平肝潜阳，化痰定眩。以督脉、足少阳经及足厥阴经穴为主。故本题选 D。

96. 患者，女，36 岁。1 周来头晕目眩，伴胸胁胀闷，舌红，脉弦。治疗除主穴外，应加取

    A. 脾俞、足三里、气海、百会

    B. 丰隆、中脘、头维

    C. 胃俞、丰隆、太冲、期门

    D. 太溪、行间、侠溪

    E. 百会、胆俞、外关、侠溪

考点：眩晕的选穴 ★

解析：此患者为肝阳上亢型眩晕。主穴为百会、风池、太冲、内关。肝阳上亢配行间、侠溪、太溪；痰湿中阻配头维、中脘、丰隆。故本题选 D。

97. 患者头晕目眩，泛泛欲吐，急躁易怒，口苦，耳鸣，舌红，苔黄，脉弦数。治疗除百会、风池外，还应选取的主穴是

    A. 侠溪、太溪

    B. 太冲、内关

    C. 气海、脾俞

    D. 悬钟、三阴交

    E. 血海、膈俞

考点：眩晕的选穴 ★

解析：患者头晕目眩，泛泛欲吐，诊断为眩晕。肝阳亢逆，则见急躁易怒，口苦，耳鸣。故辨证为肝阳上亢证，属眩晕实证。主穴为百会、风池、太冲、内关。配穴应选取行间、侠溪、太溪。故本题选 B。

98. 患者，女，51 岁。夜寐不安 2 个月，伴见心悸，健忘，舌淡，脉弱。治疗应首选

    A. 心俞、太溪

    B. 肝俞、丘墟

    C. 肝俞、太冲

    D. 心俞、脾俞

    E. 胃俞、足三里

考点：不寐的选穴 ★

解析：根据患者临床表现诊断为不寐之心脾两虚证。治法为舒脑宁心，安神利眠。取督脉、手少阴、足太阴经穴及八脉交会穴为主。主穴为百会、安眠、神门、三阴交、照海、申脉。心脾两虚配心俞、脾俞。故本题选 D。

99. 患者恶寒重，发热轻，无汗，鼻塞流涕，喷嚏不断，咳嗽白痰，舌淡红，苔薄白，脉浮紧。治疗除主穴外，还应选取的配穴是

    A. 脾俞、足三里

B. 委中、曲泽

C. 阴陵泉、外关

D. 曲池、尺泽

E. 风门、肺俞

考点：感冒的选穴★

解析：根据患者症状可诊断为风寒感冒，治法为祛风解表，取手太阴、手阳明经穴及督脉穴为主。主穴为列缺、合谷、风池、大椎、太阳。风寒感冒配风门、肺俞以解表散邪。**故本题选 E。**

100. 患者微恶风寒，发热重，浊涕，痰黄稠，咽喉肿痛，苔薄黄，脉浮数。治疗取大椎穴，宜采用的刺灸法是

A. 刺络拔罐法

B. 毫针捻转补法

C. 毫针提插补法

D. 毫针平补平泻法

E. 温针灸

考点：感冒的治疗操作

解析：据患者的症状诊断为感冒。感冒的基本刺灸方法：主穴以毫针泻法，风寒感冒可加灸法，风热感冒可在大椎行刺络拔罐法；配穴中足三里用补法，尺泽、委中、少商、商阳可点刺出血。**故本题选 A。**

101. 患者，男，42 岁。哮喘反复发作 5 年，本次发作喘促不能平卧，咳痰清稀，无汗，头痛，脉浮紧。治疗应首选

A. 膻中、太渊、太溪、肾俞

B. 中府、定喘、列缺、肺俞、尺泽

C. 肺俞、风门、丰隆、太渊

D. 天突、定喘、尺泽、膻中

E. 膏肓、肾俞、太溪、丰隆

考点：哮喘的选穴★

解析：根据患者临床表现诊断为哮喘实证。治法为祛邪肃肺，化痰平喘。取手太阴经穴及相应背俞穴为主。主穴为列缺、尺泽、肺俞、中府、定喘。**故本题选 B。**

102. 患者，男，30 岁。昨日起胃脘胀痛，饮食不下，今天见呕吐频频。治疗应首选

A. 内庭

B. 丰隆

C. 太冲

D. 内关

E. 合谷

考点：呕吐的选穴★

解析：内庭，胃经荥穴，主要作用是泄热；丰隆，祛痰要穴；太冲，肝经原穴，与合谷共称为四关穴。内关为手厥阴经络穴，又为八脉交会穴，功擅宽胸理气，和胃降逆，为止呕要穴。**故本题选 D。**

103. 患者，男，24 岁。脘腹胀痛，痛甚欲便，泻后痛减，大便恶臭，伴嗳腐吞酸，不思饮食，舌苔垢腻，脉滑。治疗时除取中脘、足三里、内关外，还应加

A. 曲池、内庭

B. 梁门、下脘

C. 曲池、大椎

D. 气海、上巨虚

E. 梁门、外关

考点：胃痛的选穴★

解析：本题为饮食伤胃所致胃痛，应配梁门、下脘，所选主穴为中脘、内关、足三里。**故本题选 B。**

104. 患者，女，50 岁。因恼怒致胃脘胀痛，嗳气，呕酸，舌苔薄白，脉弦。依据"近部取穴"的原则，治疗应首选

A. 足三里

B. 膻中

C. 太冲

D. 天枢

E. 中脘

考点：胃痛的选穴★

解析：嗳腐吞酸，主要病位在胃。选用下合穴足三里或者胃的募穴中脘均可，而题干提示近部取穴。**故本题选 E。**

105. 患者大便干结，腹胀腹痛，口干口臭，小便短赤，舌红，苔黄燥，脉滑实。治疗应选取的主穴是

A. 天枢、大肠俞、上巨虚、支沟

B. 合谷、脾俞、天枢、公孙

C. 太冲、中脘、足三里、支沟

D. 神阙、关元、足三里、中脘

E. 公孙、气海、三阴交、内关

考点：便秘的选穴★

解析：根据患者症状可诊断为便秘。治法为理肠通便，取大肠的背俞穴、募穴及下合穴为主。大肠俞为大肠背俞穴，天枢为大肠募穴，两穴同用属俞募配穴法，上巨虚为大肠下合穴，三穴共用，通调大肠腑气，腑气通则大肠传导功能复常；支沟宣通三焦气机，三焦之气通畅，则肠

腑通畅，便秘得愈。故本题选 A。

106. 患者月经周期提前 10 余天，月经量少色淡，伴神疲气短，舌淡，脉细弱。治疗除主穴外，还应选取的配穴是

A. 脾俞、足三里

B. 肾俞、太溪

C. 气海、胃俞

D. 肾俞、命门

E. 太冲、期门

考点：月经不调的选穴 ★

解析：根据患者症状可诊断为月经先期气虚证，除主穴外应配脾俞、足三里。脾俞是脾的背俞穴，是脾经的经气转输之处，足三里是足阳明胃经的合穴，而脾胃互为表里，脾胃为气血生化之源。故本题选 A。

107. 患者，女，30 岁。经前小腹胀痛拒按，经血量少，血色暗紫有块，舌紫暗，脉弦。治疗应选取的主穴是

A. 外关、足临泣、行间

B. 天柱、后溪、申脉

C. 太溪、太冲、合谷

D. 中极、次髎、地机

E. 四神聪、太溪、内庭

考点：痛经的选穴 ★

解析：患者经前小腹胀痛拒按，诊断为痛经。气机郁滞，血行瘀阻不畅，则见小腹胀痛拒按，经血量少，血色暗紫有块，舌紫暗，脉弦，辨证为气滞血瘀证，属于痛经实证。针灸治疗的主穴为中极、次髎、地机、三阴交、十七椎。故本题选 D。

108. 患者，女，28 岁。经期小腹冷痛拒按，得热痛减，月经量少色黯，肢冷畏寒，舌暗苔白，脉沉紧。治疗的经验效穴是

A. 地机

B. 次髎

C. 中极

D. 十七椎

E. 三阴交

考点：痛经的选穴 ★

解析：患者经期小腹胀痛拒按，诊断为痛经实证之寒凝血瘀证。痛经实证的主穴为中极、次髎、地机、三阴交、十七椎。中极为任脉穴，与足三阴经相交会，可通调冲任，理下焦之气；次髎为治疗痛经的经验穴；地机为脾经郄穴，善于治痛治血，取之能行气活血止痛；三阴交为足三

阴经交会穴，能调理肝、脾、肾，活血止痛。故本题选 D。

109. 患儿，男，10 岁。睡梦中遗尿，每夜 1 次，精神不振，脉细弱。治疗应首选

A. 中极、三阴交、脾俞、肺俞

B. 关元、三阴交、中极、膀胱俞

C. 中极、足三里、胃俞、肾俞

D. 关元、足三里、肺俞、膀胱俞

E. 中极、三阴交、肺俞、三焦俞

考点：遗尿的选穴 ★

解析：根据患者临床表现诊断为遗尿。治法为调理膀胱，温肾健脾。取任脉、足太阴经穴及膀胱的背俞穴、募穴为主。主穴为关元、中极、膀胱俞、三阴交。故本题选 B。

110. 患者因受寒而致颈项疼痛，重着，以项背部疼痛为主，有明显压痛，低头加重，伴恶寒，头痛，舌淡红，苔薄白，脉弦紧。治疗除主穴外，还应选取的配穴是

A. 申脉、外关

B. 肩髃、天宗

C. 内关、合谷

D. 风池、肩井

E. 大椎、束骨

考点：落枕的选穴 ★

解析：患者因受寒而致颈项疼痛、重着，以项背部疼痛为主，有明显压痛，低头加重，诊断为落枕。余参见 83 题。故本题选 E。

111. 患者，男，24 岁。目赤肿痛，眼涩难开，流泪，畏光，伴发热、恶风、头痛，舌苔薄黄，脉浮数。治疗除取睛明、太阳、风池、合谷、太冲外，还应加

A. 行间、侠溪

B. 印堂、内庭

C. 少商、外关

D. 关冲、支沟

E. 四白、养老

考点：目赤肿痛的选穴 ★

解析：根据患者临床表现诊断为目赤肿痛之外感风热证。治法为疏风散热，消肿止痛。以局部腧穴及手阳明、足厥阴经穴为主。主穴为睛明、太阳、风池、合谷、太冲。外感风热配少商、外关；肝胆火盛配行间、侠溪。故本题选 C。

112. 患者左耳听力减退，兼见畏寒，发热，舌红，苔薄，脉浮数。治疗除听会、翳风外，还应

选取的腧穴是
    A. 气海、足三里
    B. 中渚、侠溪
    C. 行间、丘墟
    D. 丰隆、阴陵泉
    E. 太溪、肾俞
    考点：耳鸣耳聋的选穴★

    解析：根据患者临床表现诊断为耳鸣耳聋实证。治法为疏风泻火，通络开窍。取局部穴及手足少阳经穴为主。手足少阳经脉均绕行于耳之前后并入耳中，听会属足少阳经，翳风属手少阳经，两穴均居耳前，可疏导少阳经气，主治耳疾；循经远取侠溪、中渚，通上达下，疏导少阳经气，宜通耳窍。故本题选 B。

113. 患者，男，58 岁。暴病耳聋 1 周，鸣声隆隆，伴头胀，面赤，咽干，脉弦。宜在听会、翳风、中渚、侠溪的基础上，加取
    A. 外关、合谷
    B. 行间、丘墟
    C. 丰隆、阴陵泉
    D. 气海、足三里
    E. 肾俞、肝俞
    考点：耳鸣耳聋的选穴★

    解析：根据患者的症状诊断为耳鸣耳聋肝胆火盛证。治法为疏风泻火，通络开窍。肝胆火盛配行间、丘墟；外感风邪配外关、合谷；痰火郁结配丰隆、阴陵泉。故本题选 B。

114. 患者牙痛剧烈，伴口臭，口渴，便秘，舌苔黄，脉洪。治疗应首选
    A. 风池
    B. 外关
    C. 足三里
    D. 地仓
    E. 内庭
    考点：牙痛的选穴★

    解析：牙痛除循经取穴外，还要根据症状取穴，本患者见口臭、口渴等症状，一派胃热之象。最善于泻胃热的是胃经的荥穴内庭，因为荥主身热。故本题选 E。

115. 患者，男，48 岁。右下齿痛 2 天，伴龈肿，口臭，便秘，脉滑数。治疗应首选
    A. 合谷、太冲、下关、迎香
    B. 合谷、内庭、下关、颊车
    C. 外关、风池、下关、颊车
    D. 外关、内庭、迎香、下关

    E. 太溪、行间、颊车、颧髎
    考点：牙痛的选穴

    解析：根据患者临床表现诊断为牙痛之胃火牙痛。治法为祛风泻火，通络止痛。取手、足阳明经穴为主。主穴为合谷、颊车、下关。风火牙痛配外关、风池；胃火牙痛配内庭、二间；虚火牙痛配太溪、行间。故本题选 B。

116. 患者，女，29 岁。咽喉肿痛 1 天，咽干，口渴，便秘。治疗应首选
    A. 少泽
    B. 太溪
    C. 少商
    D. 少海
    E. 太渊
    考点：咽喉肿痛的选穴★

    解析：少泽，小肠经的井穴，治疗产后乳汁不足的首选穴；太溪，肾经的原穴，滋阴潜阳的作用明显；少海，心经的合穴，与本证无关；太渊，肺经的原穴，当用以治疗肺气虚为主的病证。少商，手太阴肺经的井穴，点刺出血，可清泻肺热，为治疗实证咽喉肿痛的要穴。故本题选 C。

117. 患者咽干微肿，疼痛以午后、入夜尤甚，伴手足心热，舌红，少苔，脉细数。治疗应选取的主穴是
    A. 风池、外关、内庭、鱼际
    B. 少商、合谷、尺泽、关冲
    C. 太溪、照海、列缺、鱼际
    D. 少商、商阳、照海、列缺
    E. 商阳、关冲、照海、太溪
    考点：咽喉肿痛的选穴★

    解析：根据患者症状可诊断为咽喉肿痛之阴虚火旺证。治法为滋阴降火，利咽止痛。取手太阴、足少阴经穴为主。太溪为肾之原穴，有滋阴降火作用；照海属足少阴肾经，通于阴跷脉，列缺属手太阴肺经，通于任脉，两穴相配，专治咽喉疾患；鱼际为手太阴经的荥穴，可清肺热、利咽喉。诸穴合用，可治肾阴不足之咽喉肿痛。故本题选 C。

118. 患者，男，62 岁。外出散步时，突然昏仆，不省人事，伴口噤不开，牙关紧闭，肢体强痉。治疗应首选
    A. 任脉穴
    B. 督脉穴
    C. 足太阳经穴

D. 手厥阴经穴

E. 足厥阴经穴

考点：晕厥的治法

解析：根据患者的症状诊断为晕厥。晕厥的治法为苏厥醒神。以督脉穴为主。故本题选 B。

【B1 型题】

A. 带脉

B. 任脉

C. 督脉

D. 冲脉

E. 阳维脉

119. 被称为"十二经脉之海"的是

120. 被称为"五脏六腑之海"的是

考点：奇经八脉的作用★

解析：冲脉能调节十二经脉气血，故称其为"十二经脉之海"或"五脏六腑之海"；冲脉起于胞中，调节妇女月事，与人体生殖功能联系密切，又称"血海"。任脉调节阴经气血，为"阴脉之海"。督脉调节阳经气血，为"阳脉之海"。带脉环腰一周，总束诸经。阳维脉主一身之表。故 119 题选 D，120 题选 D。

A. 后溪

B. 申脉

C. 列缺

D. 照海

E. 公孙

121. 治疗督脉病证，应选取的腧穴是

122. 治疗任脉病证，应选取的腧穴是

考点：八脉交会穴的内容★

解析：后溪主治督脉病证。列缺主治任脉病证。申脉主治阳跷脉病证。照海主治阴跷脉病证。公孙主治冲脉病证。故 121 题选 A，122 题选 C。

A. 13 寸

B. 12 寸

C. 9 寸

D. 6 寸

E. 5 寸

123. 前发际至后发际的骨度分寸是

124. 脐中至耻骨联合上缘（曲骨）的骨度分寸是

考点：骨度分寸定位法★

解析：常用的骨度分寸有前发际至后发际 12 寸；胫骨内侧髁下方阴陵泉至内踝尖 13 寸；两额角发际（头维）之间 9 寸，耳后两乳突（完骨）之间 9 寸；脐中至耻骨联合上缘（曲骨）5 寸。故 123 题选 B，124 题选 E。

A. 曲池

B. 曲泽

C. 尺泽

D. 少海

E. 小海

125. 属于手少阴心经的腧穴是

126. 属于手太阴肺经的腧穴是

考点：手太阴肺经、手少阴心经的常用腧穴★

解析：此五穴均分布在肘关节附近，都是五输穴中的合穴。曲池属于手阳明大肠经；曲泽属于手厥阴心包经；尺泽属于手太阴肺经；少海属于手少阴心经；小海属于手太阳小肠经。故 125 题选 D，126 题选 C。

A. 尺泽

B. 曲泽

C. 少海

D. 血海

E. 曲池

127. 肘横纹上，肱二头肌腱尺侧缘凹陷中的腧穴为

128. 肘横纹上，肱二头肌腱桡侧缘凹陷中的腧穴是

考点：尺泽、曲泽的定位★

解析：曲泽在肘前区，肘横纹上，肱二头肌腱尺侧缘凹陷中。尺泽在肘区，肘横纹上，肱二头肌腱桡侧缘凹陷中。少海在肘前区，横平肘横纹，肱骨内上髁前缘。血海在股前区，髌底内侧端上 2 寸，股内侧肌隆起处。曲池在肘区，尺泽与肱骨外上髁连线的中点处。故 127 题选 B，128 题选 A。

A. 手太阴肺经

B. 手少阴心经

C. 足太阴脾经

D. 足少阴肾经

E. 足厥阴肝经

129. 太冲穴归属

130. 太渊穴归属

考点：手太阴肺经、足厥阴肝经的常用腧穴

解析：太冲穴属于足厥阴肝经。太渊穴属于手太阴肺经。故129题选E，130题选A。

A. 足阳明胃经

B. 足少阳胆经

C. 足厥阴肝经

D. 足太阳膀胱经

E. 足少阴肾经

131. 环阴器的经脉是

132. 络脑的经脉是

考点：足太阳膀胱经、足厥阴肝经的经脉循行★

解析：足太阳膀胱经从头顶入颅内络脑，再浅出沿枕项部下行。足厥阴肝经沿大腿内侧，上入阴毛中，环绕阴器，再上行抵达小腹。足少阳胆经沿胁肋内下行至腹股沟动脉部，经过外阴部毛际横行入髋关节部。故131题选C，132题选D。

A. 隐白

B. 公孙

C. 内庭

D. 丰隆

E. 阴陵泉

133. 治疗痰邪所致病证，应选取的腧穴是

134. 治疗月经过多，崩漏等妇科病，应选取的腧穴是

考点：丰隆、隐白的主治要点

解析：丰隆主治头痛、眩晕等头部病证；癫狂；咳嗽、哮喘、痰多等肺系病证；下肢痿痹。内庭主治胃痛、吐酸、泄泻、痢疾、便秘等胃肠病证；足背肿痛；齿痛、咽喉肿痛、鼻衄等五官病证；热病。阴陵泉主治腹痛、泄泻、水肿、黄疸等脾湿病证；小便不利、遗尿、癃闭等泌尿系统病证；遗精、阴茎痛等男科病证；带下、妇人阴痛等妇科病证；膝痛、下肢痿痹。余参见22题。故133题选D，134题选A。

A. 惊悸

B. 目疾

C. 腹痛

D. 呃逆

E. 耳鸣

135. 心俞穴的主治病证是

136. 膈俞穴的主治病证是

考点：心俞、膈俞的主治要点

解析：心俞主治：①心痛、惊悸、不寐、健忘、癫痫等心神病证；②胸闷、胸痛、咳嗽、吐血等胸肺病证；③遗精、白浊等男科病证；④盗汗。膈俞主治：①胃痛；②呕吐、呃逆、咳嗽、气喘等气逆之证；③贫血、吐血、便血等血证；④瘾疹、皮肤瘙痒等皮肤病证；⑤潮热、盗汗等阴虚证。故135题选A，136题选D。

A. 肝俞

B. 心俞

C. 脾俞

D. 肺俞

E. 肾俞

137. 第9胸椎棘突下旁开1.5寸的腧穴是

138. 第11胸椎棘突下旁开1.5寸的腧穴是

139. 第2腰椎棘突下旁开1.5寸的腧穴是

考点：肝俞、脾俞、肾俞的定位★

解析：背俞穴定位歌：一椎大杼二风门，三椎肺俞四厥阴，心五督六膈俞七，九肝十胆八胰俞，十一脾俞十二胃，十三三焦十四肾。一至十二表示1~12胸椎，十三、十四表示腰1和腰2。故137题选A，138题选C，139题选E。

A. 商丘

B. 丘墟

C. 照海

D. 申脉

E. 然谷

140. 在踝区，外踝尖直下，外踝下缘与跟骨之间凹陷中的腧穴是

141. 在踝区，内踝尖下1寸，内踝下缘边际凹陷中的腧穴是

考点：申脉、照海的定位

解析：商丘穴位于足内踝前下方凹陷处，舟骨结节与内踝尖连线的中点，当胫骨前肌腱内侧；丘墟穴在踝区，外踝的前下方，趾长伸肌腱的外侧凹陷中；照海穴位于踝区，内踝尖下1寸，内踝下缘边际凹陷中；申脉穴位于踝区，外踝尖直下，外踝下缘与跟骨之间凹陷中；然谷穴位于足内侧，足舟骨粗隆下方，赤白肉际处。故140题选D，141题选C。

A. 直接灸

B. 间接灸

C. 艾条灸

D. 温针灸

E. 实按灸

142. 瘢痕灸属于

143. 温和灸属于

考点：艾炷灸、艾条灸★

解析：常用灸法主要有三种。①艾炷灸，分直接灸、间接灸，直接灸包括瘢痕灸、无瘢痕灸，间接灸包括隔姜灸、隔蒜灸、隔盐灸、隔附子饼灸。②艾条灸分为悬起灸、实按灸，悬起灸包括温和灸、雀啄灸、回旋灸，实按灸包括太乙针灸、雷火针灸。③温针灸。故142题选A，143题选C。

A. 膈俞、血海

B. 肾俞、关元

C. 阴陵泉、足三里

D. 大椎、曲池

E. 脾俞、胃俞

144. 痹证属着痹者，治疗应选取的配穴是

145. 痹证属热痹者，治疗应选取的配穴是

考点：痹证的选穴

解析：痹证的治法为通络止痛，以局部腧穴为主，配合循经取穴及辨证选穴。行痹配膈俞、血海；痛痹配肾俞、腰阳关；着痹配阴陵泉、足三里；热痹配大椎、曲池。故144题选C，145题选D。

A. 风池、百会、内关、太冲

B. 百会、行间、侠溪、太冲

C. 风池、气海、脾俞、胃俞

D. 风池、太溪、悬钟、肾俞、三阴交

E. 风池、百会、肝俞、肾俞、足三里

146. 治疗眩晕实证，应选取

147. 治疗眩晕虚证，应选取

考点：眩晕的选穴★

解析：眩晕实证的主穴为百会、风池、太冲、内关。眩晕虚证的主穴为百会、风池、肝俞、肾俞、足三里。故146题选A，147题选E。

A. 中脘、阴陵泉

B. 关元、命门

C. 风池、太冲

D. 心俞、神门

E. 照海、阴谷

148. 治疗绝经前后诸症烦躁失眠者，应选取的配穴是

149. 治疗绝经前后诸症纳少便溏者，应选取的配穴是

考点：绝经前后诸症的选穴

解析：绝经前后诸症的治法为滋补肝肾，调理冲任。取任脉、足太阴经穴及相应背俞穴为主。主穴为肾俞、肝俞、太溪、气海、三阴交。肾阴虚配照海、阴谷；肾阳虚配关元、命门；肝阳上亢配风池、太冲；痰气郁结配中脘、丰隆；烦躁失眠配心俞、神门；纳少便溏配中脘、阴陵泉。故148题选D，149题选A。

A. 肾俞、命门

B. 肺俞、脾俞

C. 气海、足三里

D. 百会、神门

E. 行间、阳陵泉

150. 遗尿肝经郁热证，除主穴外应选取

151. 遗尿肾气不足证，除主穴外应选取

考点：遗尿的选穴★

解析：遗尿肝经郁热配行间、阳陵泉。肾气不足配肾俞、命门。脾肺气虚配肺俞、气海、足三里。夜梦多配百会、神门。故150题选E，151题选A。

A. 大椎、曲池

B. 风门、肺俞

C. 天枢、足三里

D. 脾俞、足三里

E. 太溪、太冲

152. 瘾疹血虚风燥证，除主穴外应选取

153. 瘾疹胃肠积热证，除主穴外应选取

考点：瘾疹的选穴★

解析：瘾疹风热犯表配大椎、风门；风寒束表配风门、肺俞；胃肠积热配天枢、足三里；血虚风燥配脾俞、足三里。呼吸困难配天突，恶心呕吐配内关。故152题选D，153题选C。

诊断学基础

【A1 型题】

1. 下列哪项属于非感染性发热的疾病

    A. 肺结核

    B. 肺炎

    C. 急性肾盂肾炎

    D. 伤寒

    E. 血清病

    考点：发热的病因

    解析：发热的病因分感染性和非感染性。肺结核是由抗酸杆菌感染引起，排除 A。肺炎及急性肾盂肾炎是由细菌及各种病原微生物感染引起，排除 B、C。伤寒是由伤寒杆菌感染引起，排除 D。血清病是抗原 – 抗体反应引起，为非感染性发热疾病。故本题选 E。

2. 风湿热属于

    A. 稽留热

    B. 间歇热

    C. 波状热

    D. 回归热

    E. 弛张热

    考点：发热的临床表现★

    解析：发热类型共6种。稽留热见于肺炎链球菌肺炎、伤寒、斑疹伤寒高热期。弛张热见于败血症、风湿热、重症肺结核、化脓性炎症等。间歇热见于疟疾、急性肾盂肾炎等。回归热见于回归热、霍奇金病等。波状热见于布氏杆菌病。不规则热见于结核病、风湿热、支气管肺炎、渗出性胸膜炎、感染性心内膜炎等。故本题选 E。

3. 常引起弛张热的疾病是

    A. 结核病

    B. 肺炎链球菌肺炎

    C. 伤寒

    D. 霍奇金病

    E. 风湿热

    考点：发热的临床表现★

    解析：参见2题。故本题选 E。

4. 下列各项，可出现间歇热的是

    A. 肺炎链球菌肺炎

    B. 肺结核

    C. 伤寒

    D. 疟疾

    E. 风湿热

    考点：发热的临床表现★

    解析：参见2题。故本题选 D。

5. 下列除哪项外，均可发生胸痛

    A. 带状疱疹

    B. 食管炎

    C. 自发性气胸

    D. 支气管哮喘

    E. 肋软骨炎

    考点：胸痛的病因

    解析：支气管哮喘的时候，气道因为高反应性而分泌物增加、痉挛，导致气道狭窄，气流进入肺部出现困难，会导致呼吸困难、胸闷等，但不会引起胸痛。故本题选 D。

6. 腹痛伴呕吐，腹胀，停止排便排气的疾病是

    A. 肠梗阻

    B. 急性菌痢

    C. 急性胆囊炎

    D. 结核性腹膜炎

    E. 急性腹腔内出血

    考点：腹痛的问诊要点及临床意义★

    解析：腹痛伴呕吐，腹胀，停止排便排气，提示肠梗阻。故本题选 A。

7. 我国最常见的咯血原因是

    A. 支气管肺癌

    B. 肺结核

    C. 支气管炎

    D. 支气管扩张症

    E. 肺炎

    考点：咯血的病因

解析：咯血的病因：①支气管疾病：常见于支气管扩张症、支气管肺癌、支气管内膜结核和慢性支气管炎等。②肺部疾病：如肺结核、肺炎链球菌肺炎、肺脓肿等。肺结核为我国最常见的咯血原因。③心血管疾病：如风湿性心脏病二尖瓣狭窄所致的咯血等。④其他：白血病、血友病等。<u>故本题选 B。</u>

8. 下列哪项不是呼气性呼吸困难的临床特点

  A. 呼气费力

  B. 呼气时间延长

  C. 三凹征

  D. 常伴有呼吸性哮鸣音

  E. 常见于支气管哮喘

  考点：呼吸困难的临床表现★

  解析：呼气性呼吸困难常表现为呼气费力、呼气缓慢、呼吸时间明显延长，常伴有广泛哮鸣音。常见于喘息性慢性支气管炎、慢性阻塞性肺气肿、支气管哮喘等。"三凹征"多见于吸气性呼吸困难。<u>故本题选 C。</u>

9. 下列哪项不属于吸气性呼吸困难临床意义的是

  A. 喉头水肿

  B. 气管受压

  C. 气管异物

  D. 支气管哮喘

  E. 喉癌

  考点：呼吸困难的临床表现★

  解析：吸气性呼吸困难见于急性喉炎、喉水肿、喉痉挛、白喉、喉癌、气管异物、支气管肿瘤或气管受压等。支气管哮喘见于呼气性呼吸困难。<u>故本题选 D。</u>

10. 下列各项，多表现为下垂性水肿的是

  A. 肾小球肾炎

  B. 肝硬化

  C. 低蛋白血症

  D. 右心衰竭

  E. 甲状腺功能减退症

  考点：水肿的临床表现★

  解析：心源性水肿特点是下垂性水肿。心源性水肿见于右心衰竭、慢性缩窄性心包炎等。<u>故本题选 D。</u>

11. 下列各项，可出现黏液性水肿的是

  A. 破伤风

  B. 恶性肿瘤

  C. 库欣综合征

  D. 伤寒

  E. 甲状腺功能减退症

  考点：水肿的临床表现

  解析：内分泌源性水肿见于甲状腺功能减退症、垂体前叶功能减退症等黏液性水肿，特点是非凹陷性，颜面及下肢较明显，病人常伴有精神萎靡、食欲不振。<u>故本题选 E。</u>

12. 引起上消化道出血最常见的原因是

  A. 消化性溃疡

  B. 胆道感染

  C. 胃癌

  D. 血小板减少性紫癜

  E. 肝硬化

  考点：呕血与黑便的病因

  解析：上消化道大出血前三位的病因是消化性溃疡、食管与胃底静脉曲张破裂、急性胃黏膜病变。<u>故本题选 A。</u>

13. 下列各项，不属于肝细胞性黄疸特点的是

  A. 尿胆原可增加

  B. 白陶土色粪便

  C. 尿胆红素阳性

  D. 血清结合胆红素增高

  E. 血清非结合胆红素增高

  考点：各型黄疸的实验室检查特点

  解析：肝细胞性黄疸的临床表现：黄疸呈浅黄至深黄，有乏力、食欲下降、恶心呕吐，甚至出血等肝功能受损的症状及肝脾肿大等体征。实验室检查特点：血清结合及非结合胆红素均增多。尿中尿胆原通常增多，尿胆红素阳性。大便颜色通常改变不明显。有转氨酶升高等肝功能受损的表现。<u>故本题选 B。</u>

14. 下列各项中，不属"既往史"内容的是

  A. 冶游史

  B. 手术史

  C. 预防接种情况

  D. 传染病史

  E. 过敏史

  考点：问诊的内容

  解析：既往史包括患者既往的健康状况和过去曾经患过的疾病（包括各种传染病）、外伤手术、预防接种、过敏史等，尤其是与现病有密切关系的疾病的历史。冶游史属于个人史的内容。<u>故本题选 A。</u>

15. 急性有机磷杀虫药中毒患者呼出的气味是

  A. 酒味

B. 烂苹果味

C. 刺激性蒜味

D. 氨味

E. 腥臭味

考点：嗅诊常见异常气味及临床意义★

解析：浓烈的酒味见于酒后或醉酒，刺激性蒜味见于有机磷农药中毒，烂苹果味见于糖尿病酮症酸中毒，氨味见于尿毒症，腥臭味见于肝性脑病。**故本题选 C。**

16. 正常人两上肢血压的差别一般是

A. 5～10mmHg

B. 11～15mmHg

C. 16～20mmHg

D. 21～25mmHg

E. 26～30mmHg

考点：生命体征检查内容

解析：正常人两上肢血压可有 5～10mmHg 的差别，下肢血压较上肢高20～40mmHg，但在动脉穿刺或插管直接测量时则无显著差异。**故本题选 A。**

17. 胃癌的常见转移部位是

A. 右锁骨上淋巴结

B. 左锁骨上淋巴结

C. 腋下淋巴结

D. 腹股沟淋巴结

E. 颈部淋巴结

考点：浅表淋巴结肿大的临床意义★

解析：左锁骨上淋巴结肿大，多表示腹腔内有疾病，如肝、胃、结肠等。右锁骨上淋巴结肿大，表示胸腔内有疾病，如肺癌等。**故本题选 B。**

18. 双侧眼睑下垂见于何种疾病

A. 脑炎

B. 脑脓肿

C. 蛛网膜下腔出血

D. 脑出血

E. 重症肌无力

考点：眼部检查

解析：双上眼睑下垂见于重症肌无力、先天性上眼睑下垂；单侧上眼睑下垂常见于各种疾病引起的动眼神经麻痹，如脑炎、脑脓肿、蛛网膜下腔出血、白喉、外伤等。**故本题选 E。**

19. 能导致瞳孔扩大的疾病是

A. 有机磷杀虫药中毒

B. 吗啡中毒

C. 青光眼绝时期

D. 毒蕈中毒

E. 虹膜炎

考点：眼部检查★

解析：瞳孔扩大见于外伤、青光眼绝对期、视神经萎缩、完全失明、濒死状态、颈交感神经刺激和阿托品、可卡因等药物影响。**故本题选 C。**

20. 下列哪种疾病可见双侧瞳孔缩小

A. 吗啡中毒

B. 阿托品中毒

C. 酒精中毒

D. 脑炎

E. 颅脑外伤

考点：眼部检查★

解析：阿托品中毒引起双侧瞳孔变大，排除 B。脑炎、脑外伤引起双侧瞳孔大小不等，排除 D、E。酒精中毒很少引起瞳孔变化，除昏睡期可引起瞳孔散大，排除 C。吗啡中毒引起双侧瞳孔缩小。**故本题选 A。**

21. 猩红热的典型舌是

A. 牛肉舌

B. 镜面舌

C. 光滑舌

D. 草莓舌

E. 杨梅舌

考点：口腔检查

解析：草莓舌见于猩红热或长期发热的患者。牛肉舌见于糙皮病（烟酸缺乏）。镜面舌亦称光滑舌，见于恶性贫血（内因子缺乏）、缺铁性贫血或慢性萎缩性胃炎。**故本题选 D。**

22. 下列不会出现颈静脉怒张的是

A. 右心衰竭

B. 三尖瓣关闭不全

C. 缩窄性心包炎

D. 心包积液

E. 上腔静脉综合征

考点：颈部血管检查

解析：正常人安静坐位或立位时颈外静脉塌陷，平卧时可稍见充盈。如果在坐位或半卧位见到明显颈静脉明显充盈，称为颈静脉怒张，提示体循环静脉回流受阻或上腔静脉压增高，见于右心衰竭、缩窄性心包炎、心包积液及上腔静脉阻塞综合征。颈静脉搏动见于三尖瓣关闭不全。**故本题选 B。**

诊断学基础

23. 导致气管向患侧移位的疾病是

    A. 胸膜粘连

    B. 大量胸腔积液

    C. 气胸

    D. 阻塞性肺气肿

    E. 纵隔肿瘤

    考点：气管检查

    解析：正常人的气管位于颈前正中部。大量胸腔积液、气胸或纵隔肿瘤及单侧甲状腺肿大，可将气管推向健侧。肺不张、肺硬化、胸膜粘连等，可将气管拉向患侧。故本题选 A。

24. 佝偻病不会出现的是

    A. 鸡胸

    B. 肋骨串珠

    C. 肋膈沟

    D. 肋间隙增宽

    E. 漏斗胸

    考点：胸廓检查

    解析：佝偻病所致的胸部病变又称鸡胸。胸骨特别是胸骨下部显著前凸，两侧肋骨凹陷，胸廓前后径增大而横径缩小，胸廓上下径较短——鸡胸。有时肋骨与肋软骨交接处增厚隆起呈圆珠状，在胸骨两侧排列成串珠状——佝偻病串珠。前胸下部膈肌附着处，因肋骨质软，长期受膈肌牵拉可向内凹陷，而卜部肋缘则外翻，形成一水平状深沟——肋膈沟。严重时可见胸骨下端剑突处内陷，有时连同依附的肋软骨一起内陷而形似漏斗——漏斗胸。故本题选 D。

25. 在下列哪个部位闻及支气管呼吸音属于病理性呼吸音

    A. 喉部

    B. 胸骨上窝

    C. 背部 6、7 颈椎附近

    D. 背部 1、2 胸椎附近

    E. 右下肺

    考点：肺部听诊★

    解析：正常人在喉部、胸骨上窝、背部第 6 颈椎至第 2 胸椎附近均可听到支气管呼吸音，如在肺部其他部位听到支气管呼吸音则为病理现象。故本题选 E。

26. 下列各项，双肺满布湿啰音的是

    A. 肺炎链球菌肺炎

    B. 急性肺水肿

    C. 支气管哮喘

    D. 肺脓肿

    E. 支气管扩张症

    考点：肺部听诊★

    解析：湿啰音是肺与支气管有病变的表现。湿啰音两肺散在性分布，常见于支气管炎、支气管肺炎、血行播散型肺结核、肺水肿。故本题选 B。

27. 下列各项，可引起心尖搏动增强的是

    A. 心包积液

    B. 甲状腺功能亢进症

    C. 心肌炎

    D. 左侧气胸

    E. 左侧胸腔积液

    考点：心脏视诊★

    解析：左心室肥大、甲亢、重症贫血、发热等疾病时心尖搏动增强。故本题选 B。

28. 主动脉狭窄听诊最响的部位

    A. 左锁骨中线内侧第 5 肋间

    B. 胸骨左缘第 2 肋间

    C. 胸骨右缘第 2 肋间

    D. 在胸骨体下端近剑突稍偏右或稍偏左处

    E. 胸骨右缘第 3、4 肋间

    考点：心脏听诊★

    解析：心脏瓣膜听诊区：①二尖瓣区，位于心尖搏动最强处。②主动脉瓣区，位于胸骨右缘第 2 肋间，主动脉瓣狭窄时的收缩期杂音在此区最响；主动脉瓣第二听诊区，位于胸骨左缘第 3、4 肋间，主动脉瓣关闭不全时的舒张期杂音在此区最响。③肺动脉瓣区，在胸骨左缘第 2 肋间。④三尖瓣区，在胸骨下端左缘，即胸骨左缘第 4、5 肋间。故本题选 C。

29. 窦性心动过速所见的疾病为下列哪种

    A. 颅内高压症

    B. 阻塞性黄疸

    C. 甲状腺功能亢进症

    D. 贫血

    E. 洋地黄中毒

    考点：心脏听诊

    解析：窦性心动过速常见于发热、疼痛、贫血、甲状腺功能亢进症、心力衰竭、休克、心肌炎等。故本题选 C。

30. 下列各项，最常出现心尖部舒张早期奔马律的是

    A. 心包炎

    B. 肺源性心脏病

    C. 左心衰竭

D. 高度房室传导阻滞

E. 肺动脉瓣狭窄

考点：心脏听诊★

解析：舒张早期奔马律的出现，提示心脏有严重的器质性病变，见于各种原因的心力衰竭、急性心肌梗死、重症心肌炎等。故本题选 C。

31. 下列各项中，出现开瓣音的是

A. 二尖瓣脱垂

B. 二尖瓣狭窄

C. 主动脉瓣狭窄

D. 主动脉关闭不全

E. 二尖瓣关闭不全

考点：心脏听诊★

解析：开瓣音（二尖瓣开放拍击音）见于二尖瓣狭窄而瓣膜弹性尚好时，是二尖瓣分离术适应证的重要参考条件。收缩中、晚期喀喇音多见于二尖瓣脱垂。主动脉瓣收缩早期喀喇音见于主动脉瓣狭窄、主动脉瓣关闭不全等。故本题选 B。

32. 心脏听诊中，可闻及胸骨左缘第 2 肋间及其附近海鸥鸣样杂音的是

A. 二尖瓣狭窄

B. 主动脉瓣关闭不全

C. 二尖瓣关闭不全

D. 主动脉瓣狭窄

E. 动脉导管未闭

考点：心脏听诊

解析：心尖区舒张中晚期隆隆样杂音是二尖瓣狭窄的特征性杂音；心尖区粗糙的吹风样收缩期杂音，常提示二尖瓣关闭不全；胸骨左缘第 2 肋间及其附近机器声样连续性杂音，见于动脉导管未闭；听诊时杂音如海鸥鸣或鸽鸣样，常见于感染性心内膜炎及梅毒性主动脉瓣关闭不全。故本题选 B。

33. 腹部触诊出现反跳痛，提示的病变是

A. 腹部脏器有炎症

B. 胃肠痉挛

C. 腹膜壁层有炎症

D. 肠系膜动脉栓塞

E. 肠梗阻

考点：腹部触诊

解析：反跳痛提示炎症已波及腹膜壁层，腹肌紧张伴压痛、反跳痛称为腹膜刺激征，是急性腹膜炎的可靠体征。故本题选 C。

34. 肝脏缩小见于

A. 肝脓肿

B. 肝囊肿

C. 肝癌

D. 急性和亚急性重型肝炎

E. 脂肪肝

考点：腹内脏器触诊★

解析：肝脏缩小见于急性和亚急性重型肝炎、晚期肝硬化。弥漫性肝肿大见于肝炎、脂肪肝、肝淤血、早期肝硬化、白血病、血吸虫病等；局限性肝肿大见于肝脓肿、肝囊肿（包括肝包虫病）、肝肿瘤等。故本题选 D。

35. 下列关于胆囊点的叙述，正确的是

A. 右髂前上棘与脐连线中，外 1/3 交界处

B. 右侧腹直肌外缘与肋弓交界处

C. 右侧第 10 肋骨前端

D. 右侧脐水平线与腹直肌外缘交界处

E. 右侧髂前上棘水平与腹直肌外缘交界处

考点：腹内脏器触诊

解析：右侧腹直肌外缘与肋弓交界处即为胆囊点。故本题选 B。

36. 库瓦济埃（Courvoisier）征见于

A. 胰头癌

B. 胃癌

C. 直肠癌

D. 肺癌

E. 食管癌

考点：腹内脏器触诊★

解析：正常胆囊不能触到。急性胆囊炎引起胆囊肿大时墨菲征阳性；胰头癌压迫胆总管导致胆囊肿大时无压痛，但有逐渐加深的黄疸，称库瓦济埃（Courvoisier）征阳性；胆囊肿大，有实性感者，见于胆囊结石或胆囊癌。故本题选 A。

37. 可引起高度脾肿大的疾病是

A. 慢性粒细胞性白血病

B. 系统性红斑狼疮

C. 败血症

D. 慢性肝炎

E. 肝硬化

考点：腹内脏器触诊★

解析：高度脾大，表面光滑者见于慢性粒细胞性白血病、慢性疟疾和骨髓纤维化症等，表面不平有结节者见于淋巴瘤等。故本题选 A。

38. 下列疾病会出现杵状指的是

A. 缺铁性贫血

B. 支气管肺癌

C. 结核性关节炎

D. 风湿热

E. 类风湿关节炎

考点：四肢与关节检查

解析：杵状指（趾）常见于支气管扩张、支气管肺癌、慢性肺脓肿、脓胸，以及发绀型先天性心脏病、亚急性感染性心内膜炎等。匙状甲（反甲）常见于缺铁性贫血，偶见于风湿热。指关节变形以类风湿关节炎引起的梭形关节最常见。膝关节变形常见于风湿性关节炎活动期、结核性关节炎、关节积液等。故本题选 B。

39. 下列病变，引起折刀样肌张力增高是

A. 脊髓灰质前角病变

B. 锥体束病变

C. 锥体外系病变

D. 小脑病变

E. 周围神经病变

考点：运动功能检查

解析：肌张力过低或缺失见于周围神经、脊髓灰质前角及小脑病变。折刀样肌张力过高见于锥体束损害；铅管样肌张力过高及齿轮样肌张力过高见于锥体外系损害，如帕金森病。故本题选 B。

40. 中腹壁反射的反射中枢位于

A. 胸髓 7 ~ 8 节段

B. 胸髓 9 ~ 10 节段

C. 胸髓 11 ~ 12 节段

D. 腰髓 1 ~ 2 节段

E. 腰髓 3 ~ 4 节段

考点：生理及病理反射检查★

解析：上部腹壁反射消失说明病变在胸髓 7 ~ 8 节；中部腹壁反射消失说明病变在胸髓 9 ~ 10 节；下部腹壁反射消失说明病变在胸髓 11 ~ 12 节。故本题选 B。

41. 浅反射不包括下列哪项

A. 腹壁反射

B. 提睾反射

C. 角膜反射

D. 跖反射

E. 桡骨骨膜反射

考点：生理及病理反射检查★

解析：浅反射是刺激皮肤或黏膜引起的反射，健康人存在，属生理反射。包括角膜反射、咽反射、腹壁反射、提睾反射、跖反射、肛门反射等。桡骨骨膜反射属于深反射。故本题选 E。

42. 下列贫血原因中，属红细胞破坏过程的是

A. 阵发性睡眠性血红蛋白尿

B. 慢性感染

C. 恶性肿瘤

D. 巨幼细胞性贫血

E. 上消化道出血

考点：红细胞计数★

解析：贫血原因中，红细胞破坏过多见于各种原因引起的溶血性贫血，如异常血红蛋白病、珠蛋白生成障碍性贫血、阵发性睡眠性血红蛋白尿、免疫性溶血性贫血、脾功能亢进等。故本题选 A。

43. 引起中性粒细胞减少最常见的疾病是

A. 流行性感冒

B. 阑尾炎

C. 狂犬病

D. 肺炎

E. 肝癌

考点：白细胞分类★

解析：中性粒细胞病理性减少见于：①感染性疾病，病毒感染最常见，如流行性感冒、病毒性肝炎、麻疹、风疹、水痘等；某些革兰阴性杆菌感染，如伤寒及副伤寒等；某些原虫感染，如疟虫病、疟疾等。②血液病，如再生障碍性贫血、粒细胞减少症、粒细胞缺乏症、非白血性白血病、恶性组织细胞病等。③自身免疫性疾病，如系统性红斑狼疮等。④单核－巨噬细胞系统功能亢进，如脾功能亢进，见于各种原因引起的脾脏肿大（如肝硬化等）。⑤药物及理化因素，物理因素如 X 线、γ 射线、放射性核素等，化学物质如苯、铅、汞等，化学药物如氯霉素、磺胺类药、抗肿瘤药、抗糖尿病药及抗甲状腺药等。其余选项均见中性粒细胞病理性增多。故本题选 A。

44. 下列能引起中性粒细胞减少的是

A. 肺炎

B. 脾亢

C. 脾破裂

D. 类风湿关节炎

E. 肝癌

考点：白细胞分类★

解析：参见 43 题。故本题选 B。

45. 下列各项，可出现外周血中性粒细胞减少的是

A. 糖尿病酮症酸中毒

B. 急性心肌梗死

C. 急性大出血

D. 脾功能亢进

E. 恶性肿瘤

考点：白细胞分类★

解析：参见43题。**故本题选 D。**

46. 引起淋巴细胞减少最常见的疾病是

A. 免疫缺陷病

B. 感染性疾病

C. 扁桃体肿大

D. 慢性淋巴细胞白血病

E. 肺炎

考点：白细胞分类

解析：引起淋巴细胞减少的原因主要有应用肾上腺皮质激素、烷化剂、抗淋巴细胞球蛋白等的治疗，接触放射线，免疫缺陷性疾病。**故本题选 A。**

47. 血小板计数的参考值是

A. （100～300）×10^10^/L

B. （100～300）×10^8^/L

C. （100～300）×10^9^/L

D. ＞400×10^9^/L

E. ＜100×10^9^/L

考点：血小板计数★

解析：血小板计数的参考值是（125～350）×10^9^/L。血小板＞350×10^9^/L 称为血小板增多，＜150×10^9^/L 称为血小板减少。**故本题选 C。**

48. 下列疾病中，一般不会引起出血时间延长的是

A. 维生素 C 缺乏症

B. 血小板无力症

C. 血管性血友病

D. 缺铁性贫血

E. 弥散性血管内凝血

考点：出血时间检查

解析：出血时间延长见于：①血小板显著减少：如原发或继发免疫性血小板减少症。②血小板功能异常：如血小板无力症、巨大血小板综合征。③毛细血管壁异常：如遗传性出血性毛细血管扩张症、维生素 C 缺乏症。④某些凝血因子严重缺乏：如血管性血友病、弥散性血管内凝血（DIC）。**故本题选 D。**

49. 酒精性肝病时，血清氨基转移酶的变化是

A. ALT 与 AST 均显著升高

B. ALT 增高明显，AST 基本正常

C. ALT 基本正常，AST 显著升高

D. ALT 和 AST 均增高不明显

E. ALT/AST＞1

考点：血清酶检查

解析：酒精性肝病时 ALT 基本正常，AST 显著增高，ALT/AST＜1。**故本题选 C。**

50. 用于判断远端肾小管稀释–浓缩功能的实验室检查是

A. 内生肌酐清除率

B. 血肌酐

C. 血清尿素氮

D. 血 β~2~–微球蛋白测定

E. 昼夜尿比密试验

考点：肾小管功能检查

解析：昼夜尿比密试验用于诊断各种疾病对远端肾小管稀释–浓缩功能的影响。A 是测定肾小球滤过功能最常用的方法，也是反映肾小球滤过功能的主要指标。B 是 GFR 受损的指标。C 的测定能反映肾小球滤过功能，但不是敏感和特异性指标。D 的测定可反映肾小球的滤过功能。**故本题选 E。**

51. 下列各项，一般不会引起血糖升高的是

A. 肢端肥大症

B. 甲状腺功能亢进症

C. 急性酒精中毒

D. 颅脑外伤

E. 急性脑血管病

考点：糖代谢检查

解析：血糖生理性升高见于餐后 1～2 小时、高糖饮食、剧烈运动、情绪激动等。病理性增高见于：①各型糖尿病。②内分泌疾病：如甲状腺功能亢进症、肢端肥大症、巨人症、嗜铬细胞瘤、肾上腺皮质功能亢进症、胰高血糖瘤等。③应激性因素：如颅脑外伤、急性脑血管病、中枢神经系统感染、心肌梗死、大面积烧伤等。④肝脏和胰腺疾病：如严重肝损害、坏死性胰腺炎、胰腺癌等。⑤其他：如呕吐、脱水、缺氧、麻醉等。**故本题选 C。**

52. 下列各项，对急性胰腺炎有诊断价值的是

A. 血清淀粉酶＞800U/L

B. 血清淀粉酶＞1800U/L

C. 血清淀粉酶＞3000U/L

D. 血清淀粉酶＞5000U/L

E. 血清淀粉酶＜800U/L

考点：血、尿淀粉酶检查

诊断学基础

解析：急性胰腺炎发病后 2～3 小时血清淀粉酶开始增高，12～24 小时达高峰，2～5 天后回复正常。如达 3500U/L 应怀疑此病，超过 5000U/L 即有诊断价值。故本题选 D。

53. 尿沉渣镜检每高倍视野多少个白细胞即视为异常

    A. ＞3 个

    B. ＞1 个

    C. ＞5 个

    D. ＞8 个

    E. ＞10 个

考点：尿液的显微镜检查

解析：尿沉渣镜检每高倍视野白细胞或脓细胞 ＞5/HP 即视为异常。故本题选 C。

54. 大便隐血试验持续阳性，常见于

    A. 胃溃疡

    B. 十二指肠溃疡

    C. 胃癌

    D. 胃炎

    E. 肠道下端炎症

考点：粪便的化学检查★

解析：胃癌时，癌灶新生血管丰富，因为癌细胞生长迅速，可以造成出血，导致大便潜血试验的持续阳性。消化性溃疡呈间断阳性。D、E 一般不出血或很少。故本题选 C。

55. 在浆膜腔积液检查中，符合渗出液特点的是

    A. 细胞计数小于 $100 \times 10^6/L$

    B. 比重小于 1.018

    C. 黏蛋白测定阴性

    D. 有病原菌

    E. 液体不能自行凝固

考点：渗出液与漏出液的鉴别

解析：渗出液细胞计数常大于 $500 \times 10^6/L$，比重高于 1.018，黏蛋白定性为阳性，可找到病原菌，液体能自凝。故本题选 D。

56. 心电图中代表心室除极，复极全过程的时间是

    A. QRS 波群

    B. PR 间期

    C. QT 间期

    D. ST 段

    E. TP 段

考点：心电图各波段的意义★

解析：QRS 波群为左、右心室除极的波，反应左、右心室除极过程中的电位和时间变化。

PR 间期反映激动从窦房结发出后经心房、房室交界、房室束、束支及浦肯野纤维网传到心室肌所需要的时间。QT 间期代表左、右心室除极与复极全过程的时间。ST 段反映心室早期缓慢复极的电位和时间变化。故本题选 C。

57. 窦性 P 波的方向应该是

    A. Ⅰ、Ⅱ、aVF、aVR、$V_1 \sim V_6$直立

    B. Ⅰ、Ⅱ、Ⅲ、$V_1 \sim V_3$直立，aVR 倒置

    C. Ⅰ、Ⅱ、aVF、$V_1 \sim V_6$直立，aVR 倒置

    D. Ⅱ、Ⅲ、aVF 倒置

    E. Ⅰ、Ⅱ、aVR、$V_3 \sim V_6$直立

考点：心电图各波段正常范围★

解析：窦性 P 波在 aVR 导联倒置，Ⅰ、Ⅱ、aVF、$V_3 \sim V_6$导联直立，其余导联（Ⅲ、aVL、V_1、V_2）可直立、低平、双向或倒置。故本题选 B。

58. 下列描述属于正常 T 波的是

    A. T 波低平

    B. T 波双向

    C. T 波倒置

    D. T 波高耸

    E. 与 QRS 波群主波方向一致

考点：心电图各波段正常范围★

解析：正常 T 波是一个不对称的宽大而光滑的波，前支较长，后支较短；T 波的方向与 QRS 波群主波方向一致；在 R 波为主的导联中，T 波电压不应低于同导联 R 波的 1/10。在 QRS 波群主波向上的导联中，T 波低平、双向或倒置见于心肌缺血、心肌损害、低血钾、低血钙、洋地黄效应、心室肥厚及心室内传导阻滞等，T 波高耸见于急性心肌梗死早期和高血钾，均为病理性表现。故本题选 E。

59. 下列关于室性期前收缩的叙述，正确的是

    A. 提早出现的 QRS 波群，前有异位 P'波

    B. QRS 波群宽大畸形

    C. QRS 波群时间 0.08～0.10s

    D. T 波方向与 QRS 波群主波方向一致

    E. 代偿间歇不完全

考点：心律失常★

解析：室性期前收缩的心电图表现：①提前出现宽大畸形的 QRS 波群，其前无提早出现的异位 P 波或 P'波。②QRS 波群时限常 ≥0.12s。③T 波方向与 QRS 波群主波方向相反。④常有完全性代偿间歇。故本题选 B。

60. 诊断陈旧性心肌梗死的心电图依据是

A. 坏死型 Q 波

B. T 波倒置

C. ST 段水平下降

D. T 波高尖

E. ST 段抬高与 T 波融合成单间曲线

考点：心肌梗死

解析：陈旧期为心肌梗死后数月或数年，以异常图形稳定不变为进入陈旧期的标志。ST 段和 T 波不再变化，常遗留下坏死的 Q 波，常持续存在终生，亦可能逐渐缩小。故本题选 A。

61. 诊断腰椎间盘突出的最好检查方法是

A. 平片和透视

B. B 超

C. CT 检查

D. 增强 CT 检查

E. MRI 检查

考点：磁共振成像（MRI）的临床应用

解析：MRI 高度的软组织分辨能力，不用对比剂就能清楚显示心脏、血管、体内腔道、肌肉、韧带以及脏器之间的关系等，是颅脑、体内脏器、脊髓、骨与关节软骨、肌肉、滑膜、韧带等部位病变的首选检查方法，临床适应证广泛。CT 对头颅病变、脊椎与脊髓、纵隔、肺脏、肝、胆、胰、肾与肾上腺及盆部器官的疾病诊断都有良好的运用价值。故本题选 E。

62. 下列描述属于浸润型肺结核 X 线表现的是

A. 哑铃状双极现象

B. 肺门和（或）纵隔淋巴结肿大而突向肺野

C. 渗出、增殖、播散、纤维、空洞等多种性质的病灶同时存在

D. 均匀一致的粟粒状阴影

E. 患侧肋膈角变钝

考点：呼吸系统常见病的影像学表现

解析：浸润型肺结核病变多在肺尖和锁骨下区开始，X 线可见渗出、增殖、播散、纤维和空洞等多种性质的病灶同时存在。A 是原发综合征；B 是胸内淋巴结结核；D 是急性粟粒型肺结核；E 是结核性胸膜炎。故本题选 C。

63. 十二指肠球部溃疡的直接 X 线征象是

A. 球部充盈缺损

B. 球部激惹征

C. 球部龛影或变形

D. 幽门痉挛，开放延迟

E. 黏膜皱襞粗乱

考点：消化系统常见疾病的影像学表现

解析：十二指肠球部溃疡的直接 X 线征象是球部龛影或变形。间接 X 线征象是激惹征；幽门痉挛，开放延迟；胃分泌增多和胃张力及蠕动方面的改变；球部固定压痛。故本题选 C。

64. 立位腹部平片可见膈下游离气体影，首先考虑的是

A. 肺炎

B. 急性胃肠穿孔

C. 肠炎

D. 胰腺炎

E. 肠梗阻

考点：消化系统常见疾病的影像学表现

解析：胃肠道穿孔立位 X 线或腹部平片可见两侧膈下有弧形或半月形透亮气体影。故本题选 B。

【B1 型题】

A. 精神紧张诱发

B. 含化硝酸甘油减轻

C. 呼吸时加重，屏气时消失

D. 压迫加剧

E. 进食加剧

65. 干性胸膜炎的胸痛特点是

66. 食管疾病的胸痛特点是

考点：胸痛的问诊要点及临床意义

解析：干性胸膜炎常呈尖锐刺痛或撕裂痛，呼吸时加重，屏气时消失。食管、膈和纵隔肿瘤也位于胸骨后疼痛，常伴进食时发作或加剧。故 65 题选 C，66 题选 E。

A. 腹部胀痛

B. 转移性右下腹痛

C. 周期性、节律性上腹隐痛

D. 右上腹部剧烈绞痛

E. 持续性、广泛性剧烈腹痛伴板状腹

67. 急性阑尾炎的腹痛特点是

68. 急性弥漫性腹膜炎的腹痛特点是

考点：腹痛的问诊要点及临床意义

解析：急性阑尾炎早期疼痛在脐周或上腹部，数小时后转移至右下腹。急性弥漫性腹膜炎见持续性、广泛性剧烈腹痛伴腹肌紧张或板状腹。故 67 题选 B，68 题选 E。

A. 肠梗阻

B. 糖尿病酮症酸中毒

C. 有机磷杀虫药中毒

D. 肝昏迷

E. 幽门梗阻

69. 呕吐物闻到粪臭味的是

70. 呕吐物闻到浓烈酸味的是

考点：嗅诊常见异常气味★

解析：粪臭味见于肠梗阻，酒味见于饮酒和醉酒等，浓烈的酸味见于幽门梗阻或狭窄等。故69题选A，70题选E。

A. 破伤风

B. 中风

C. 面风

D. 帕金森病

E. 麻风病

71. 苦笑面容，见于

72. 面具面容，见于

考点：面容与表情

解析：面容检查易考：①慢性病容——憔悴晦暗或苍白，双目无神，表情淡漠——肝硬化、慢性肾炎等慢性消耗性疾病。②甲亢面容——眼裂增大，眼球突出，兴奋不安，烦躁易怒，惊恐貌——甲状腺功能亢进症。③二尖瓣面容——面色晦暗，双颊紫红，口唇轻度发绀——风湿性心瓣膜病、二尖瓣狭窄。④伤寒面容——表情淡漠，反应迟钝，无欲貌——伤寒、脑脊髓膜炎、脑炎等。⑤苦笑面容——牙关紧闭，面肌痉挛，苦笑貌——破伤风。⑥满月面容——面圆如满月，皮肤发红，常伴痤疮和小须——库欣综合征及长期应用肾上腺皮质激素者。⑦面具面容——面部呆板，无表情，面具貌——帕金森病、脑炎等。故71题选A，72题选D。

A. 甲状腺功能亢进症

B. 肺结核

C. 支气管炎

D. 肺脓肿

E. 胸腔积液

73. 肺泡呼吸音增强见于

74. 肺泡呼吸音减弱见于

考点：肺部听诊★

解析：肺泡呼吸音减弱或消失常见于呼吸运动障碍，如全身衰弱、呼吸肌瘫痪、腹压过高、胸膜炎、肋骨骨折、肋间神经痛等；呼吸道阻塞，如支气管炎、支气管哮喘、喉或大支气管肿瘤等；肺顺应性降低，如肺气肿、肺淤血等；胸腔内肿物；胸膜疾患等。肺泡呼吸音增强常见于运动、发热、甲状腺功能亢进症。故73题选A，74题选C。

A. 支气管哮喘

B. 肺结核

C. 急性肺水肿

D. 气胸

E. 胸膜炎

75. 湿啰音局限于肺的某一部位，常见于

76. 两肺布满湿啰音，常见于

考点：肺部听诊★

解析：湿啰音局限于肺的某一部位提示局部有病灶，如肺炎、肺结核、支气管扩张症、肺脓肿、肺癌及肺出血等。两侧肺底部湿啰音多见于肺淤血、肺水肿早期和支气管肺炎。两肺散在性湿啰音多见于肺水肿、支气管炎、支气管肺炎、血行播散型肺结核。故75题选B，76题选C。

A. 高血压病

B. 肺动脉瓣狭窄

C. 肺动脉瓣关闭不全

D. 主动脉瓣狭窄

E. 肺心病

77. 引起 A_2 增强的是

78. 引起 P_2 增强的是

考点：心脏听诊

解析：A_2 增强见于高血压病、主动脉粥样硬化等；A_2 减弱见于低血压、主动脉瓣狭窄和关闭不全。P_2 增强见于肺动脉高压、二尖瓣狭窄、左心衰竭、室间隔缺损、动脉导管未闭、肺心病。P_2 减弱见于肺动脉瓣狭窄或关闭不全。故77题选A，78题选E。

A. 多局限在心尖部的舒张期杂音

B. 向左腋窝传导的收缩期杂音

C. 向胸骨下端左缘传导的舒张期杂音

D. 沿胸骨右缘向颈部传导的收缩期杂音

E. 向左肩胛下角传导的收缩期杂音

79. 主动脉瓣狭窄的杂音，性质是

80. 主动脉瓣关闭不全的杂音，性质是

考点：心脏听诊★

解析：主动脉狭窄时，可闻及收缩期喷射性

杂音，在胸骨右缘第2肋间最响，主要向颈动脉传导；主动脉关闭不全时，为与第二心音同时产生的高调叹气样递减型舒张早期杂音。故79题选D，80题选C。

  A. 胸骨右缘第2肋间收缩期震颤

  B. 胸骨右缘第2肋间收缩期震颤

  C. 胸骨左缘第3、4肋间收缩期震颤

  D. 心尖部舒张期震颤

  E. 胸骨左缘第2肋间及其附近连续性震颤

81. 符合二尖瓣狭窄震颤特点的是

82. 符合动脉导管未闭震颤特点的是

  考点：心脏听诊★

  解析：心尖区舒张中晚期隆隆样杂音是二尖瓣狭窄的特征性杂音。胸骨左缘第2肋间及其附近机器声样连续性杂音，见于动脉导管未闭。故81题选D，82题选E。

  A. 麦氏点压痛

  B. 墨菲征阳性

  C. 液波震颤阳性

  D. 振水音阳性

  E. 移动性浊音阳性

83. 急性胆囊炎出现的体征是

84. 幽门梗阻出现的体征是

  考点：腹内脏器触诊、腹部听诊

  解析：胆囊触痛征（墨菲）阳性，见于急性胆囊炎。振水音阳性提示胃内有液体潴留，见于胃扩张、幽门梗阻及胃液分泌过多等。故83题选B，84题选D。

  A. 高血压病

  B. 锥体束病变

  C. 蛛网膜下腔出血

  D. 坐骨神经痛

  E. 腰椎间盘突出

85. 上述各项，可出现巴宾斯基征阳性的是

86. 上述各项，可出现颈强直的是

  考点：生理及病理反射检查★

  解析：巴宾斯基征阳性见于锥体束病变。颈强直见于各种脑膜炎、蛛网膜下腔出血等，也可见于颈椎病、颈部肌肉病变。故85题选B，86题选C。

  A. 缺铁性贫血

  B. 溶血性贫血

  C. 巨幼细胞贫血

  D. 再生障碍性贫血

  E. 失血性贫血

87. 叶酸缺乏引起的贫血是

88. 骨髓造血功能障碍引起的贫血是

  考点：红细胞计数★

  解析：红细胞生成减少：如叶酸及（或）维生素 B_{12} 缺乏所致的巨幼细胞贫血；血红蛋白合成障碍所致的缺铁性贫血、铁粒幼细胞性贫血等；骨髓造血功能障碍，如再生障碍性贫血、白血病；慢性系统性疾病，如慢性感染、恶性肿瘤、慢性肾病等。故87题选C，88题选D。

  A. HBsAg 阳性

  B. 抗 – HBs 阳性

  C. 抗 – HBe 阳性

  D. 抗 – HBc 阳性

  E. HBeAg 阳性

89. 对乙肝肝炎病毒（HBV）有免疫力的指标是

90. 反映乙型肝炎病毒（HBV）复制减少传染性降低的指标是

  考点：乙型肝炎病毒标志物检查

  解析：抗 – HBs 阳性见于注射过乙型肝炎疫苗或曾感染 HBV，目前 HBV 已被清除者，对 HBV 已有了免疫力。抗 – HBe 阳性表示乙肝病毒复制减少，传染性降低，但并非保护性抗体。故89题选B，90题选C。

  A. 1000 ~ 2000mL/24h

  B. ＞2500mL/24h

  C. ＜100mL/24h

  D. ＜400mL/24h

  E. ＞2000mL/24h

91. 多尿的尿量为

92. 少尿的尿量为

  考点：尿液的一般性状检查

  解析：正常成人尿量为 1000 ~ 2000mL/24h，尿量 ＞2500mL/24h 为多尿，尿量 ＜400mL/24h 或 ＜17mL/h 为少尿，尿量 ＜100mL/24h 为无尿。故91题选B，92题选D。

  A. 乳糜尿

  B. 血红蛋白尿

  C. 胆红素尿

D. 脓尿

E. 血尿

93. 急性溶血可引起的尿液改变是

94. 丝虫病可引起的尿液改变是

考点：尿液的一般性状检查

解析：乳糜尿见于丝虫病。血红蛋白尿见于蚕豆病、阵发性睡眠性血红蛋白尿、恶性疟疾和血型不合的输血反应等。胆红素尿见于肝细胞性黄疸和阻塞性黄疸。脓尿和菌尿见于泌尿系统感染，如肾盂肾炎、膀胱炎等。血尿见于泌尿系统炎症、结石、肿瘤、结核等，也可以见于血液系统疾病，如血小板减少性紫癜、血友病等。故 93 题选 B，94 题选 A。

A. 红细胞

B. 白细胞

C. 血小板

D. 小圆上皮细胞

E. 扁平上皮细胞

95. 慢性肾炎患者，尿中最多见的细胞是

96. 慢性肾盂肾炎患者，尿中最多见的细胞是

考点：尿液的显微镜检查★

解析：慢性肾炎患者以血尿、蛋白尿、水肿、高血压为其临床表现，尿液里以红细胞最多见；而慢性肾盂肾炎是泌尿系统感染中的一种，由感染引起，尿液里以白细胞最多见。故 95 题选 A，96 题选 B。

A. 水样稀便

B. 黏液脓血便

C. 鲜血便

D. 柏油样便

E. 米泔样便

97. 上消化道大出血的粪便特点是

98. 霍乱的粪便特点是

考点：粪便的一般性状检查★

解析：水样稀便见于各种感染性或非感染性腹泻，如急性胃肠炎、甲状腺功能亢进症；黏液脓血便见于痢疾、溃疡性结肠炎、直肠癌等；鲜血便见于肠道下段出血，如痔疮、肛裂、直肠癌等；柏油样便见于各种原因引起的上消化道出血；米泔样便见于霍乱。故 97 题选 D，98 题选 E。

A. 水样或粥样稀便

B. 灰白色便

C. 鲜血便

D. 细条状便

E. 褐色球状便

99. 阻塞性黄疸，常出现

100. 直肠癌，常出现

考点：粪便的一般性状检查★

解析：灰白色便见于阻塞性黄疸。细条状便多见于直肠癌。余参见 97、98 题。故 99 题选 B，100 题选 D。

A. 化脓性脑膜炎

B. 病毒性脑膜炎

C. 蛛网膜下腔出血

D. 结核性脑膜炎

E. 脑肿瘤

101. 脑脊液蛋白质定量显著升高的疾病是

102. 脑脊液氯化物明显降低的疾病是

考点：常见中枢神经系统疾病的脑脊液检查

解析：化脓性脑膜炎蛋白质定性（＋＋＋）以上，氯化物降低。病毒性脑膜炎蛋白质定性（＋），氯化物正常。蛛网膜下腔出血蛋白质定性（＋～＋＋），氯化物正常。结核性脑膜炎蛋白质定性（＋＋），氯化物明显降低。脑肿瘤蛋白质定性（±～＋），氯化物正常。故 101 题选 A，102 题选 D。

A. X 线检查

B. 数字化减影血管造影

C. 超声检查

D. CT 检查

E. MRI 检查

103. 诊断骨折最常用的检查方法是

104. 诊断心脏和大血管病变最常用的检查方法是

考点：超声诊断、X 线检查的临床应用

解析：X 线检查是诊断骨折最常用、最基本的方法，可见骨皮质连续性中断、骨小梁断裂和歪曲，有边缘光滑锐利的线状透亮阴影，即骨折线。超声诊断用于检测心脏、大血管和外周血管的结构、功能及血液动力学状态，包括对各种先天性和后天性心脏病、血管畸形及闭塞性血管病等的诊断。故 103 题选 A，104 题选 C。

内科学

【A1 型题】

1. 下列属于慢性阻塞性肺疾病最主要病因的是

　　A. 长期吸烟

　　B. 自主神经功能失调

　　C. 职业粉尘和化学物质

　　D. 环境污染

　　E. 反复肺部感染

　　考点：慢性阻塞性肺疾病的病因★

　　解析：吸烟为最主要的病因。其余选项虽和肺癌的发生有关系，但并不是最重要的因素。<u>故本题选 A。</u>

2. 慢性肺源性心脏病最常发生的休克是

　　A. 中毒性休克

　　B. 失血性休克

　　C. 心源性休克

　　D. 过敏性休克

　　E. 低血糖性休克

　　考点：慢性肺源性心脏病的并发症

　　解析：慢性肺源性心脏病急性加重期合并肺部感染时，可出现感染性休克，也可发生心源性休克等。<u>故本题选 C。</u>

3. 下列哪项是支气管哮喘呼吸困难的类型

　　A. 呼气性

　　B. 吸气性

　　C. 混合性

　　D. 阵发性

　　E. 腹式呼吸消失

　　考点：支气管哮喘的临床表现

　　解析：支气管哮喘的主要症状是发作性伴哮鸣音的呼气性呼吸困难；同时伴有胸闷、不能平卧、干咳或咳大量白色泡沫痰。<u>故本题选 A。</u>

4. 原发性支气管肺癌对化疗最敏感的病理类型是

　　A. 腺癌

　　B. 类癌

　　C. 鳞状上皮细胞癌

　　D. 大细胞癌

　　E. 小细胞肺癌

　　考点：原发性支气管肺癌的治疗原则

　　解析：小细胞肺癌对化疗最敏感，鳞癌次之，腺癌最差。<u>故本题选 E。</u>

5. 诊断慢性呼吸衰竭最重要的依据是

　　A. 有呼吸困难、发绀等症状

　　B. 意识障碍伴球结膜水肿

　　C. $SaO_2 < 90\%$

　　D. $PaO_2 < 80mmHg$，$PaCO_2 > 50mmHg$

　　E. $PaO_2 < 60mmHg$，或伴有 $PaCO_2 > 50mmHg$

　　考点：慢性呼吸衰竭的诊断

　　解析：慢性呼吸衰竭的诊断要点：①有慢性支气管 – 肺疾患如慢性阻塞性肺疾病、重症肺结核、肺间质纤维化等导致呼吸功能障碍的原发疾病史；②有缺氧和二氧化碳潴留的临床表现，如呼吸困难、发绀、精神神经症状等；③动脉血气分析 PaO_2 低于 60mmHg，或伴有 $PaCO_2$ 超过 50mmHg，即可确立诊断。<u>故本题选 E。</u>

6. 急性心力衰竭时，能够减轻心脏容量负荷的药物是

　　A. 硝普钠

　　B. 硝酸甘油

　　C. 毛花苷 C

　　D. 呋塞米

　　E. 多巴酚丁胺

　　考点：急性心力衰竭的治疗

　　解析：急性心力衰竭时，快速利尿可以减轻心脏容量负荷，选用呋塞米 40mg 静注，4 小时后可重复 1 次，有利于肺水肿的缓解。<u>故本题选 D。</u>

7. 慢性左心衰竭最早出现的症状是

　　A. 咳嗽、咳痰、咯血

　　B. 夜间阵发性呼吸困难

　　C. 劳力性呼吸困难

D. 端坐呼吸

E. 心悸、乏力

考点：慢性心力衰竭的临床表现★

解析：肺淤血的表现：①劳力性呼吸困难：左心衰最早出现的症状。②端坐呼吸。③夜间阵发性呼吸困难。④急性肺水肿（心源性哮喘）：是呼吸困难最严重的状态。故本题选 C。

8. 慢性心力衰竭肺淤血表现中最严重的状态是

    A. 劳力型呼吸困难

    B. 端坐呼吸

    C. 夜间阵发性呼吸困难

    D. 心源性哮喘

    E. 运动后哮喘

考点：慢性心力衰竭的临床表现★

解析：参见 7 题。故本题选 D。

9. 洋地黄中毒的主要处理措施是

    A. 立即停药

    B. 高流量给氧

    C. 应用利尿剂

    D. 应用 β 受体阻滞剂

    E. 应用血管紧张素转换酶抑制剂

考点：慢性心力衰竭的治疗

解析：洋地黄中毒及其处理：①低血钾、肾功能不全以及与其他药物的相互作用都是引起洋地黄中毒的因素。②洋地黄中毒最重要的反应是各类心律失常及心力衰竭加重，胃肠道反应如恶心、呕吐，中枢神经的症状如视力模糊、黄视、倦怠等。③发生洋地黄中毒后应立即停药，对症处理。故本题选 A。

10. 原发性高血压的诊断标准是

    A. 非同日测量三次血压值收缩压均 ≥ 120mmHg 和（或）舒张压均≤90mmHg

    B. 非同日测量三次血压值收缩压均 ≥ 160mmHg 和（或）舒张压均≥90mmHg

    C. 非同日测量三次血压值收缩压均 < 120mmHg 和（或）舒张压均 <80mmHg

    D. 非同日测量三次血压值收缩压均 ≥ 140mmHg 和（或）舒张压均≥90mmHg

    E. 非同日测量三次血压值收缩压均 ≥ 180mmHg 和（或）舒张压均≥90mmHg

考点：原发性高血压的诊断

解析：高血压的诊断要点：在未使用降压药物的情况下，非同日 3 次测量血压，收缩压 ≥ 140mmHg 和（或）舒张压≥90mmHg，即可诊断为高血压。故本题选 D。

11. 心绞痛发作的典型部位为

    A. 胸骨体下段

    B. 胸骨体中段或上段胸骨后

    C. 心前区

    D. 心尖区

    E. 剑突下

考点：心绞痛的临床表现

解析：典型心绞痛发作部位在胸骨体上段或中段之后，可放射至肩、左臂内侧甚至达无名指和小指，边缘模糊，范围约一个手掌大小。常为压迫感、紧缩感、压榨感，多伴有濒死感。持续时间一般短暂，约 3 ~ 5 分钟，很少超过 15 分钟。去除诱因和（或）舌下含服硝酸甘油可迅速缓解。故本题选 B。

12. 心绞痛发作时，应首选的药物是

    A. 普萘洛尔

    B. 硝酸甘油

    C. 硝苯地平

    D. 异搏定

    E. 哌替啶

考点：心绞痛的治疗

解析：心绞痛发作时应选用作用较快的硝酸酯制剂：硝酸甘油，0.5mg 舌下含服，可重复使用；硝酸异山梨酯，5 ~ 10mg 舌下含服。故本题选 B。

13. 急性心肌梗死溶栓治疗后判定冠脉再通，常用的实验室检查是

    A. 肌钙蛋白

    B. 门冬氨酸氨基转移酶

    C. 乳酸脱氢酶

    D. 肌酸激酶同工酶（CK – MB）

    E. C 反应蛋白

考点：急性心肌梗死的实验室检查及其他检查

解析：肌酸激酶同工酶（CK – MB）：在起病后 4 小时内增高，16 ~ 24 小时达高峰，3 ~ 4 天恢复正常，其增高的程度能较准确地反映梗死的范围，其高峰出现时间是否提前有助于判断溶栓治疗是否成功。故本题选 D。

14. 下列属于心肌梗死溶栓绝对禁忌证的是

    A. 颈内动脉或椎基底动脉颅内段的血栓形成或栓塞性脑梗死

    B. 插管术中意外造成的血栓或栓塞性脑梗死

    C. 急性心肌梗死、肺梗死、肝肾静脉血栓

D. 近三个月内发生脑出血的患者

E. 动脉内膜切除术后血栓形成或有难以切除的浮动血栓

考点：急性心肌梗死的治疗

解析：急性心肌梗死溶栓治疗的禁忌证：①既往发生过出血性脑卒中，1 年内发生过缺血性脑卒中或脑血管事件；②颅内肿瘤；③近期有活动性内脏出血；④未排除主动脉夹层；⑤入院时严重且未控制的高血压（超过 180/110mmHg）或慢性严重高血压病史；⑥目前正在使用治疗剂量的抗凝药或已知有出血倾向；⑦近期（2 ~ 4 周）创伤史，包括头部外伤、创伤性心肺复苏或较长时间（超过 10 分钟）的心肺复苏；⑧近期（3 周内）外科大手术；⑨近期（2 周内）曾有在不能压迫部位的大血管行穿刺术。故本题选 D。

15. 目前诊断慢性胃炎最可靠的方法是

A. X 线钡餐透视

B. 胃液分析

C. 血清胃泌素测定

D. 胃镜检查

E. 大便隐血试验

考点：慢性胃炎的实验室检查及其他检查

解析：胃镜检查是慢性胃炎最可靠的方法。故本题选 D。

16. 胃溃疡的主要症状是

A. 反酸、嗳气

B. 进食后上腹饱胀

C. 上腹部疼痛

D. 恶心不伴呕吐

E. 食欲不振

考点：消化性溃疡的临床表现

解析：上腹部疼痛是本病的主要症状。疼痛位于上腹部，GU 疼痛部位多位于中上腹部或偏左侧，DU 疼痛多位于中上腹部偏右侧。故本题选 C。

17. 溃疡病最常见的并发症是

A. 上消化道出血

B. 胃肠穿孔

C. 幽门梗阻

D. 胃溃疡恶变

E. 溃疡病急性穿孔

考点：消化性溃疡的并发症 ★

解析：消化性溃疡最常见并发症有出血、穿孔、幽门梗阻、癌变，其中出血是消化性溃疡最常见的并发症。故本题选 A。

18. 尿路感染最常见的致病菌是

A. 副大肠杆菌

B. 大肠埃希菌

C. 粪链球菌

D. 变形杆菌

E. 克雷白杆菌

考点：尿路感染的病因 ★

解析：革兰阴性杆菌为尿路感染最常见致病菌，其中以大肠埃希菌最为常见，约占全部尿路感染的 80% ~ 90%，其次为变形杆菌、克雷伯杆菌等。5% ~ 10% 的尿路感染由革兰阳性细菌引起，主要是粪链球菌和凝固酶阴性的葡萄球菌。故本题选 B。

19. 下列哪项容易引起泌尿系感染

A. 肾盂造影

B. 导尿

C. 核素肾图检查

D. 肾穿刺

E. 血液透析

考点：尿路感染的发病机制

解析：导尿或留置导尿管、膀胱镜或输尿管镜检查、逆行性尿路造影可致尿路黏膜损伤，将细菌带入尿路，易引发尿路感染。严格无菌操作情况下，单次导尿后尿路感染的发生率为 1% ~ 2%，留置导尿管 1 天感染率约 50%，留置导尿管超过 3 天者感染发生率可达 90%。故本题选 B。

20. 膀胱炎最容易发生于

A. 女婴幼儿

B. 年轻女性

C. 育龄妇女

D. 青年男性

E. 老年妇女

考点：尿路感染的临床表现 ★

解析：膀胱炎常见于年轻女性。急性肾盂肾炎常发生于育龄妇女。故本题选 B。

21. 血尿伴明显的膀胱刺激症状常见于

A. 急性膀胱炎

B. 肾肿瘤

C. 肾小球肾炎

D. 过敏性紫癜

E. 多囊肾

考点：尿路感染的临床表现 ★

内科学

解析：膀胱炎主要表现为膀胱刺激征，即尿频、尿急、尿痛，尿液常混浊，并有异味，约30%患者出现血尿。一般无明显的全身感染症状，少数患者可有腰痛、低热等。血白细胞计数多不增高。占尿路感染的60%以上，致病菌多为大肠埃希菌，占75%以上。故本题选 A。

22. 尿中出现白细胞管型，最可能的疾病是

    A. 急性肾小球肾炎

    B. 慢性肾小球肾炎

    C. 狼疮性肾炎

    D. 肾病综合征

    E. 肾盂肾炎

考点：尿路感染的实验室检查及其他检查

解析：尿路感染的尿液检查：外观多混浊，尿沉渣镜检高倍镜下白细胞超过 5 个，诊断意义较大。部分患者可有红细胞，少数出现肉眼血尿。尿蛋白含量多为 ± ~ +。如出现白细胞管型多提示为肾盂肾炎。故本题选 E。

23. 缺铁性贫血的主要原因是

    A. 溶血

    B. 慢性失血

    C. 慢性肾炎

    D. 慢性肝病

    E. 慢性感染

考点：缺铁性贫血的病因

解析：缺铁性贫血的原因有需求增加而摄入不足、吸收不良、消耗过多等，而各种原因引起的慢性失血是缺铁性贫血最常见的原因。故本题选 B。

24. 急性白血病最常见的感染是

    A. 肺部感染

    B. 咽峡炎、口腔炎

    C. 肛周炎

    D. 皮肤感染

    E. 尿路感染

考点：急性白血病的临床表现

解析：急性白血病约半数以上患者以发热起病。发热程度不同，多因感染引起。感染以咽峡炎、口腔炎最多见，肺部感染、肛周炎及皮肤感染也较常见。严重感染可致菌血症或败血症，是急性白血病最常见的死亡原因之一。较常见的致病菌有肺炎克雷伯菌、铜绿假单胞菌、大肠埃希菌、金黄色葡萄球菌等。常见的霉菌感染以念珠菌及曲霉菌多见。病毒感染也较多见，并且较重。故本题选 B。

25. 鉴别原发性甲亢与继发性甲亢的敏感指标是

    A. TT_3、TT_4

    B. FT_3、FT_4

    C. TSH

    D. 甲状腺摄^{131}I 率

    E. 甲状腺超声改变

考点：甲状腺功能亢进症的实验室检查及其他检查

解析：TSH 测定是反映甲状腺功能最敏感的指标，也是反映下丘脑－垂体－甲状腺轴功能、鉴别原发性与继发性甲亢的敏感指标，尤其对亚临床型甲亢和甲减的诊断具有更重要意义。TT_3 较 TT_4 更为灵敏，更能反映本病的程度与预后；FT_3、FT_4 是诊断甲亢的首选指标；甲状腺摄^{131}I 率主要用于甲状腺毒症的病因鉴别；超声、CT、MRI 等有助于甲状腺、异位甲状腺肿和球后病变性质的诊断。故本题选 C。

26. 糖尿病患者测下列哪项指标可反映取血前 8～12 周的平均血糖状况

    A. 糖化血红蛋白

    B. 空腹血糖

    C. 餐后血糖

    D. 随机血糖

    E. 尿糖

考点：糖尿病的实验室检查及其他检查 ★

解析：血糖是从食物中的碳水化合物分解而来的血液中的单糖，通常仅指葡萄糖。血糖测试结果反映的是即刻的血糖水平。糖化血红蛋白测试反映患者取血前 8～12 周的血糖控制情况。空腹血糖和餐后血糖反映某一具体时间的血糖水平，容易受到进食和糖代谢等相关因素的影响。故本题选 A。

27. 2 型糖尿病患者空腹血糖正常，餐后血糖 12.2mmol/L，治疗宜选用

    A. 阿卡波糖

    B. 二甲双胍

    C. 胰岛素

    D. 格列本脲

    E. 格列喹酮

考点：糖尿病的治疗 ★

解析：①二甲双胍：2 型糖尿病无明显消瘦以及伴血脂异常、高血压或高胰岛素血症者；1 型糖尿病与胰岛素联合应用。②格列本脲、格列吡嗪、格列美脲：非肥胖 2 型糖尿病患者；肥胖 2 型糖尿病患者应用双胍类血糖控制仍不满意，

或不耐受者。③阿卡波糖、伏格列波糖：2型糖尿病或IGT，尤其是餐后血糖高者；1型糖尿病用胰岛素时加用。④罗格列酮、吡格列酮：2型糖尿病肥胖、胰岛素抵抗明显者。⑤瑞格列奈、那格列奈和米格列奈：2型糖尿病早期餐后高血糖阶段或以餐后高血糖为主的老年患者。故本题选A。

28. 双胍类降糖药的主要适应证是

    A. 1型糖尿病患者

    B. 肥胖伴高胰岛素血症的2型糖尿病患者

    C. 餐后高血糖者

    D. 高脂血症者

    E. 糖耐量减低患者

    考点：糖尿病的治疗★

    解析：参见28题。故本题选B。

29. 可反应类风湿关节炎活动性及严重性的实验室检查是

    A. C反应蛋白

    B. 血液一般检查

    C. 类风湿因子测定

    D. 抗核抗体测定

    E. 抗角蛋白抗体测定

    考点：类风湿关节炎的实验室检查及其他检查

    解析：类风湿因子（RF）分为IgM、IgG和IgA型类风湿因子，常规主要检测IgM型类风湿因子，见于约70%的患者，其滴度一般与本病的活动性和严重性成正比，但非RA的特异性抗体，因此，类风湿因子阳性者必须结合临床表现，方能诊断。故本题选C。

30. 下列关于非甾体类消炎止痛药治疗类风湿关节炎的叙述，错误的是

    A. 有效缓解症状

    B. 不能控制病情进展

    C. 不单独使用

    D. 口服用药

    E. 长期应用

    考点：类风湿关节炎的治疗

    解析：非甾体抗炎药镇痛消肿，有效改善关节炎症状，但不能控制病情进展，应与改变病情的抗风湿药联合使用。常用的NSAID：①塞来昔布：每日200～400mg，分次口服，有磺胺过敏者史者禁用；②美洛昔康：每日7.5～15mg，分次口服；③双氯芬酸：每日75～150mg，分次口服。故本题选E。

31. 完全性脑卒中发病后病情达到高峰的时间一般是

    A. ＜2小时

    B. ＜6小时

    C. ＜12小时

    D. ＜24小时

    E. ＜36小时

    考点：脑梗死的临床表现

    解析：完全性卒中发病后神经功能缺失症状较重、较完全，常有完全性瘫痪及昏迷，于数小时内（＜6小时）达到高峰。故本题选B。

32. 脑栓塞多长时间CT可见低密度影

    A. 0～12小时

    B. 12～24小时

    C. 24～48小时

    D. 36～48小时

    E. 48～72小时

    考点：脑梗死的实验室检查及其他检查

    解析：急性脑梗死通常在起病24～48小时后CT可见闭塞血管低密度病变区，并能发现周围水肿区，以及有无合并出血和脑疝。在3～5天内可见缺血性脑水肿高峰期，2～3周后完全消退。故本题选C。

33. 下列各项，不属于休克补液量充分的指标是

    A. 尿量≥30mL/h

    B. 收缩压接近正常，脉压＞30mmHg

    C. 中心静脉压升高＞12mmH$_2$O

    D. 心率＞60次/分

    E. 临床症状好转，皮肤、黏膜红润、温暖

    考点：休克的治疗★

    解析：判断补液量充分的指标为：①收缩压正常或接近正常，脉压＞30mmHg。②CVP升高＞12cmH$_2$O。③尿量≥30mL/h。④临床症状好转，如神志恢复，皮肤、黏膜红润、温暖等。故本题选D。

34. 上消化道出血最常见病因是

    A. 消化性溃疡

    B. 食管胃底静脉曲张破裂

    C. 急性胃黏膜损害

    D. 胃癌

    E. 胃息肉

    考点：急性上消化道出血的病因

    解析：临床上最常见的病因是消化性溃疡，其次是食管胃底静脉曲张破裂、急性糜烂出血性胃炎和胃癌等。故本题选A。

【A2 型题】

35. 患者，男，20 岁。反复发作胸闷、气急、咳嗽，病史 1 年。发作时查体：两肺满布哮鸣音。应首先考虑的是

    A. 急性支气管炎

    B. 慢性支气管炎喘息型

    C. 心源性哮喘

    D. 支气管哮喘

    E. 慢性呼吸衰竭

考点：支气管哮喘的诊断★

解析：由双肺听诊可知患者为哮喘，排除 A、B。哮喘有支气管哮喘和心源性哮喘之分。心源性哮喘伴有一些心脏疾病相关的临床表现，如胸闷、心悸等，排除 C。此患者考虑支气管哮喘可能性大。慢性呼吸衰竭除原发病表现外，主要为呼吸困难、发绀及神经精神症状，排除 E。故本题选 D。

36. 患者，男，20 岁。闻到汽油味后突发胸闷、喘息、呼吸困难。查体：BP 120/80mmHg，气管居中，两肺满布哮鸣音，心界正常，HR 102 次/分，未闻及杂音。治疗应首选的药物是

    A. 吗啡

    B. 沙丁胺醇

    C. 毛花苷 C

    D. 硝酸甘油

    E. 酮替芬

考点：支气管哮喘的治疗★

解析：β_2 受体激动剂是缓解哮喘症状的首选药物。有短效 - 速效 β_2 受体激动剂如沙丁胺醇、特布他林气雾剂，短效 - 迟效 β_2 受体激动剂如沙丁胺醇、特布他林片剂，长效 - 迟效 β_2 受体激动剂如沙美特罗气雾剂，长效 - 速效 β_2 受体激动剂如福莫特罗干粉吸入剂等。故本题选 B。

37. 患者，男，26 岁。淋雨后寒战，发热，咳嗽，咯铁锈色痰，胸痛。查体：口唇周围有单纯疱疹，叩诊右下肺轻度浊音，听诊呼吸音减低。应首先考虑的是

    A. 急性支气管炎

    B. 肺结核

    C. 急性肺脓肿

    D. 肺炎链球菌肺炎

    E. 病毒性肺炎

考点：肺炎链球菌肺炎的诊断

解析：铁锈色痰为肺炎链球菌肺炎特有临床表现。故本题选 D。

38. 患者，男，52 岁。有多年吸烟史，出现刺激性干咳伴咯血痰。应首先考虑

    A. 支气管肺癌

    B. 肺脓肿

    C. 支气管扩张

    D. 肺气肿

    E. 慢性支气管炎

考点：原发性支气管肺癌的诊断

解析：支气管肺癌患者多有吸烟史，咳嗽为刺激性干咳，咳血和痰中带血。肺脓肿患者咳大量脓臭痰，排除 B。支气管扩张患者临床表现为反复咳吐大量浓痰、痰中带血或咯血，但无刺激性干咳，排除 C。慢性支气管炎、肺气肿患者大多有吸烟病史，但不伴咯血痰，排除 D、E。故本题选 A。

39. 患者，男，73 岁。高血压性心脏病、慢性心功能不全病史 5 年，近日劳累后呼吸困难明显加重，夜间有端坐呼吸，今晨起床后心悸加重，前来就诊。查体：血压 150/70mmHg，脉搏 102 次/分，心率 146 次/分，心律绝对不规整，第一心音强弱不等。当前治疗应首选的药物是

    A. 美托洛尔

    B. 毛花苷 C

    C. 硝苯地平

    D. 依那普利

    E. 普罗帕酮

考点：急性心力衰竭的治疗

解析：毛花苷 C 静脉给药，最适合用于有心房颤动伴有快速心室率并已知有心室扩大伴左心室收缩功能不全者。首剂可给 0.4～0.8mg，2 小时后可酌情再给 0.2～0.4mg。急性心肌梗死发病 24 小时内不宜用洋地黄类药物。故本题选 B。

40. 患者急性房颤复律后最好选用何种药物预防复发

    A. 普萘洛尔

    B. 胺碘酮

    C. 维拉帕米

    D. 地高辛

    E. 普鲁卡因胺

考点：心房颤动的治疗

解析：急性房颤转复窦性心律后，可适当应用胺碘酮等药物维持治疗，防止再发。故本题选 B。

41. 患者，女，30 岁。有风湿热病史，近半年来咳嗽，痰中带血，活动后气短，检查：两肺（－），心尖部听到舒张期隆隆样杂音，X 线显示左心房增大。应首先考虑的是

　　A. 风心病，二尖瓣关闭不全

　　B. 风心病，二尖瓣狭窄

　　C. 肺结核

　　D. 肺癌

　　E. 支气管扩张症

　　考点：二尖瓣狭窄的诊断★

　　解析：心尖区听诊有低调的隆隆样舒张中晚期杂音，为风心病二尖瓣狭窄特有体征。故本题选 B。

42. 患者，女，30 岁。心悸、气促 2 个月，咯粉红色泡沫痰。检查：面颊暗红，口绀，双肺底闻及湿啰音，心尖区闻及舒张期隆隆样杂音，下肢浮肿。应首先考虑的是

　　A. 肺源性心脏病

　　B. 冠心病

　　C. 二尖瓣狭窄，心功能不全

　　D. 高血压心脏病

　　E. 心包积液

　　考点：二尖瓣狭窄的诊断★

　　解析：心功能不全是心脏功能异常，而不能维持足够的心排出量进而满足组织代谢需求的一种病理生理状态。临床表现为左心功能不全所致的肺循环淤血，可见咳粉红色泡沫样痰，听诊双肺底闻及湿啰音，以及右心衰所致的体循环淤血，可见下肢水肿等，面颊暗红、口绀为缺氧表现。心尖区闻及隆隆样杂音，临床上多见于风心病二尖瓣狭窄，偶可为先天性。故本题选 C。

43. 患者，男，50 岁。有高血压病史 10 年。今日剧烈头痛，眩晕，呕吐。查体：无肢体活动障碍，血压 200/120mmHg，意识模糊。应首先考虑的是

　　A. 急进型高血压

　　B. 高血压脑病

　　C. 高血压性心脏病

　　D. 脑出血

　　E. 脑血栓形成

　　考点：原发性高血压的并发症

　　解析：首先，患者无肢体活动障碍，排除 D、E；急进型高血压患者舒张压持续 ≥ 130mmHg，排除 A；若为高血压性心脏病，则患者应该伴有心慌、心悸、呼吸困难等不适症状，排除 C；高血压脑病是指血压过高，脑组织血流灌注过多，引起脑水肿，出现头痛、眩晕、呕吐症状，但不会出现肢体活动障碍。故本题选 B。

44. 患者，男，50 岁。生气后突感前胸闷痛，有压榨感，同时疼痛牵涉至左臂，休息后自行缓解，约 3 分钟。最可能的诊断是

　　A. 肋间神经痛

　　B. 急性心肌梗死

　　C. 急性左心衰

　　D. 心绞痛

　　E. 急性肺梗死

　　考点：心绞痛的诊断★

　　解析：肋间神经痛，疼痛多为刺痛或灼痛，多为持续性而非发作性，排除 A。心肌梗死患者疼痛不能自行缓解，排除 B。急性左心衰患者以肺淤血，咳吐粉红色泡沫痰为其临床表现，排除 C。急性肺梗死患者常见临床表现为呼吸困难、咯血等，排除 E。故本题选 D。

45. 患者，男，56 岁。心前区疼痛，反复发作，疼痛向左臂放射。应首先考虑的是

　　A. 胸膜炎

　　B. 自发性气胸

　　C. 肋间神经炎

　　D. 带状疱疹

　　E. 心绞痛

　　考点：心绞痛的诊断★

　　解析：肋间神经炎的疼痛特点为刺痛或灼痛，疼痛为持续性，排除 C；带状疱疹疼痛为持续性，排除 D；胸膜炎患者应该有发热等炎症反应特点，患者主要表现为疼痛，排除 A；自发性气胸患者，疼痛持续时间短暂，但继疼痛后患者会出现胸闷、呼吸困难等表现，排除 B。故本题选 E。

46. 患者，女，64 岁。因 2 小时前心绞痛发作，含化硝酸甘油不能缓解而急诊。检查：血压 90/60mmHg，心律不齐，频发室性早搏，心音低。天门冬氨酸转氨酶增高，心电图 V₁、V₂、V₃ 导联有深而宽的 Q 波，ST 段抬高。其诊断是

　　A. 心绞痛

　　B. 急性心包炎

　　C. 急性前间壁心肌梗死

　　D. 急性下壁心肌梗死

　　E. 急性广泛前壁心肌梗死

　　考点：急性心肌梗死的诊断★

解析：因患者疼痛2小时、含服硝酸甘油不能缓解，故排除心绞痛可能，排除A。又由于心电图 V_1、V_2、V_3 导联出现病理性 Q 波，ST 段抬高，可诊断为急性前间壁心肌梗死。下壁心梗时，在 Ⅱ、Ⅲ、aVF 上出现病理性 Q 波，排除 D；广泛前壁心梗时，病理性 Q 波出现在 V_1 ~ V_6 上，排除 E。急性心包炎时，心电图除 aVR 外，其余各导联均有 ST 段弓背向下的抬高，T 波倒置，无异常 Q 波，排除 B。故本题选 C。

47. 患者，男，70 岁。近日胸痛发作频繁，2 小时前胸痛再次发作，含化硝酸甘油不能缓解。检查：血压 90/60mmHg，心律不齐。心电图 Ⅱ、Ⅲ、aVF 导联 ST 段抬高呈弓背向上的单向曲线。应首先考虑的是

　　A. 心绞痛

　　B. 急性心包炎

　　C. 急性前间壁心肌梗死

　　D. 急性下壁心肌梗死

　　E. 急性广泛前壁心肌梗死

　　考点：急性心肌梗死的诊断★

　　解析：患者胸痛发作频繁，持续时间超过 30 分钟，含服硝酸甘油不能缓解，排除心绞痛可能，排除 A。查心电图示：Ⅱ、Ⅲ、aVF 导联 ST 段弓背抬高，依据心电图及临床表现可诊断急性下壁心肌梗死。广泛前壁心梗，心电图 V_1 ~ V_6 导联 ST 段均应出现异常，排除 E。前间壁心梗心电图应体现在 V_1 ~ V_3 导联 ST 段上，排除 C。急性心包炎患者，应有炎症表现，如发热等症状，排除 B。故本题选 D。

48. 患者，男，32 岁。上腹部疼痛 3 年，疼痛发作与饮食、情绪变化有关。上腹部有广泛轻压痛。胃镜检查：主要表现为胃窦黏膜可透见黏膜下血管，皱襞平坦。诊断应是

　　A. 消化性溃疡

　　B. 胃黏膜脱垂症

　　C. 慢性萎缩性胃炎

　　D. 胃癌

　　E. 慢性浅表性胃炎

　　考点：慢性胃炎的诊断

　　解析：慢性萎缩性胃炎的黏膜病变特点为黏膜苍白或灰白色，呈颗粒状、可透见黏膜血管、皱襞细小；慢性浅表性胃炎为红斑、黏膜粗糙不平、出血点（斑）。故本题选 C。

49. 患者饱餐后突发剧烈中上腹刀割样疼痛，板状腹，最可能的诊断是

　　A. 急性阑尾炎

　　B. 消化性溃疡穿孔

　　C. 急性胃炎

　　D. 急性胆囊炎

　　E. 急性胰腺炎

　　考点：消化性溃疡的并发症★

　　解析：板状腹为急性弥漫性腹膜炎的特征性表现，多由急性胃肠穿孔或实质性脏器破裂所引起，患者为餐后突发，考虑消化性溃疡穿孔可能性大。故本题选 B。

50. 患者，男，42 岁。反复上腹痛 6 年，今日突发上腹剧痛，迅速扩散到右下腹及全腹。查体：面色苍白，脉搏细弱，腹直肌强直，肝浊音界消失。应首先考虑的是

　　A. 胃溃疡出血

　　B. 溃疡病并幽门梗阻

　　C. 溃疡病急性穿孔

　　D. 胃溃疡恶变

　　E. 急性心肌梗死

　　考点：消化性溃疡的并发症★

　　解析：该患者反复上腹痛 6 年，应怀疑有溃疡病史。腹直肌强直，称为板状腹，为急性弥漫性腹膜炎的特征性表现，多由急性胃肠穿孔或实质性脏器破裂所引起，腹痛剧烈，迅速扩散到全腹，考虑为溃疡穿孔后消化道内容物进入腹腔引起的急性腹膜炎。同时，肝浊音界消失提示穿孔后膈下游离气体。故本题选 C。

51. 患者，男，55 岁。有慢性胃炎病史，近 1 个月出现上腹部不适，伴消瘦，乏力，贫血。检查：上腹部可触及包块，大便隐血持续阳性。应首先考虑的是

　　A. 慢性胃炎

　　B. 胃神经官能症

　　C. 溃疡病

　　D. 胆石症

　　E. 胃癌

　　考点：胃癌的诊断★

　　解析：进展期胃癌常见的症状有体重减轻、上腹痛、食欲不振、乏力等。粪便隐血试验常持续阳性，可作为胃癌筛查的首选方法。慢性胃炎、胃神经官能症、溃疡病不能在腹部触及包块，排除 A、B、C。胆石症患者应有腹痛等临床表现，且不会出现大便潜血阳性，排除 D。故本题选 E。

52. 患者，男，64 岁。间断上腹部疼痛 1 年余，

加重 1 月，伴上腹饱胀不适，餐后为甚，近来体重减轻约 5kg，粪便时常呈黑色，自服兰索拉唑后症状缓解不明显。应首先考虑的诊断是

    A. 慢性萎缩性胃炎

    B. 胃溃疡

    C. 慢性胆囊炎

    D. 胃癌

    E. 慢性肝炎

    考点：胃癌的诊断 ★

    解析：胃癌的临床表现：上腹疼痛为最常见症状，早期仅为上腹部不适、饱胀或隐痛，餐后为甚，经治疗可缓解；食欲减退可为首发症状；恶心呕吐；呕血、黑便；全身症状可出现低热、疲乏、体重减轻、贫血等。自服兰索拉唑后症状缓解不明显可排除慢性胃炎及胃溃疡；慢性胆囊炎及慢性肝炎均不出现黑便，可排除。<u>故本题选 D。</u>

53. 患者，男，53 岁。有乙肝病史，近 1 个月右上腹胀痛加重，时有牙龈出血。查体：有肝掌，胸部有蜘蛛痣，肝肋缘下 3cm，质硬，有压痛，脾肿大，腹水征阳性，腹壁静脉曲张，应首先考虑的是

    A. 慢性乙肝活动期

    B. 原发性肝癌

    C. 肝硬化

    D. 疟疾

    E. 肝脓肿

    考点：肝硬化的诊断 ★

    解析：当肝细胞严重受损时，凝血因子合成减少，会出现各种出血倾向，如牙龈出血、皮肤紫癜；肝细胞严重受损时，对雌激素灭活能力减弱，使雌激素在体内蓄积，出现肝掌、蜘蛛痣等；腹水、脾大、腹壁静脉曲张，均为门静脉高压的表现。综合患者有乙肝病史，肝脏肿大、质硬、压痛可诊断为肝硬化。<u>故本题选 C。</u>

54. 患者，男，50 岁。乙肝病史 6 年，呕血 1 天。检查：腹壁静脉曲张，肝肋下未触及，脾肋下 3cm，腹水征（＋）。HBsAg（＋），白蛋白降低，A/G＜1，丙氨酸转氨酶升高。其诊断为

    A. 慢性肝炎

    B. 肝硬化合并上消化道出血

    C. 消化性溃疡合并急性上消化道出血

    D. 白血病

    E. 原发性肝癌

    考点：肝硬化的并发症 ★

    解析：患者呕血，腹壁静脉曲张、脾大、腹水，为门静脉高压的表现，A/G＜1，提示肝功能严重损伤，丙氨酸转氨酶升高，再结合患者乙肝病史，可初步诊断肝硬化门静脉高压合并急性上消化道出血。<u>故本题选 B。</u>

55. 患者，女，74 岁。有肝硬化病史，伴大量腹水。近 2 日出现性情行为异常，欣快激动，今晨起出现昏睡。查体：扑翼样震颤（＋），四肢肌张力升高，腱反射亢进。应首先考虑的诊断是

    A. 脑出血

    B. 脑血栓形成

    C. 癫痫持续状态

    D. 帕金森病

    E. 肝性脑病

    考点：肝硬化的并发症 ★

    解析：肝性脑病为晚期肝硬化最严重的并发症，也是最常见的死亡原因之一。肝功能衰竭时肠道和体内一些可以影响神经活性的毒性产物未被肝脏解毒和清除，经门静脉与体静脉间的交通支进入体循环，透过通透性改变了的血脑屏障进入脑部，导致大脑功能紊乱，主要表现为神经和精神方面的异常。脑出血通常在情绪激动后发病，突然出现剧烈头痛、头晕、呕吐，意识障碍和神经缺失症状常在数分钟至数小时内达高峰。脑血栓形成在静息状态或睡眠中发病，迅速出现局限性神经功能缺失症状并持续 24 小时以上。<u>故本题选 E。</u>

56. 患者，男，50 岁。肝硬化病史 3 年，近 1 个月来肝脏进行性肿大，肝区疼痛，食欲减退，黄疸，消瘦。查体：肝肋下 3cm，质硬，表面凹凸不平，有压痛。应首先考虑的是

    A. 肝脓疡

    B. 原发性肝癌

    C. 肝淤血

    D. 继发性肝癌

    E. 胰腺癌

    考点：原发性肝癌的诊断

    解析：根据患者临床表现诊断为原发性肝癌。原发性肝癌症见肝区疼痛，食欲减退，消瘦，乏力等，体征见肝肿大、黄疸、脾肿大、腹水征。肝脓肿患者有明显的炎症表现，如发热等，此患者无，排除 A。继发性肝癌患者常有其他原位恶性肿瘤的临床表现，排除 D。肝脏质硬，表面凹凸不平，肝淤血不会出现这些体征，排除 C。胰腺癌腹痛为持续性进行性绞痛或钻

痛，患者无此临床表现，排除 E。<u>故本题选 B</u>。

57. 患者，男，35 岁。上腹痛 2 天，呕吐，腹胀，血淀粉酶 750U（Somogyi），血压 80/50mmHg，脉搏 120 次/分。最可能的诊断是

    A. 急性肾功能衰竭

    B. 急性胰腺炎

    C. 急性心肌梗死

    D. 消化性溃疡

    E. 急性肝炎

考点：急性胰腺炎的诊断

解析：根据患者临床表现诊断为急性胰腺炎。确诊急性胰腺炎应具备下列 3 条中的任意 2 条：①急性、持续性中上腹痛；②血淀粉酶或脂肪酶超过正常值上限 3 倍；③急性胰腺炎的典型影像学改变。消化性溃疡患者有慢性、周期性、节律性上腹部疼痛的典型病史，X 线钡餐检查直接征象为龛影。<u>故本题选 B</u>。

58. 患者，男，41 岁。因眼睑浮肿 4 个月就诊。查体：血压 140/95mmHg。尿常规：蛋白（++），红细胞镜检 10～15/HP，白细胞 0～2/HP，尿比重 1.020，尿 pH 值 6.5，血常规未见异常，血肌酐 68μmol/L，尿素氮 5.7mmol/L，尿酸 338μmol/L。应首先考虑的诊断是

    A. 慢性肾盂肾炎

    B. 急性肾盂肾炎

    C. 急性肾小球肾炎

    D. 慢性肾小球肾炎

    E. 肾病综合征

考点：慢性肾小球肾炎的诊断

解析：根据患者的症状可诊断为慢性肾小球肾炎，诊断要点为血尿、蛋白尿、水肿、高血压。慢性肾盂肾炎常有反复发作的尿路感染病史，程度不同的低热，间歇性尿频、排尿不适，腰部酸痛等。急性肾盂肾炎可出现膀胱刺激征，腰痛和/或下腹部痛，腰痛程度不一，多为钝痛、酸痛。<u>故本题选 D</u>。

59. 患者，女，26 岁。婚后 2 周突发寒战，高热，尿频，尿痛。检查：肾区有叩击痛。尿镜检白细胞增多，并见白细胞管型，尿细菌培养阳性。其诊断是

    A. 急性肾盂肾炎

    B. 急性膀胱炎

    C. 急性肾炎

    D. 慢性肾炎

    E. 肾结石

考点：尿路感染的诊断★

解析：患者婚后 2 周起病，发病急，考虑是性生活引起尿道黏膜损伤或刺激后，细菌上行感染引起，排除慢性病的可能，排除 D。尿镜检见白细胞管型，可与膀胱炎相鉴别，排除 B。患者无血尿、蛋白尿、水肿、高血压等症状，可与急性肾炎相鉴别，排除 C。肾结石主要临床表现是：疼痛，患侧胀痛、钝痛或肾绞痛，肾区叩击痛或从尿中排出结石为主，依据患者临床表现，排除 E。急性肾盂肾炎是细菌及其他微生物病原体引起的感染性肾脏疾病，起病急，寒战、高热等全身中毒的表现为其主要特征，尿频、尿急、尿痛为泌尿系刺激症状，查体：肾区叩击痛，尿细菌培养阳性，均可支持诊断。<u>故本题选 A</u>。

60. 患者，女，43 岁。因活动后心悸就诊，查血常规示血红蛋白 62g/L，平均红细胞体积 62fl，平均红细胞血红蛋白浓度 28%，血清铁 5μg/L，总铁结合力 80μmol/L，血清铁蛋白 3μg/L。应考虑的诊断是

    A. 缺铁性贫血

    B. 再生障碍性贫血

    C. 溶血性贫血

    D. 巨幼红细胞性贫血

    E. 铁粒幼细胞性贫血

考点：缺铁性贫血的诊断

解析：根据患者的症状可诊断为缺铁性贫血，诊断要点为有明确的缺铁病因和临床表现；小细胞低色素性贫血；血清铁低于 8.9μmol/L，总铁结合力高于 64.4μmol/L，转铁蛋白饱和度低于 15%；血清铁蛋白低于 12μg/L，FEP/Hb 高于 4.5μg/gHb；骨髓铁染色显示骨髓小粒可染铁消失等。再生障碍性贫血的诊断标准：全血细胞减少，网织红细胞百分数低于 0.01，淋巴细胞比例增高。一般无肝、脾肿大。骨髓多部位增生减低，造血细胞减少，非造血细胞比例增高，骨髓小粒空虚等。<u>故本题选 A</u>。

61. 患者，女，23 岁。有慢性贫血史 2 年，近半年乏力，心悸加重。血常规示红细胞 2.2×10^{12}/L，血红蛋白 56g/L，白细胞 2.5×10^9/L，血小板 48.0×10^9/L。骨髓活组织检查示多部位增生重度低下，造血细胞减少。应首选的治疗药物是

    A. 促红细胞生成素

    B. 丙酸睾酮

    C. 硫酸亚铁片

D. 抗胸腺球蛋白

E. 泼尼松龙

考点：再生障碍性贫血的治疗

解析：患者全血细胞减少，骨髓多部位增生重度低下，造血细胞减少，可诊断为再生障碍性贫血。雄激素为治疗再生障碍性贫血的首选药物。常用药物有司坦唑醇、十一酸睾酮、达那唑、丙酸睾酮等。<u>故本题选 B。</u>

62. 患者，男，24 岁。发热，咽痛，皮肤紫斑 1 月余。检查：胸骨压痛明显，肝脾肿大，骨髓象中原始细胞占 38%，血象呈全血细胞减少。其诊断是

    A. 再生障碍性贫血

    B. 粒细胞缺乏症

    C. 原发性血小板减少性紫癜

    D. 急性白血病

    E. 过敏性紫癜

考点：急性白血病的诊断★

解析：再生障碍性贫血，全血细胞减少，网织红细胞绝对值减少，一般无脾肿大，故排除 A。粒细胞缺乏症，是指粒细胞极度缺乏，而无全血细胞减少，排除 B。原发性血小板减少性紫癜，是指血循环中存在抗血小板抗体，使血小板破坏过多，引起紫癜，而骨髓中巨核细胞正常或增多，幼稚化，排除 C。过敏性紫癜，是由过敏原引起，表现为皮肤瘀点，多出现于下肢关节周围及臀部，紫癜呈对称分布、分批出现、大小不等，但可反复发作，排除 E。胸骨后压痛为白血病的一个重要体征，其次骨髓象中原始细胞占 38%，为急性，因全血细胞均减少，诊断为急性白细胞不增多性白血病。<u>故本题选 D。</u>

63. 患者，女，40 岁。低热半年，牙龈易出血，全身浅表淋巴结肿大，肝右肋缘下 3cm，脾肋下 10cm，化验：血红蛋白 110g/L，白细胞计数 200×10⁹/L，原粒及早幼粒为 6%，骨髓原粒为 2%，Ph 染色体（＋）。诊断为

    A. 慢粒急变

    B. 类白血病反应

    C. 急性粒细胞性白血病

    D. 慢性髓细胞白血病

    E. 慢性淋巴细胞性白血病

考点：慢性髓细胞白血病的诊断

解析：因原粒及早幼粒在血液及骨髓中比例很小，疾病为慢性，排除 C。且 Ph 染色体（＋），类白血病反应中，Ph 染色体（－），排

除 B。白细胞计数为 200×10⁹/L，排除 E。慢粒急变时，原粒＋早幼粒＞30%，排除 A。根据患者临床表现诊断为慢性髓细胞白血病。<u>故本题选 D。</u>

64. 患者，男，35 岁。反复鼻衄，皮肤黏膜出血。检查：肝、脾无肿大。血常规：血红蛋白 60g/L，红细胞 2.6×10⁹/L，白细胞 5.0×10⁹/L，血小板 12×10⁹/L，骨髓象显示增生活跃，幼稚型巨核细胞比例增加。其诊断是

    A. 原发免疫性血小板减少症

    B. 再生障碍性贫血

    C. 急性白血病

    D. 过敏性紫癜

    E. 脾功能亢进

考点：原发免疫性血小板减少症的诊断★

解析：患者白细胞计数正常，排除 B、C、E。过敏性紫癜患者发病前 1～3 周有全身不适、低热、乏力及上呼吸道感染等前驱症状，患者无任何过敏征象，排除 D。骨髓象示：增生活跃、幼稚型巨核细胞比例增加，符合原发免疫性血小板减少症的表现。<u>故本题选 A。</u>

65. 患者，女，24 岁。头晕、乏力，伴月经量增多 1 年。查体：下肢皮肤瘀点，肝脾肋下未触及。血常规：血红蛋白 60g/L，白细胞计数 2.8×10⁹/L，血小板 38×10⁹/L，网织红细胞 0.001。胸骨骨髓细胞学检查：骨髓增生活跃，未见巨核细胞。最可能的诊断是

    A. 原发免疫性血小板减少症

    B. 再生障碍性贫血

    C. 阵发性睡眠性血红蛋白尿

    D. 慢性失血性贫血

    E. 骨髓增生异常综合征

考点：骨髓增生异常综合征的诊断

解析：根据患者临床表现诊断为骨髓增生异常综合征。骨髓增生异常综合征有贫血症状，表现为乏力、疲倦、活动后心悸气短，半数以上的患者有中性粒细胞减少。40%～60% 的 MDS 患者有血小板减少，随着疾病进展可出现进行性血小板减少。持续性全血细胞减少，一系减少少见，多为红细胞减少，Hb＜100g/L，中性粒细胞＜1.8×10⁹/L，血小板＜100×10⁹/L。骨髓增生度多在活跃以上，1/3～1/2 患者达明显活跃以上，少部分呈增生减低。骨髓病理活检在骨小梁旁区和间区出现 3～5 个或更多的呈簇状分布的原粒和早幼粒细胞。原发免疫性血小板减少症

诊断要点：①广泛出血累及皮肤、黏膜及内脏；②多次检查血小板计数减少；③脾不肿大或轻度肿大；④骨髓巨核细胞数增多或正常，有成熟障碍；⑤并具备下列 5 项中任何 1 项：泼尼松治疗有效；脾切除术治疗有效；血 PAIg 阳性；血 PAC3 阳性；血小板寿命测定缩短。⑥排除继发性血小板减少症。典型再生障碍性贫血的诊断标准：①全血细胞减少，网织红细胞百分数低于 0.01，淋巴细胞比例增高。②一般无肝、脾肿大。③骨髓多部位增生减低，造血细胞减少，非造血细胞比例增高，骨髓小粒空虚。有条件者做骨髓活检，可见造血组织均匀减少。④除外引起全血细胞减少的其他疾病，如阵发性睡眠性血红蛋白尿、骨髓增生异常综合征、急性白血病等。⑤一般抗贫血治疗无效。<u>故本题选 E。</u>

66. 患者，女，46 岁。心悸，乏力，食欲亢进 2 年就诊。查体：眼裂增大，呈惊恐貌，甲状腺 Ⅱ 度肿大，心尖区可闻及 3/6 级收缩期杂音，心率 104 次/分，律整，血压 150/75mmHg。应首先考虑的是

  A. 甲状腺功能亢进症

  B. 单纯甲状腺肿

  C. 神经官能症

  D. 结核病

  E. 风湿热

考点：甲状腺功能亢进症的诊断

解析：食欲亢进、心悸、乏力、心脏听诊闻及收缩期杂音、心率增快等均为甲状腺毒症表现；甲状腺Ⅱ度肿大，眼征：眼裂增大、呈惊恐貌等，均支持甲亢诊断。单纯甲状腺肿，临床表现中没有甲状腺毒症表现，仅为甲状腺肿大，排除 B。神经官能症不会出现甲状腺肿大，排除 C。结核病、风湿热均不会出现甲亢特有的眼征及甲状腺肿大，排除 D、E。<u>故本题选 A。</u>

67. 患者，男，28 岁。1 型糖尿病史 15 年，平时自行注射胰岛素治疗，饮食控制以及运动治疗不规范，未监测血糖控制情况，近 2 周出现口干、多尿症状加重，时有恶心、呕吐，2 小时前无明显诱因出现意识不清，既往无肝炎病史。查体：T 36.8℃，P 92 次/分，R 24 次/分，BP 100/60mmHg。呼出气体有烂苹果味，眼球凹陷，皮肤干燥。为明确意识障碍的原因，应首选的检查是

  A. 血电解质

  B. 头颅 CT

  C. 血酮体检测

  D. 血氨检测

  E. 血常规检查

考点：糖尿病的并发症

解析：根据患者的症状可诊断为糖尿病。患者突然无明显诱因出现意识不清，呼出气体有烂苹果味，怀疑并发酮症酸中毒，为明确诊断，应进行血酮体检测。<u>故本题选 C。</u>

68. 患者，男，60 岁。发作性右侧肢体无力伴言语不利 2 天，每次持续 20 分钟后可自行缓解。既往有高血压史。最可能的诊断是

  A. 部分性癫痫

  B. 周期性瘫痪

  C. 短暂性脑缺血发作

  D. 脑血栓形成

  E. 脑栓塞

考点：短暂性脑缺血发作的诊断

解析：根据患者临床表现诊断为短暂性脑缺血发作（TIA）。TIA 好发于中老年人，男性多于女性，患者多有原发性高血压、动脉粥样硬化症、2 型糖尿病、血脂异常等病史。颈内动脉系统 TIA 常见症状有一过性单眼失明或视觉障碍，发作性偏身瘫痪或单肢瘫痪，发作性偏身感觉障碍或单肢感觉障碍，发作性偏盲或视野缺损。如为主侧大脑半球受累则可出现一过性失语。脑血栓形成多见于中年以上，有动脉硬化、高血压、糖尿病等病史，常有短暂性脑缺血发作病史。静息状态下或睡眠中发病，迅速出现局限性神经功能缺失症状，并持续 24 小时以上。神经系统症状和体征可用某一血管综合征解释。意识常清楚或轻度障碍，多无脑膜刺激征。脑栓塞有冠心病心肌梗死、心脏瓣膜病、心房颤动等病史。体力活动中骤然起病，迅速出现局限性神经功能缺失症状，症状在数秒钟到数分钟达到高峰，并持续 24 小时以上。神经系统症状和体征可用某一血管综合征解释。意识常清楚或轻度障碍，多无脑膜刺激征。<u>故本题选 C。</u>

69. 患者，男，23 岁。注射青霉素后突发意识丧失，查体：心率 122 次/分，血压 80/50mmHg，已静脉注射肾上腺素。进一步治疗应选择的措施是

  A. 高压氧舱

  B. 增强心肌收缩力

  C. 纠正酸碱失衡

  D. 应用血管活性药物

E. 迅速补充血容量

考点：休克的治疗★

解析：根据患者的症状可诊断为过敏性休克。过敏性休克的治疗主要有病因防治，紧急处理和抗休克治疗。抗休克治疗：除心源性休克外，补充血容量是提高心输出量和改善组织灌流的根本措施。纠正电解质与酸碱平衡失调。应用血管活性药。维护脏器功能。故本题选 E。

70. 患者，女，23 岁。被人发现时躺在地板上，呈昏迷状态，口吐白沫。查体：神志不清，两瞳孔针尖大小，口唇发绀，两肺满布水泡音，心率 60 次/分，肌肉震颤。应首先考虑的是

A. 癫痫大发作

B. 肝昏迷

C. 尿毒症

D. 急性有机磷杀虫药中毒

E. 安眠药中毒

考点：急性有机磷杀虫药中毒的诊断

解析：有机磷农药中毒患者临床表现有：①毒蕈碱样表现，主要为瞳孔缩小、心跳减慢等。②烟碱样表现，主要为肌肉纤颤甚至全身肌肉强直性痉挛。故本题选 D。

【A3 型题】

(71 ~ 73 题共用题干)

患者，女，32 岁。因旅途劳累而畏寒，高热，干咳，右侧胸痛，深呼吸或咳嗽时加重。查体：T 39℃，急性重病容，面部充血，口角有疱疹，右中下肺闻及支气管呼吸音。

71. 最可能的病原体是

A. 肺炎支原体

B. 肺炎克雷伯菌

C. 肺炎链球菌

D. 肺炎衣原体

E. 金黄色葡萄球菌

72. 应立即作哪项检查以指导用药

A. 血沉

B. 痰细菌学检查

C. 血培养

D. 血电解质

E. PPD 试验

73. 最佳治疗药物是

A. 青霉素

B. 红霉素

C. 庆大霉素

D. 异烟肼、链霉素

E. 诺氟沙星

考点：肺炎链球菌肺炎的病因、实验室检查及其他检查、治疗★

解析：试题 71 考查疾病的病因。根据患者临床表现诊断为肺炎链球菌肺炎。肺炎链球菌肺炎由肺炎链球菌引起，症状见寒战、高热、咳嗽、咳痰，胸痛，呼吸困难。体征见急性热病面容，呼吸浅速，面颊绯红，皮肤灼热，部分患者有鼻翼扇动、口唇单纯疱疹等。典型患者有肺实变体征，包括患侧呼吸运动减弱、触觉语颤增强、叩诊呈浊音、听诊呼吸音减低或消失，并可出现支气管呼吸音。消散期可闻及湿啰音。重症患者有肠胀气，上腹部压痛，多与炎症累及膈、胸膜有关。少数重症者可出现休克，多见于老年患者。肺炎支原体肺炎由肺炎支原体引起，症状主要有乏力、咽痛、头痛、咳嗽、发热、食欲不振、腹泻、肌痛、耳痛等。咳嗽多为阵发性刺激性呛咳，咳少量黏液痰。发热可持续 2 ~ 3 周，体温恢复正常后可仍有咳嗽，偶伴有胸骨后疼痛。肺外表现更为常见，如皮炎（斑丘疹和多形红斑）等。查体可见咽部充血，儿童偶可并发鼓膜炎或中耳炎，伴颈部淋巴结肿大。胸部查体与肺部病变程度常不相称，可无明显阳性体征。故 71 题选 C。试题 72 考查疾病的实验室检查及其他检查。痰直接涂片发现典型的革兰染色阳性、带荚膜的双球菌，即可初步做出病原学诊断。痰培养 24 ~ 48 小时可以确定病原体。PCR 检测及荧光标记抗体检测，可提高病原学诊断率。对病情危重者，应在使用抗菌药物前做血培养。故 72 题选 B。试题 73 考查疾病的治疗。治疗肺炎链球菌肺炎的抗菌药物首选青霉素 G。对青霉素过敏者，可用红霉素或阿奇霉素、林可霉素等。重症患者可选用氟喹诺酮类、头孢菌素类等。多重耐药菌株感染者可用万古霉素、替考拉宁等。肺炎支原体肺炎抗感染治疗首选大环内酯类抗菌药，常用红霉素、罗红霉素和阿奇霉素等。故 73 题选 A。

(74 ~ 76 题共用题干)

患者，女，32 岁。1 周来发热、尿频、尿急、尿痛伴腰痛，既往无类似病史。查体：体温 38.3℃，心肺检查未见异常，腹软，肝脾肋下未触及，双肾区有叩击痛。化验：尿蛋白（+），白细胞 30 ~ 50/HP，可见白细胞管型。

74. 对该患者最可能的诊断是

    A. 急性肾小球肾炎

    B. 急性尿道炎

    C. 急性膀胱炎

    D. 急性肾盂肾炎

    E. 尿道综合征

75. 不宜作为首选的治疗药物是

    A. 喹诺酮类

    B. 头孢类

    C. 红霉素

    D. 半合成青霉素类

    E. 复方新诺明

76. 一般用药的疗程是

    A. 3 天

    B. 7 天

    C. 14 天

    D. 20 天

    E. 30 天

考点：尿路感染的诊断、治疗★

解析：试题 74 考查疾病的诊断。根据患者临床表现诊断为急性肾盂肾炎。急性肾盂肾炎常发生于育龄妇女。症状见膀胱刺激征、腰痛和/或下腹部痛，腰痛程度不一，多为钝痛、酸痛。查体可见肋脊角及输尿管点压痛、肾区压痛和叩击痛。全身症状见寒战、发热、头痛、恶心呕吐、食欲不振等，体温多在 38～39℃，常伴有血白细胞计数升高和血沉增快。急性膀胱炎常见于年轻女性，主要表现为膀胱刺激征，即尿频、尿急、尿痛，尿液常混浊，并有异味，约 30% 患者出现血尿。一般无明显的全身感染症状，少数患者可有腰痛、低热等。血白细胞计数多不增高。尿道综合征多见于中年妇女，仅有膀胱刺激征，而无脓尿及细菌尿，尿频较排尿不适更突出，有长期使用抗菌药物而无效的病史，口服地西泮有一定疗效。故 74 题选 D。试题 75、76 考查疾病的治疗。急性肾盂肾炎尿标本采集后立即进行治疗，一般首选对革兰阴性杆菌有效的抗菌药物，但应兼顾革兰阳性菌感染。治疗 72 小时无效者根据药敏结果调整用药。常用抗菌药物有喹诺酮类、半合成青霉素类、头孢类，必要时联合用药。复方新诺明对除铜假绿单胞菌外的革兰阳性及阴性菌有效。故 75 题选 C。热退后连续用药 3 天改为口服，总疗程一般为 7～14 天。停药后第 2、6 周复查尿细菌培养，随后每月复查一次，随访中出现感染复发，应重

新进行治疗。故 76 题选 C。

（77～79 题共用题干）

患者，男，35 岁。5 天前发热、咽痛，应用抗生素治疗无效。颈部浅表淋巴结肿大，咽部充血，扁桃体 Ⅱ 度肿大，下肢少许瘀斑。血常规：白细胞 $16.6 \times 10^9/L$，原始细胞 0.60，血红蛋白 $80g/L$，血小板 $34 \times 10^9/L$。

77. 最可能的诊断是

    A. 原发免疫性血小板减少症

    B. 骨髓增生异常综合征

    C. 再生障碍性贫血

    D. 溶血性贫血

    E. 急性白血病

78. 体检中应特别注意的体征是

    A. 睑结膜苍白

    B. 胸骨压痛

    C. 浅表淋巴结肿大

    D. 皮肤出血点

    E. 心脏杂音

79. 为明确诊断应做的检查是

    A. 血小板抗体

    B. 血清铁蛋白

    C. 免疫学检查

    D. 淋巴结活检

    E. 骨髓涂片细胞学检查

考点：急性白血病的诊断、临床表现、实验室检查及其他检查★

解析：试题 77 考查疾病的诊断。急性白血病临床有发热、感染、出血、贫血等症状，查体有淋巴结、肝脾肿大及胸骨压痛，外周血片有原始细胞，骨髓细胞形态学及细胞化学染色显示其某一系列原始细胞 ≥30% 即可诊断。骨髓增生异常综合征的 RAEB 及 RAEB-t 型除病态造血外，外周血中可见原始和幼稚细胞，全血细胞减少和染色体异常，易与白血病相混淆。但骨髓中原始细胞低于 20%。目前已将 RAEB-t（原始细胞 20%～30%）归为急性白血病。典型再障有全血细胞减少，网织红细胞百分数低于 0.01，淋巴细胞比例增高。一般无肝、脾大。骨髓多部位增生减低，造血细胞减少，非造血细胞比例增高，骨髓小粒空虚。一般抗贫血治疗无效。原发免疫性血小板减少症见广泛出血累及皮肤、黏膜及内脏；多次检查血小板计数减少；脾不肿大或轻度肿大；骨髓巨核细胞数增多或正常，有成熟

障碍；泼尼松治疗有效；脾切除术治疗有效；血PAIg 阳性；血 PAC3 阳性；血小板寿命测定缩短。<u>故 77 题选 E。</u>试题 78 考查疾病的临床表现。急性白血病胸骨中下段压痛，此体征有助于诊断与鉴别诊断。<u>故 78 题选 B。</u>试题 79 考查疾病的检查。骨髓象是确诊白血病的主要依据。多数病例骨髓增生明显活跃或极度活跃，原始细胞等于或超过全部骨髓有核细胞的 30%。正常造血细胞严重受抑制，正常幼红细胞及巨核细胞减少。白血病性原始细胞形态有异常改变。<u>故 79 题选 E。</u>

(80~82 题共用题干)

患者，女，38 岁。做家务时突发左侧肢体活动不灵。查体：意识清，二尖瓣听诊区可闻及杂音，第一心音强弱不等，左侧偏瘫，上肢重于下肢，左侧偏身痛觉减退。

80. 应首先考虑的疾病
    A. 脑血栓形成
    B. 脑栓塞
    C. 脑出血
    D. 蛛网膜下腔出血
    E. 短暂性脑缺血发作

81. 最常见的病因是
    A. 脑动脉硬化
    B. 脑动脉炎
    C. 心脏瓣膜病伴房颤
    D. 高血压性动脉硬化
    E. 脑底囊性动脉瘤

82. 该患者康复后应长期使用的二级预防措施是
    A. 强心
    B. 利尿
    C. 抗凝
    D. 降纤
    E. 扩血管

考点：脑梗死的诊断、病因、预防★

解析：试题 80 考查疾病的诊断。脑栓塞可发生于任何年龄，以青壮年多见。多在活动中发病，无明显前驱症状，病情可在数秒钟达高峰，且局灶性神经功能缺失症状与栓塞动脉供血区的功能对应，具明显的定位症状和体征，呈完全性卒中。脑血栓形成：常在安静或睡眠中发病，起病较缓，症状在数小时或 1~2 天内进展达高峰。多数患者无头痛、呕吐、昏迷等全脑症状，少数起病即有昏迷、抽搐，类似脑出血，多为脑干梗死。脑出血：50 岁以上，有长期高血压病史，尤其有血压控制不良的病史，在活动或情绪激动时突然发病；突然出现剧烈头痛、呕吐，快速出现意识障碍和偏瘫、失语等局灶性神经缺失症状，病程发展迅速。短暂性脑缺血发作：因绝大多数患者就诊时发作已缓解，因此诊断主要依据病史，中老年患者突然出现一过性局限性神经功能缺失的症状和体征，持续时间短暂，24 小时内症状和体征消失，急诊 CT 或 MRI 检查未发现与症状相关的病灶，即可诊断 TIA。<u>故 80 题选 B。</u>试题 81 考查疾病的病因。脑栓塞最常见的病因是心源性脑栓塞，以心脏瓣膜病二尖瓣狭窄伴房颤所形成的附壁血栓脱落及瓣膜病并发感染性心内膜炎的赘生物脱落多见。<u>故 81 题选 C。</u>试题 82 考查疾病的预防。二级预防措施：①控制可调控的易患因素：将 LDL-C 控制在 1.8mmol/L 以下，有症状的颈动脉狭窄超过 50% 者行颈动脉内膜剥脱术，规范治疗短暂性脑缺血发作等。②抗血小板聚集治疗：非心源性栓塞患者使用肠溶阿司匹林或氯吡格雷常规剂量治疗。③抗凝治疗：已确诊的心源性栓塞或有慢性房颤的患者，应用华法林治疗，使 INR 维持在达标范围。<u>故 82 题选 C。</u>

【B1 型题】

    A. 茶碱类药
    B. 抗胆碱能药
    C. β_2 受体激动剂
    D. 吸入型糖皮质激素
    E. 钙拮抗剂

83. 缓解急性支气管哮喘的药物是

84. 用于支气管哮喘缓解期的药物是
    考点：支气管哮喘的治疗★

    解析：β_2 受体激动剂是缓解哮喘症状的首选药物，吸入型糖皮质激素是长期治疗哮喘的首选药物。<u>故 83 题选 C，84 题选 D。</u>

    A. 胸痛的部位
    B. 胸痛的性质
    C. 胸痛持续的时间
    D. 心电图检查
    E. 血沉

85. 心绞痛与急性心肌梗死的主要鉴别依据是

86. 心绞痛与心脏神经症的主要鉴别依据是
    考点：心绞痛的鉴别诊断

解析：心绞痛发作时可见以 R 波为主的导联中，ST 段压低，T 波低平或倒置；急性心梗时心电图中面向梗死部位的导联 ST 段抬高，并有异常 Q 波。心绞痛疼痛持续 3 ~ 5 分钟，心脏神经症患者常诉胸痛，但为短暂的刺痛或持久的隐痛。<u>故 85 题选 D，86 题选 C。</u>

A. 抗甲状腺药物
B. 无机碘液
C. 普萘洛尔
D. 放射性碘治疗
E. 手术治疗

87. 患者，女，50 岁。甲亢症状较轻，甲状腺中度肿大。治疗应选用

88. 患者，女，36 岁。甲状腺肿大压迫气管。治疗应选用

考点：甲状腺功能亢进症的治疗

解析：甲状腺肿大时，如无其他不适，采用口服药物保守治疗；如若压迫气管，引起呼吸困难时，应及时采取外科手术治疗，以免患者窒息死亡。<u>故 87 题选 A，88 题选 E。</u>

A. 扑翼样震颤
B. 出血倾向
C. 皮肤色素沉着
D. 脾脏肿大
E. 蜘蛛痣

89. 肝硬化，雌激素灭活障碍，可出现

90. 肝硬化门静脉高压，可出现

考点：肝硬化的临床表现★

解析：肝硬化，雌激素灭活障碍可出现蜘蛛痣、肝掌；肝硬化凝血因子合成障碍的时候可出现出血倾向；肾上腺皮质功能减损时，患者面部（尤其眼眶周围）和其他暴露部位，可出现皮肤色素沉着；肝硬化门静脉高压时，可出现脾大、腹水、腹壁静脉曲张等，肝硬化肝性脑病时，出现扑翼样震颤。<u>故 89 题选 E，90 题选 D。</u>

A. 血象
B. 骨髓象
C. 细胞化学染色
D. 细胞遗传学检查
E. 血生化

91. 上述各项，有助于白血病分型诊断及治疗监测的是

92. 上述各项，有助于急性白血病分类鉴别的是

考点：急性白血病的实验室及其他检查

解析：细胞遗传学检查有助于白血病的诊断分型及治疗监测。细胞化学染色有助于急性白血病的分类鉴别。<u>故 91 题选 D，92 题选 C。</u>

A. 尿糖测定
B. 血糖测定
C. 口服葡萄糖耐量试验
D. 糖化血红蛋白 A1 测定
E. 胰岛素释放试验

93. 作为糖尿病诊断的重要线索，但非诊断依据的指标是

94. 作为糖尿病诊断的主要依据，也是长期监控病情和判断疗效的指标是

考点：糖尿病的实验室检查及其他检查★

解析：尿糖测定是诊断的重要线索，但非诊断依据。血糖测定是诊断的主要依据，也是长期监控病情和判断疗效的主要指标。当血糖高于正常范围而又未达到糖尿病诊断标准，须在清晨空腹做口服葡萄糖耐量试验。糖化血红蛋白 A1 可反映取血前 8 ~ 12 周的平均血糖状况，是监测糖尿病病情的重要指标。胰岛素释放试验反映基础和葡萄糖介导的胰岛素释放功能。<u>故 93 题选 A，94 题选 B。</u>

A. 医学营养治疗
B. 口服降血糖药
C. 饮食治疗 + 胰岛素
D. 小剂量胰岛素 + 大量输液
E. 大剂量胰岛素 + 大量输液

95. 1 型糖尿病患者应选用的治疗措施是

96. 初诊的 2 型糖尿病轻症患者应选用的治疗措施是

考点：糖尿病的治疗

解析：对 T1DM 患者，在合适的总热量、食物成分、规则的餐次安排等措施基础上，配合胰岛素治疗有利于控制高血糖和防止低血糖。对 T2DM 患者，尤其是肥胖或超重者，医学营养治疗有利于减轻体重，改善糖、脂代谢紊乱和高血压以及减少降糖药物剂量。<u>故 95 题选 C，96 题选 A。</u>

A. 壳核
B. 丘脑

C. 脑桥

D. 小脑

E. 脑叶

97. 脑出血患者出现交叉性瘫痪，针尖样瞳孔和昏迷，最可能的出血部位是

98. 脑出血患者出现眩晕、共济失调而无瘫痪，最可能的出血部位是

考点：脑出血的临床表现

解析：脑桥出血可迅速出现昏迷、针尖样瞳孔、呕吐咖啡渣样胃内容物，随后出现中枢性高热、中枢性呼吸衰竭、四肢瘫痪及去大脑强直发作。小脑出血常有眩晕、频繁呕吐，后枕剧痛、步履不稳，构音障碍，共济失调，眼球震颤，而无瘫痪等。壳核出血见典型的"三偏"征。丘脑出血出现"三偏"征，以感觉障碍明显。脑叶出血见头痛、呕吐、脑膜刺激征及出血脑叶的定位症状。故 97 题选 C，98 题选 D。

A. 感染性体克

B. 细胞性休克

C. 心源性休克

D. 过敏性休克

E. 神经源性休克

99. 因剧烈疼痛引起的休克类型是

100. 因氰化物中毒引起的休克类型是

考点：休克的病因与分类

解析：神经源性休克常见于创伤、剧痛、脊髓损伤、麻醉、神经节阻滞剂、大量放胸腹水等。细胞性休克常见于氰化物、杀虫剂、生物素中毒及缺氧、低血糖等。感染性体克常见于脓毒症、重症肺炎、中毒性菌痢、化脓性胆管炎、创面感染、流行性脑脊髓膜炎、流行性出血热等。心源性休克常见于急性心肌梗死、肺栓塞、急性重症心肌炎、严重二尖瓣狭窄伴心动过速、严重心律失常等。过敏性休克常见于药物、食物、异种蛋白等过敏。故 99 题选 E，100 题选 B。

A. 上消化道大出血

B. 急性心肌梗死

C. 中毒性痢疾

D. 严重低血糖

E. 张力性气胸

101. 上述各项，属失血性休克病因的是

102. 上述各项，属心脏压塞性休克病因的是

考点：休克的病因与分类★

解析：失血性休克见于消化道大出血、异位妊娠破裂、产后大出血、动脉瘤及血管畸形破裂等。心脏压塞性休克见于大量心包积液、心包内出血、张力性气胸等。故 101 题选 A，102 题选 E。

内科学

传染病学

【A1 型题】

1. 在感染过程中，最常见的表现形式是
- A. 病原体被消灭或排出体外
- B. 隐性感染
- C. 显性感染
- D. 病原携带状态
- E. 潜伏性感染

考点：感染过程的表现★

解析：感染过程中，常见的表现形式有：清除病原体、隐性感染、显性感染、病原携带状态、潜伏性感染。其中隐性感染最常见，病原携带状态次之，显性感染所占比重最低，但是一旦出现，容易识别。故本题选 B。

2. 隐性感染病例增加的主要临床意义是
- A. 典型病例增加
- B. 轻症病例增加
- C. 潜在感染病例增加
- D. 病原携带病例增加
- E. 免疫人群增加

考点：感染过程的表现★

解析：隐性感染，又称亚临床感染，病原体只引起特异性免疫应答，不引起或只引起轻微的组织损伤，无临床症状，只能通过免疫学检查发现。故本题选 E。

3. 下列各项，不属于感染过程中病原体作用的是
- A. 侵袭力
- B. 毒力
- C. 数量
- D. 抵抗力
- E. 变异性

考点：感染过程中病原体的作用★

解析：病原体在感染过程中的能力主要包括侵袭力、毒力、数量、变异性。故本题选 D。

4. 乙型肝炎属于
- A. RNA 病毒
- B. DNA 病毒
- C. 细菌
- D. 真菌
- E. 螺旋体

考点：病毒性肝炎的病原学

解析：甲肝病毒——人类嗜肝 RNA 病毒；乙肝病毒——嗜肝 DNA 病毒；丙肝病毒——RNA 病毒，黄病毒属；丁肝病毒——有缺陷的负链 RNA 病毒，需要 HBV 等嗜肝 DNA 病毒的帮助；戊肝病毒——肝炎病毒科肝炎病毒属。故本题选 B。

5. 下列各型肝炎病毒，属脱氧核糖核酸（DNA）病毒的是
- A. 甲型
- B. 乙型
- C. 丙型
- D. 丁型
- E. 戊型

考点：病毒性肝炎的病原学

解析：甲型肝炎病毒属于微小 RNA 病毒科中的嗜肝 RNA 病毒属。乙型肝炎病毒属于嗜肝 DNA 病毒科正嗜肝 DNA 病毒属的一员。丙型肝炎病毒属于黄病毒科丙型肝炎病毒属，其基因组为单股正链 RNA。丁型肝炎病毒是一种缺陷病毒，其基因组为单股环状闭合负链 RNA。戊型肝炎病毒基因组是单股正链 RNA。故本题选 B。

6. 下列各项，可提示急性黄疸型肝炎发展为急性重型肝炎的是
- A. 肝脏进行性肿大
- B. 有出血倾向
- C. 黄疸逐步减轻
- D. 低氧血症
- E. 胆酶同步升高

考点：病毒性肝炎的临床表现★

解析：重型肝炎表现为一系列肝衰竭症候

群：极度疲乏，严重消化道症状，精神、神经症状（嗜睡、性格改变、烦躁不安、昏迷等），有明显出血现象，凝血酶原时间显著延长及凝血酶原活动度（PTA）<40%。急性重型肝炎特征是起病急，发病2周内出现Ⅱ度以上肝性脑病为特征的肝衰竭综合征。**故本题选 B。**

7. 黄疸进行性加重并伴有明显神经、精神症状的肝炎是

　　A. 急性黄疸型肝炎

　　B. 重度慢性肝炎

　　C. 急性重型肝炎

　　D. 淤胆型肝炎

　　E. 中度慢性肝炎

　　考点：病毒性肝炎的临床表现★

　　解析：重型肝炎表现为一系列肝衰竭综合征：极度乏力，严重消化道症状，神经、精神症状（嗜睡、性格改变、烦躁不安、昏迷等），有明显出血现象，凝血酶原时间显著延长（常用国际标准化比值>1.5）及凝血酶原活动度（PTA）<40%。黄疸进行性加深，胆红素上升大于正常值的10倍，可伴中毒性鼓肠、肝臭、肝肾综合征等，可见扑翼样震颤及病理反射，肝浊音界进行性缩小，胆酶分离，血氨升高等。急性黄疸型肝炎、重度慢性肝炎、淤胆型肝炎、中度慢性肝炎均无神经、精神症状。**故本题选 C。**

8. 判断重型肝炎预后的敏感指标是

　　A. 丙氨酸氨基转移酶

　　B. 天门冬氨酸氨基转移酶

　　C. 乳酸脱氢酶

　　D. 碱性磷酸酶

　　E. 凝血酶原活动度

　　考点：病毒性肝炎的实验室检查及其他检查

　　解析：重型肝炎患者可出现 ALT（丙氨酸氨基转移酶）快速下降，胆红素不断升高的"胆酶分离"现象，提示肝细胞大量坏死。**故本题选 A。**

9. 肺炎型流感最常见好发人群是

　　A. 两岁以下小儿

　　B. 学龄儿童

　　C. 青壮年

　　D. 孕妇

　　E. 未注射流感疫苗人群

　　考点：流行性感冒的流行病学

　　解析：肺炎型流感多发生于2岁以下的小儿、老人、孕妇或原有慢性基础疾病者。**故本题**

选 A。

10. 下列各项，不属于流感治疗原则的是

　　A. 隔离患者

　　B. 及早应用抗流感病毒药物

　　C. 加强支持治疗和防治并发症

　　D. 合理应用对症治疗药物

　　E. 常规应用抗菌素

　　考点：流行性感冒的治疗

　　解析：流感的治疗原则：①隔离患者。②及早应用抗流感病毒药物治疗。③加强支持治疗及防治并发症。④合理应用对症治疗药物。流感属于病毒感染，使用抗菌素无效。**故本题选 E。**

11. 下列关于人感染高致病性禽流感的叙述，错误的是

　　A. 由禽流感病毒引起

　　B. 属人、禽、畜共患传染病

　　C. 病毒及带毒健康禽为传染源

　　D. 一年四季均可发生

　　E. 应在发病72小时内应用抗流感病毒药物

　　考点：人感染高致病性禽流感的流行病学★

　　解析：人禽流感是由甲型禽流感病毒引起的人、禽、畜共患的急性传染病。传染源主要为病禽、健康带毒的禽，特别是感染 H5N1 亚型病毒的鸡、鸭。其他禽类、野禽或猪也有可能成为传染源。患者是否为人禽流感的传染源尚待进一步确定。禽流感一年四季均可发生，但冬、春季节多爆发流行。抗流感病毒治疗应在发病48小时内试用抗流感病毒药物。**故本题选 E。**

12. 可经母婴途径传播的疾病是

　　A. 细菌性痢疾

　　B. 流行性脑脊髓膜炎

　　C. 霍乱

　　D. 艾滋病

　　E. SARS

　　考点：艾滋病的流行病学

　　解析：细菌性痢疾主要经粪-口途径传播，另外，还可以通过生活接触传播，即接触患者或带菌者的生活用具而感染。流行性脑脊髓膜炎主要经咳嗽、打喷嚏借飞沫从呼吸道直接传播。霍乱的传播途径主要是患者及带菌者的粪便或排泄物污染水源或食物，可引起霍乱暴发流行。霍乱弧菌能通过污染鱼、虾等水产品引起传播。日常生活接触和苍蝇亦起传播作用。目前公认的艾滋病传播途径主要是：性接触传播、血液接触传播、母婴传播、其他（包括器官移植、人工授精、污染器械以及医务人员被 HIV 污染的针头刺伤或破损皮肤受污染）。SARS 主要通过飞沫传播，也可经接触和消化道传播。<u>故本题选 D。</u>

13. HIV 造成机体免疫功能损害主要侵犯的细胞是

    A. CD_4^+ T 淋巴细胞

    B. CD_8^+ T 淋巴细胞

    C. B 淋巴细胞

    D. NK 细胞

    E. 浆细胞

考点：艾滋病的发病机制

解析：艾滋病的发病机制主要是 HIV 侵犯和破坏 CD_4^+ T 淋巴细胞。<u>故本题选 A。</u>

14. 艾滋病肺部感染最常见的病原体是

    A. 念珠菌

    B. 隐球菌

    C. 肺孢子菌

    D. 结核杆菌

    E. 疱疹病毒

考点：艾滋病的临床表现★

解析：艾滋病呼吸系统感染最常见的病原体是肺孢子菌肺炎。巨细胞病毒、结核杆菌、鸟分枝杆菌、念珠菌及隐球菌等也常引起肺部感染。<u>故本题选 C。</u>

15. 感染 HIV 后，临床无明显症状，但血中可检出病毒及抗体，此期的持续时间一般是

    A. 1 ~ 2 年

    B. 2 ~ 3 年

    C. 4 ~ 5 年

    D. 6 ~ 8 年

    E. 12 ~ 15 年

考点：艾滋病的临床表现★

解析：感染 HIV 后临床无明显症状，血中可检出病毒及抗体属于艾滋病分期中的无症状期，可以从急性期进入此期，或无明显的急性期直接进入此期。持续时间一般是 6 ~ 8 年，短可数月，长可达 15 年。<u>故本题选 D。</u>

16. 流行性出血热三红三痛见于哪一期

    A. 发热期

    B. 低血压休克期

    C. 少尿期

    D. 多尿期

    E. 恢复期

考点：流行性出血热的临床表现★

解析：流行性出血热在发热期主要表现为感染中毒症状、毛细血管损伤和肾脏损害，此期体温可达 39 ~ 40℃，热型多为弛张热或稽留热，一般持续 3 ~ 7 日；全身中毒症状见高度乏力，周身酸痛——"三痛"（头痛、腰痛、眼眶痛），常伴较突出的胃肠道症状；毛细血管损伤见"三红"征——颜面、颈部及上胸部弥漫性潮红如酒醉貌；颜面和眼睑浮肿，眼结膜充血，球结膜水肿。<u>故本题选 A。</u>

17. 流行性出血热少尿期为 24 小时尿量少于

    A. 400ml

    B. 300ml

    C. 200ml

    D. 100ml

    E. 50ml

考点：流行性出血热的临床表现

解析：流行性出血热少尿期多发生于第 5 ~ 8 病日，持续时间一般为 2 ~ 5 日。24 小时尿量少于 400mL 为少尿，少于 50mL 为无尿。<u>故本题选 A。</u>

18. 流行性出血热低血压休克期的特点是

    A. 热退病情减轻

    B. 热退病情反而加重

    C. 头痛、腰痛、眼眶痛

    D. 出现急性肺水肿

    E. 皮肤迅速出现大片瘀斑

考点：流行性出血热的临床表现★

解析：低血压休克期主要为低血容量休克的表现。一般发生于第 4 ~ 6 病日，迟者可于 8 ~ 9 日出现。热退后病情反而加重是本期的特点。体温开始下降或退热后不久，患者出现低血压，重者发生休克。可引起 DIC、心力衰竭、水及电解质平衡失调、脑水肿、呼吸窘迫综合征、急性肾衰竭（多脏衰）等。<u>故本题选 B。</u>

19. 下列关于流行性出血热少尿期治疗原则的途径，错误的是

    A. 稳定内环境

    B. 扩充血容量

    C. 促进利尿

    D. 放血疗法

    E. 透析疗法

考点：流行性出血热的治疗

解析：流行性出血热典型病例病程中有发热期、低血压休克期、少尿期、多尿期和恢复期五期经过。其中少尿期治疗原则是"稳、促、导、透"，即稳定机体内环境、促进利尿、导泻和放

血疗法、透析疗法。扩充血容量为低血压休克期的治疗。<u>故本题选 B。</u>

20. 下列不属流行性乙型脑炎流行病学特征的是

    A. 人畜共患疾病

    B. 人是本病的主要传染源

    C. 东南亚是主要的流行区

    D. 人群对乙脑普遍易感

    E. 乙脑经蚊虫叮咬传播

    考点：流行性乙型脑炎的流行病学

    解析：乙脑是人畜共患的自然疫源性疾病。人感染后病毒血症期短暂，血中病毒含量少，不是主要的传染源。猪是本病主要的传染源。乙脑主要通过蚊虫叮咬而传播。人群对乙脑病毒普遍易感。东南亚和西太平洋地区是乙脑的主要流行区。<u>故本题选 B。</u>

21. 鉴别中毒型菌痢与流行性乙型脑炎的重要依据是

    A. 高热、昏迷、惊厥

    B. 肠道症状

    C. 血凝抑制试验

    D. 脑脊液常规检查

    E. 血常规检查

    考点：流行性乙型脑炎的鉴别诊断

    解析：中毒型菌痢与乙脑均多发生于夏秋季，10 岁以下儿童多见，但起病较乙脑更急，常在发病 24 小时内迅速出现高热、抽搐、意识障碍和循环衰竭。脑膜刺激征常阴性，脑脊液多正常。肛拭子取便或生理盐水灌肠镜检可见大量白细胞或脓细胞。流行性乙型脑炎的脑脊液检查可见脑脊液压力增高，外观清或微浊，白细胞计数多为（50～500）×10^9/L，个别可高达 1000×10^9/L 以上，分类早期以中性粒细胞稍多，后以单核细胞为主，糖及氯化物正常，蛋白质轻度升高。<u>故本题选 D。</u>

22. 预防流行性乙型脑炎的关键措施是

    A. 管理患者

    B. 管理猪等家畜

    C. 注射丙种球蛋白

    D. 防鼠，灭鼠

    E. 防蚊，灭蚊和预防接种

    考点：流行性乙型脑炎的预防

    解析：乙脑的预防应采取以防蚊、灭蚊及预防接种为主的综合措施。具体措施包括：控制传染源、切断传播途径、保护易感人群。其中防蚊和灭蚊是预防乙脑病毒传播的重要措施，预防

接种是保护易感人群的根本措施。<u>故本题选 E。</u>

23. 流行性脑脊髓膜炎带菌者细菌在体内寄生的部位是

    A. 汗腺

    B. 血管内皮

    C. 蛛网膜

    D. 肺部

    E. 鼻咽部

    考点：流行性脑脊髓膜炎的流行病学

    解析：患者和带菌者是流行性脑脊髓膜炎的传染源，流行期间人群带菌率高达 50%，感染后细菌寄生于正常人鼻咽部，人是唯一宿主，患者易于被发现和隔离，而带菌者不易被发现。<u>故本题选 E。</u>

24. 普通型流脑临床特征性体征是皮肤

    A. 瘀点或瘀斑

    B. 水疱

    C. 黑痂

    D. 斑丘疹

    E. 脓肿

    考点：流行性脑脊髓膜炎的临床表现 ★

    解析：普通型流脑败血症期的病人多数起病后迅速出现寒战、高热、头痛、呕吐、全身乏力、肌肉酸痛、食欲不振及神志淡漠等毒血症症状。幼儿则有哭啼吵闹、烦躁不安、皮肤感觉过敏及惊厥等。少数病人有关节痛或关节炎，脾肿大常见。70% 左右的病人皮肤黏膜可见瘀点或瘀斑。病情严重者瘀点、瘀斑可迅速扩大，且因血栓形成发生大片坏死。<u>故本题选 A。</u>

25. 下列关于暴发型流脑的叙述，错误的是

    A. 败血症休克型常短期内出现广泛皮肤黏膜瘀斑

    B. 败血症休克型的特征是循环衰竭

    C. 败血症休克型患者脑膜刺激征大多缺如

    D. 脑膜脑炎型患者椎体束征阴性

    E. 败血症型患者易并发 DIC

    考点：流行性脑脊髓膜炎的临床表现 ★

    解析：暴发型流脑休克型急起寒战、高热，严重者体温不升，伴头痛、呕吐，短时间内出现瘀点、瘀斑，可迅速增多，融合成片。随后出现面色苍白、唇周与肢端发绀、皮肤发花、四肢厥冷、脉搏细速、呼吸急促。若抢救不及时，病情可急速恶化，周围循环衰竭症状加重，血压显著下降，尿量减少，昏迷，易发生 DIC。脑膜刺激征大多缺如。脑膜脑炎型主要表现为脑膜及脑实

质损伤，常于 1 ~ 2 天内出现严重的神经系统症状，患者高热、头痛、呕吐、意识障碍，可迅速出现昏迷。颅内压增高，脑膜刺激征阳性，可有惊厥，锥体束征阳性，严重者可发生脑疝。混合型可先后或同时出现休克型和脑膜脑炎型的症状。故本题选 D。

26. 确诊流行性脑脊髓膜炎最重要的实验室检查是

    A. 血白细胞总数增高

    B. 脑脊液涂片阳性

    C. 脑脊液呈化脓性改变

    D. 脑脊液培养阳性

    E. 咽拭子培养阳性

考点：流行性脑脊髓膜炎的实验室检查

解析：脑脊液检查是确诊的重要方法。故本题选 D。

27. 下列各项，符合流行性脑脊髓膜炎的脑脊液检查是

    A. 外观混浊，白细胞数明显减少，氯化物降低，蛋白质增高，糖降低

    B. 外观混浊，白细胞数明显升高，氯化物降低，蛋白质降低，糖升高

    C. 外观混浊，白细胞数明显升高，氯化物降低，蛋白质增高，糖降低

    D. 外观混浊，白细胞数稍多，氯化物正常，蛋白质轻度增高，糖正常

    E. 外观混浊，白细胞数明显减少，氯化物降低，蛋白质增高，糖降低

考点：流行性脑脊髓膜炎的实验室检查

解析：脑脊液检查是明确诊断的重要方法，初起或休克型患者脑脊液多无改变。其他型可见脑脊液压力升高，外观混浊，白细胞明显增高，蛋白质增高，而糖及氯化物明显降低。故本题选 C。

28. 流脑与其他细菌引起的化脓性脑膜炎最主要的区别是

    A. 发病季节

    B. 发病年龄

    C. 皮肤黏膜瘀点、瘀斑

    D. 脑膜刺激征

    E. 脑脊液呈化脓性改变

考点：流行性脑脊髓膜炎的鉴别诊断

解析：流行性脑脊髓膜炎冬春季发病，突起高热、头痛、呕吐，皮肤黏膜瘀点、瘀斑，脑膜刺激征；白细胞及中性粒细胞明显升高，脑脊液

呈化脓性改变，尤其是细菌学培养阳性及流脑特异性血清免疫检测阳性为确诊的主要依据。其中皮肤黏膜瘀点、瘀斑为流行性脑脊髓膜炎的特征表现，其他化脓性脑膜炎均不见。故本题选 C。

29. 下列关于伤寒的叙述，错误的是

    A. 由伤寒杆菌引起的急性传染病

    B. 传染源为患者和带菌者

    C. 传播途径为粪 – 口途径

    D. 夏秋季节高发

    E. 慢性带菌者传染性最强

考点：伤寒的流行病学

解析：伤寒是由伤寒杆菌经消化道传播引起的急性肠道传染病。患者和带菌者是本病唯一传染源。主要经粪 – 口途径传播。全年均可有散发，夏秋季高发。患者自潜伏期开始即从粪便中排菌，发病后 2 ~ 4 周排菌量最多，传染性最强。故本题选 E。

30. 伤寒患者腹痛的常见部位是

    A. 右上腹

    B. 右下腹

    C. 左上腹

    D. 左下腹

    E. 脐周部位

考点：伤寒的临床表现

解析：典型伤寒的临床表现：初期右下腹可有轻压痛，部分患者此时已能扪及增大的肝脏和脾脏；极期时右下腹可有深压痛，大多数患者有轻度的肝脾大；缓解期体温逐步下降，神经、消化道症状减轻，但是本期小肠病理改变处于溃疡期，还有可能出现肠出血、肠穿孔等并发症；恢复期体温正常，神经、消化系统症状消失，肝脾恢复正常。故本题选 B。

31. 伤寒菌血液培养，阳性率最高的时间是

    A. 第 1 周

    B. 第 2 周

    C. 第 3 周

    D. 第 4 周

    E. 第 5 周

考点：伤寒的实验室检查★

解析：伤寒菌血液培养，病程第 1 周阳性率最高，可达 80%，以后逐渐下降，病程的任何阶段都可获得阳性结果。故本题选 A。

32. 典型细菌性痢疾的粪便呈

    A. 稀水样

    B. 米泔水样

C. 鲜血便

D. 黏液脓血便

E. 灰白色便

考点：细菌性痢疾的临床表现★

解析：痢疾杆菌侵袭肠道，导致肠道局部小血管循环障碍，上皮细胞变性坏死、脱落、浅表溃疡形成，出现黏液脓血便。非感染性腹泻呈稀水便。霍乱可为米泔水样便。肛门病变可为鲜血便。淤胆型肝炎呈灰白色便。**故本题选 D。**

33. 黏液脓血便常见于

A. 细菌性痢疾

B. 病毒性痢疾

C. 肠炎

D. 胃炎

E. 胃肠炎

考点：细菌性痢疾的临床表现★

解析：参见 32 题。**故本题选 A。**

34. 霍乱剧烈腹泻的主要致病因素是

A. 神经氨酸酶

B. 血凝素

C. 霍乱内毒素

D. 霍乱肠毒素

E. 菌体裂解

考点：霍乱的病原学

解析：霍乱弧菌可产生内毒素和外毒素。内毒素为多糖体，可诱发机体免疫反应，是制作菌苗产生抗菌免疫的主要成分。霍乱外毒素即霍乱肠毒素是霍乱的主要致病物质。霍乱肠毒素有抗原性，可刺激机体产生中和抗体。**故本题选 D。**

35. 典型霍乱的首发症状是

A. 发热

B. 呕吐

C. 腹泻

D. 恶心

E. 腹痛

考点：霍乱的临床表现

解析：霍乱典型病例病程分为泻吐期、脱水期、恢复期或反应期。其中在泻吐期中腹泻是发病的第一个症状，其特点为无发热，无里急后重，多数不伴有腹痛，排便后自觉轻快感。**故本题选 C。**

36. 诊断霍乱不需要做的辅助检查是

A. 增菌培养

B. 血清学检查

C. 粪便涂片染色

D. 特异性核酸检测

E. 悬滴检查

考点：霍乱的实验室检查及其他检查

解析：霍乱的实验室检查包括一般检查——血液检查、尿液检查、粪便常规；血清学检查；病原学检查——粪便涂片染色、悬滴检查、增菌培养、PCR、快速辅助检测。特异性核酸检测是细菌性痢疾的实验室检查之一。**故本题选 D。**

37. 霍乱治疗的关键环节是

A. 补液治疗

B. 抗菌治疗

C. 纠正酸中毒

D. 应用血管活性药物

E. 抗肠毒素治疗

考点：霍乱的治疗

解析：霍乱的治疗原则是：严格隔离、迅速补充水及电解质，以纠正脱水、电解质平衡紊乱和酸中毒，辅以抗菌和对症治疗。及时足量补液是治疗霍乱的关键。**故本题选 A。**

38. 结核病的传播途径不包括

A. 呼吸道传播

B. 消化道传播

C. 垂直传播

D. 蚊虫叮咬传播

E. 经皮肤伤口感染传播

考点：结核病的流行病学

解析：结核病的传播途径：①呼吸道；②消化道；③垂直传播；④其他途径，如经皮肤伤口感染和上呼吸道直接接种。②③④均极罕见。乙脑主要通过蚊虫叮咬传播。**故本题选 D。**

39. 能杀灭细菌孢子的消毒方法是

A. 紫外线消毒法

B. 酒精浸泡法

C. 碘剂浸泡法

D. 苯扎溴铵浸泡法

E. 氯己定浸泡法

考点：消毒方法

解析：高效消毒法能杀灭一切细菌繁殖体（包括分枝杆菌）、病毒、真菌及其孢子，并对细菌芽孢有显著杀灭作用。主要有紫外线消毒法和臭氧、含氯消毒剂、过氧化氢等。**故本题选 A。**

【B1 型题】

A. 粪 – 口途径

B. 输血及血制品

C. 蚊虫叮咬

D. 飞沫传播

E. 虫媒传播

40. 丙型肝炎的主要传播途径是

41. 戊型肝炎的主要传播途径是

考点：病毒性肝炎的流行病学

解析：甲、戊型肝炎主要经粪 - 口途径传播。乙、丙、丁型肝炎病毒的传播途径包括输血及血制品以及使用污染的注射器或针刺器具等传播；母婴传播；性接触传播；日常生活密切接触传播。故40题选B，41题选A。

A. 人免疫缺陷病毒

B. 冠状病毒

C. 汉坦病毒

D. 沙门菌

E. 志贺菌

42. 艾滋病的病原体是

43. 细菌性痢疾的病原体是

考点：艾滋病、细菌性痢疾的病原学

解析：艾滋病的病原体是人免疫缺陷病毒，流行性出血热的病原体是汉坦病毒，传染性非典型肺炎的病原体是冠状病毒，细菌性痢疾的病原体是志贺菌，细菌性食物中毒的病原体是沙门菌、副溶血性弧菌等。故42题选A，43题选E。

A. 10 年以上

B. 6 ~ 8 年

C. 6 ~ 12 个月

D. 12 ~ 18 个月

E. 7 ~ 14 天

44. 艾滋病急性 HIV 感染期持续时间通常为

45. 艾滋病无症状感染期持续时间一般为

考点：艾滋病的临床表现

解析：艾滋病急性 HIV 感染期：少数急性感染（感染后平均2 ~ 4 周）者有临床症状，通常持续数日到数周后自然消失，平均为1 ~ 2 周。余参见15题。故44题选E，45题选B。

A. 抗病毒、减轻外渗、改善中毒症状、预防 DIC

B. 稳定内环境、促进利尿、导泻和透析

C. 补充血容量、纠正酸中毒和应用血管活

性药

D. 维持水与电解质平衡

E. 防治继发感染

46. 流行性出血热发热期的治疗原则是

47. 流行性出血热少尿期的治疗原则是

考点：流行性出血热的治疗 ★

解析：流行性出血热发热期的治疗：抗病毒、减轻外渗、改善中毒症状、预防DIC。流行性出血热少尿期的治疗：以稳定机体内环境，促进利尿，导泻和透析治疗为主。补充血容量、纠正酸中毒和应用血管活性药为低血压休克期的治疗方法。维持水与电解质平衡及防治继发感染为多尿期的治疗方法。故46题选A，47题选B。

A. 呼吸道传播

B. 消化道传播

C. 虫媒传播

D. 性传播

E. 母婴传播

48. 流行性脑脊髓膜炎的主要传播途径是

49. 流行乙型脑炎的主要传播途径是

考点：流行性乙型脑炎、流行性脑脊髓膜炎的流行病学

解析：流行性脑脊髓膜炎主要通过咳嗽、喷嚏、说话等由飞沫借空气经呼吸道传播。流行性乙型脑炎主要通过蚊虫叮咬传播。故48题选A，49题选C。

A. 霍乱

B. 流脑

C. 菌痢

D. 伤寒

E. 丙肝

50. 上述传染病，有发热且常规嗜酸性细胞减少或消失的是

51. 上述传染病，一般无发热，血常规白细胞计数增多的是

考点：伤寒、病毒性肝炎的临床表现、实验室检查

解析：霍乱的患者有发热或不发热，失水引起血液浓缩，红细胞计数和白细胞计数均升高。流脑的患者有高热的症状，白细胞总数明显增加，一般在（10 ~ 20）× 10^9/L，中性粒细胞升高，在80% ~ 90%以上，并伴 DIC 者血小板减少。菌痢患者有发热症状，急性菌痢白细胞总数

可轻至中度增多，以中性粒细胞为主，可达（10～20）×10⁹/L，慢性患者可有贫血表现。伤寒最早出现的症状是发热，白细胞计数一般在（3～5）×10⁹/L，中性粒细胞减少，可能与骨髓的粒细胞系统受细菌毒素的抑制、粒细胞的破坏增加和分布异常有关。嗜酸性粒细胞减少或消失，病情恢复后逐渐回升到正常，复发时再度减少或消失。急性丙型肝炎的临床症状一般较轻，多无明显症状，少数病例有低热，急性肝炎初期白细胞总数正常或略高，黄疸期白细胞总数正常或稍低，淋巴细胞相对增多，重型肝炎时白细胞可升高。<u>故 50 题选 D，51 题选 E。</u>

A. 伤寒
B. 霍乱
C. 细菌性痢疾
D. 阿米巴痢疾
E. 细菌性食物中毒

52. 新鲜粪便镜检动力试验阳性，可以诊断

53. 粪便镜检见大量吞噬细胞，可以诊断

考点：伤寒、霍乱的实验室检查

解析：将新鲜粪便做悬滴暗视野显微镜检查，可见运动活泼呈穿梭状的弧菌，此即动力试验阳性，可用于霍乱的快速诊断。伤寒的病理改变主要为全身单核 – 吞噬细胞系统的炎性增生反应，镜下见以巨噬细胞为主的细胞浸润，吞噬细胞内可见被吞噬的淋巴细胞、红细胞、伤寒杆菌及坏死组织碎屑，称为"伤寒细胞"，是本病的特征性病变。<u>故 52 题选 B，53 题选 A。</u>

医学伦理学

【A1 型题】

1. 生命质量的衡量标准不包括

　　A. 个体生命健康程度

　　B. 个体生命德才素质

　　C. 个体生命优化条件

　　D. 个体生命治愈希望

　　E. 个体生命预期寿命

　　考点：生命质量论★

　　解析：生命质量的标准包括主要质量（个体的身体或智力状态）、根本质量（生命的意义和目的，与其他人在社会和道德上的相互作用）和操作质量（如智商，用来测知智能方面的质量）。故本题选 C。

2. 医学人道主义最根本的思想是

　　A. 尊重患者生命

　　B. 尊重患者隐私

　　C. 尊重患者的生命质量

　　D. 尊重患者的生命价值

　　E. 尊重患者平等的医疗权利

　　考点：医学人道主义的核心内容

　　解析：医学人道主义的核心内容：①尊重病人的生命。②尊重病人的人格。③尊重病人的权利。故本题选 A。

3. 对待不同病人能一视同仁尊重其治疗权利，体现的医德品质是

　　A. 仁爱

　　B. 严谨

　　C. 诚挚

　　D. 公正

　　E. 奉献

　　考点：医德品质

　　解析：公正是对待患者一视同仁，在医疗资源分配等问题上公平公正。仁爱是以人道主义的精神关心爱护患者，尊重患者的各项权利，同

情患者的痛苦，全身心地为患者服务。严谨是严肃认真的工作作风，表里如一的做人准则，精勤不倦的科学精神。诚挚是忠诚医学科学，潜心医学事业，对患者要讲诚信，具有宽厚、诚挚的人格品德。奉献是以患者和社会的利益为重。为维护患者和社会利益，敢于牺牲自身利益。故本题选 D。

4. 对无伤原则的解释，正确的是

　　A. 无伤原则就是消除任何医疗伤害

　　B. 无伤原则就是要求医生对患者丝毫不能伤害

　　C. 因绝大多数医疗行为都存在着不同程度的伤害，所以无伤原则是做不到的

　　D. 从患者的利益出发，为患者提供最佳的诊治、护理，努力避免对患者造成不应有的伤害

　　E. 对肿瘤患者进行化疗意味着绝对伤害

　　考点：无伤原则

　　解析：无伤原则是从患者的利益出发，为患者提供最佳的诊治、护理，努力避免对患者造成不应有的伤害，不做过度检查，不做过度治疗。故本题选 D。

5. 下列各项，属医患关系基本内容的是

　　A. 技术操作和服务态度

　　B. 技术方面和法律方面

　　C. 法律方面与伦理方面

　　D. 契约关系与人道主义

　　E. 技术关系和非技术关系

　　考点：医患关系★

　　解析：医患关系的内容可分为技术方面的关系和非技术方面的关系两部分。技术方面的关系是指医患间因诊疗方案、措施的制定和实施而产生的关系。非技术方面的关系是指医患交往过程中在社会、法律、道德、心理、经济等方面建立起来的人际关系。故本题选 E。

6. 1976 年美国学者提出的医患关系基本模式是

A. 主动－被动型、互相－合作型、平等参
与型

B. 主动－合作型、相互－指导型、共同参
与型

C. 主动－配合型、指导－合作型、共同参
与型

D. 主动－被动型、指导－合作型、共同参
与型

E. 主动－被动型、共同参与型、父权主
义型

考点：医患关系的模式

解析：医患关系基本模式是主动－被动型、指导－合作型、共同参与型。故本题选 D。

7. 临床诊疗工作的基本道德原则是

A. 配伍原则

B. 及时原则

C. 经济原则

D. 协作原则

E. 最优化原则

考点：临床诊疗的道德原则

解析：临床诊疗的道德原则：①最优化原则：最普通、最基本的治疗原则。②知情同意原则。③保密原则。④生命价值原则。故本题选 E。

8. 在使用辅助检查手段时，不适宜的是

A. 认真严格地掌握适应证

B. 可以广泛积极地依赖各种辅助检查

C. 有利于提高医生诊治疾病的能力

D. 必要检查能尽早确定诊断和进行治疗

E. 应从患者的利益出发决定该做的项目

考点：辅助检查的道德要求

解析：辅助检查的道德要求：①目的明确，诊治需要。②知情同意，尽职尽责。③综合分析，切忌片面。④密切联系，加强协作。故本题选 B。

9. 下列各项，不符合道德要求的是

A. 尽量为患者选择安全有效的药物

B. 要严格遵守各种抗生素的用药规则，尽
可能开患者要求的好药、贵重药物

C. 在医疗过程中要为患者保守秘密

D. 对婴幼患儿、老年病人的用药应该谨慎，
防止肾功能损害

E. 钻研药理知识，防止粗疏和盲目用药

考点：药物治疗的道德要求

解析：药物治疗的道德要求：①对症下药，

剂量安全。首先明确疾病的诊断和药物的性能、适应证和禁忌证，然后选择治本或标本兼治的药物。剂量要因人而异，既要看到近期效果，也要注意远期效果、不良影响。②合理配伍，细致观察。要掌握药物的配伍禁忌。在用药过程中，不管是联合还是单独用药，都应细致观察，了解药物的疗效和毒副作用，并随着病情的变化调整药物种类、剂量，以取得较好的治疗效果和防止药源性疾病的发生。③节约费用，公正分配。在确保疗效的前提下尽量节约费用，进口药、贵重药的使用要根据病情的轻重缓急全面考虑，做到公正分配，秉公处方。故本题选 B。

10. 尊重患者知情同意权，其正确的做法是

A. 婴幼患儿可以由监护人决定其诊疗方案

B. 家属无承诺，即使患者本人知情同意也
不得给予手术

C. 对特殊急诊患者的抢救都同样对待

D. 无须做到患者完全知情

E. 只经患者同意即可手术

考点：手术治疗的道德要求

解析：手术治疗的道德要求：①手术前，严格掌握手术指征，征得病人知情同意，认真做好术前准备。②手术中，关心病人，体贴入微；态度严肃，作风严谨；精诚团结，密切协作。③手术后，严密观察，精心护理，减轻患者痛苦，促进患者康复。B 家属无承诺，即使患者本人知情同意也不得给予手术，E 只经患者同意即可手术，此两种说法太绝对，C、D 为错误做法。故本题选 A。

11. 不属于人体器官移植伦理原则的是

A. 尊重原则

B. 保密原则

C. 知情同意原则

D. 医学目的原则

E. 禁止商业化原则

考点：人体器官移植的伦理原则

解析：人体器官移植的伦理原则包括知情同意原则、尊重原则、效用原则、禁止商业化原则、保密原则、伦理审查原则。故本题选 D。

12. 在进行人体试验时，首要的道德原则是

A. 科学性原则

B. 医学目的原则

C. 知情同意原则

D. 维护受试者利益原则

E. 有利于社会发展原则

考点：人体试验的道德原则★

解析：人体试验的道德原则：①知情同意原则：必要前提。②维护病人利益原则。③医学目的原则。④伦理审查与科学审查统一原则。故本题选 C。

13. 下列各项，不属人体试验应遵循的道德原则是

A. 科学性原则

B. 医学目的原则

C. 知情同意原则

D. 生命价值原则

E. 维护受试者原则

考点：人体试验的道德原则★

解析：参见 12 题。故本题选 D。

14. 医德评价的方式是

A. 社会舆论

B. 社会舆论、内心信念、传统习俗

C. 疗效标准、社会标准、科学标准

D. 社会舆论

E. 内心信念

考点：医学道德评价的方式

解析：社会舆论、内心信念、传统习俗是医德评价的方式；医德评价的标准是疗效标准、社会标准和科学标准。故本题选 B。

【B1 型题】

A. 医学关系中的主体在道义上应享有的权利和利益

B. 医学关系中的主体在道义上应履行的职责和使命

C. 医务人员在履行义务的过程中形成的道德责任感和自我评价的能力

D. 医学关系中的主体因履行道德职责受到褒奖而产生的自我赞赏

E. 医务人员对患者、对医疗卫生工作的职业态度和内心体验

15. 作为医学伦理学基本范畴的良心是指

16. 作为医学伦理学基本范畴的情感是指

考点：情感与良心★

解析：医学道德情感是医务人员对患者、对医疗卫生工作的职业态度和内心体验，是建立在对患者的生命和健康高度负责基础上的。医学道德良心是医务人员道德情感的深化，是医务人员在履行义务的过程中形成的道德责任感和自我评价能力。故 15 题选 C，16 题选 E。

A. 医患关系是一种民事法律关系

B. 医患关系是医学伦理学的核心问题和主要研究对象

C. 医患关系是一种商家与消费者的关系

D. 医患关系是包括非技术性和技术性方面的关系

E. 医患关系是患者与治疗者在诊疗和保健中所建立的联系

17. 概括医患关系内涵的是

18. 概括医患关系内容的是

考点：医患关系★

解析：医患关系是医疗活动中首要的关系，是医学伦理学的核心问题和主要研究对象。医患关系的内容可分为技术方面的关系和非技术方面的关系两部分。故 17 题选 B，18 题选 D。

卫生法规

【A1 型题】

1. 以利益均衡作为价值判断标准来配置卫生资源，体现的卫生法基本原则是

A. 患者自主原则

B. 保护社会健康原则

C. 预防为主原则

D. 公平原则

E. 卫生保护原则

考点：卫生法的基本原则★

解析：公平原则就是以利益均衡作为价值判断标准来配置卫生资源，协调卫生保健活动，以便每个社会成员普遍得到卫生保健。故本题选 D。

2. 卫生法中的法律责任，分别是

A. 赔偿责任、补偿责任、刑事责任

B. 经济责任、民事责任、刑事责任

C. 行政处分、经济补偿、刑事责任

D. 行政处罚、经济赔偿、刑事责任

E. 民事责任、行政责任、刑事责任

考点：卫生法律责任

解析：卫生法中的法律责任包括民事责任、行政责任、刑事责任。故本题选 E。

3. 目前，我国卫生法所涉及的民事责任的主要承担方式是

A. 恢复原状

B. 赔偿损失

C. 停止侵害

D. 消除危险

E. 支付违约金

考点：卫生民事责任的承担方式★

解析：《民法典》规定承担民事责任的方式有：①停止侵害。②排除妨碍。③消除危险。④返还财产。⑤恢复原状。⑥修理、重作、更换。⑦继续履行。⑧赔偿损失。⑨支付违约金。⑩消除影响、恢复名誉。⑪赔礼道歉。卫生法所涉及

的民事责任以赔偿损失为主要形式。故本题选 B。

4. 下列各项，属于卫生行政处罚的是

A. 记大过

B. 降级

C. 开除

D. 撤职

E. 罚款

考点：卫生行政处罚的种类

解析：行政处罚的种类主要有警告、罚款、没收非法财物、没收违法所得、责令停产停业、暂扣或吊销有关许可证等。其余均为卫生行政处分。故本题选 E。

5. 《医师法》明确规定，医师在执业过程中应当履行的职责是

A. 以病人为中心，实行人道主义精神

B. 防病治病，救死扶伤

C. 遵守职业道德，保护患者隐私

D. 树立敬业精神，尽职尽责为患者服务

E. 防病治病，保护人民健康

考点：执业医师的职责

解析：执业医师应当坚持人民至上，生命至上，发扬人道主义精神，履行防病治病、保护人民健康的神圣职责。故本题选 E。

6. 具有高等学校相关医学专业专科以上学历，参加执业助理医师资格考试，应在执业医师指导下，在医疗卫生机构中

A. 参加医学专业工作实践一年

B. 参加医学专业工作实践二年

C. 参加医学专业工作实践三年

D. 参加医学专业工作实践五年

E. 参加医学专业工作实践十年

考点：执业助理医师资格考试的条件

解析：执业助理医师资格考试的条件：①具有高等学校相关医学专业专科以上学历，在执业医师指导下，在医疗卫生机构中参加医学专业工

作实践满一年的，可以参加执业助理医师资格考试。②以师承方式学习中医满三年，或者经多年实践医术确有专长的，经县级以上人民政府卫生健康主管部门委托的中医药专业组织或者医疗卫生机构考核合格并推荐。故本题选 A。

7. 下列情形可以进行医师执业注册的是

  A. 受吊销医师执业证书行政处罚，自处罚决定之日起至申请注册之日止不满 1 年的

  B. 受吊销医师执业证书行政处罚，自处罚决定之日起至申请注册之日止不满 2 年的

  C. 受吊销医师执业证书行政处罚，自处罚决定之日起满 2 年不满 3 年的

  D. 受刑事处罚，自刑罚执行完毕之日起至申请注册之日止不满 1 年的

  E. 受刑事处罚，自刑罚执行完毕之日起至申请注册之日止不满 2 年的

考点：不予注册的情形

解析：有下列情形之一的，不予注册：①无民事行为能力或者限制民事行为能力。②受刑事处罚，刑罚执行完毕不满二年或者被依法禁止从事医师职业的期限未满。③被吊销医师执业证书不满二年。④因医师定期考核不合格被注销注册不满一年。⑤法律、行政法规规定不得从事医疗卫生服务的其他情形。故本题选 C。

8. 下列除哪项外，均是《医师法》中规定的医师在执业活动中享有的权利

  A. 放弃救治不缴纳医疗费用的患者

  B. 在执业范围内进行医学诊查

  C. 在执业范围内出具相应的医学证明文件

  D. 参加专业培训，接受继续医学教育

  E. 享受国家规定的福利待遇

考点：执业医师的权利★

解析：《医师法》中规定医师在执业活动中享有下列权利：①在注册的执业范围内，按照有关规范进行医学诊查、疾病调查、医学处置，出具相应的医学证明文件，选择合理的医疗、预防、保健方案。②获取劳动报酬，享受国家规定的福利待遇，按照规定参加社会保险并享受相应待遇。③获得符合国家规定标准的执业基本条件和职业防护装备。④从事医学教育、研究、学术交流。⑤参加专业培训，接受继续医学教育。⑥对所在医疗卫生机构和卫生健康主管部门的工作提出意见和建议，依法参与所在机构

的民主管理。⑦法律、法规规定的其他权利。除 A 外其他选项均属于医师享有的权利。故本题选 A。

9. 下列各项，属于医师执业规则的是

  A. 从事医学教育、研究、学术交流

  B. 依法参与所在机构的民主管理

  C. 参加专业培训，接受继续教育

  D. 努力钻研业务，提高技术水平

  E. 对需要紧急救治的患者，医师应当采取紧急措施进行诊治

考点：医师执业规则

解析：对需要紧急救治的患者，医师应当采取紧急措施进行诊治属于医师的执业规则。努力钻研业务，提高医学专业技术水平属于执业医师的义务。余参见 8 题。故本题选 E。

10. 非医师行医构成犯罪的处理形式是

  A. 没收违法生产、销售的药品和违法所得

  B. 罚款金额

  C. 吊销许可证

  D. 追究刑事责任

  E. 停产、停业整顿

考点：《医师法》规定的刑事责任

解析：《医师法》第六十三条：违反本法规定，构成犯罪的，依法追究刑事责任。故本题选 D。

11. 根据《处方管理办法》，医师开具的普通药品处方一般不得超过的用量限定是

  A. 3 日用量

  B. 5 日用量

  C. 7 日用量

  D. 9 日用量

  E. 12 日用量

考点：处方的管理规定

解析：《处方管理办法》第十九条规定：处方一般不得超过 7 日用量；急诊处方一般不得超过 3 日用量；对于某些慢性病、老年病或特殊情况，处方用量可适当延长，但医师应当注明理由。故本题选 C。

12. 传染性非典型肺炎防治工作应坚持的原则是

  A. 预防为主、防治结合、分类管理、依靠科学、依靠群众

  B. 预防为主、及时隔离、依靠科学、防治结合、加强监督

  C. 有效预防、宣传教育、加强监测、防治结合、科学管理

D. 预防控制、分级负责、依靠科学、防治结合、及时隔离

E. 预防为主、及时控制、科学治疗、统一监测、防治结合

考点：我国对传染病防治实行的方针

解析：我国对传染病防治实行的方针国家对传染病防治实行预防为主的方针，防治结合、分类管理、依靠科学、依靠群众。故本题选 A。

13. 下列不属于乙类传染病的是

A. 艾滋病

B. 病毒性肝炎

C. 流行性感冒

D. 狂犬病

E. 麻疹

考点：法定传染病的分类★

解析：甲类传染病为鼠疫、霍乱。乙类传染病为传染性非典型肺炎、艾滋病、病毒性肝炎、脊髓灰质炎、人感染高致病性禽流感、人感染H7N9 禽流感、麻疹、流行性出血热、狂犬病、流行性乙型脑炎、登革热、炭疽、细菌性和阿米巴性痢疾、伤寒和副伤寒、流行性脑脊髓膜炎、百日咳、白喉、猩红热、布氏菌病、淋病、梅毒、钩端螺旋体病、疟疾、肺结核、新生儿破伤风、血吸虫病、新型冠状病毒肺炎。丙类传染病为流行性感冒（甲型 H1N1 流感）、流行性腮腺炎、风疹、急性出血性结膜炎、麻风病、流行性和地方性斑疹伤寒、黑热病、包虫病、丝虫病，除霍乱、细菌性和阿米巴性痢疾、伤寒和副伤寒以外的感染性腹泻病，手足口病。故本题选 C。

14. 根据传染病防治法，下列哪种疾病不按甲类传染病管理

A. AIDS

B. SARS

C. 肺炭疽

D. 鼠疫

E. 霍乱

考点：法定传染病的分类★

解析：AIDS 为乙类传染病，不按甲类传染病管理。甲类传染病包括鼠疫和霍乱，SARS、肺炭疽和新型冠状病毒肺炎虽然为乙类传染病，但按照甲类传染病管理。故本题选 A。

15. 属于乙类传染病，依法采取甲类传染病防控措施的是

A. 艾滋病

B. 流行性出血热

C. 肺炭疽

D. 鼠疫

E. 肺结核

考点：法定传染病的分类★

解析：参见 14 题。故本题选 C。

16. 必须按照国务院卫生行政部门的有关规定，严格执行消毒隔离制度，防止发生医院感染和医源性感染的机构是

A. 疾病控制中心

B. 卫生监督所

C. 预防保健机构

D. 医疗机构

E. 卫生行政管理机构

考点：各级医疗机构在传染病预防控制中的职责★

解析：各级医疗机构必须严格执行国务院卫生行政部门规定的管理制度、操作规范，防止传染病的医源性感染和医院感染。应当确定专门的部门或者人员，承担传染病疫情报告、本单位的传染病预防、控制以及责任区域内的传染病预防工作；承担医疗活动中与医院感染有关的危险因素监测、安全防护、消毒、隔离和医疗废物处置工作。各级疾病预防控制机构在传染病预防控制中履行下列职责：①实施传染病预防控制规划、计划和方案；②收集、分析和报告传染病监测信息，预测传染病的发生、流行趋势；③开展对传染病疫情和突发公共卫生事件的流行病学调查、现场处理及其效果评价；④开展传染病实验室检测、诊断、病原学鉴定；⑤实施免疫规划，负责预防性生物制品的使用管理；⑥开展健康教育、咨询，普及传染病防治知识；⑦指导、培训下级疾病预防控制机构及其工作人员开展传染病监测工作；⑧开展传染病防治应用性研究和卫生评价，提供技术咨询。故本题选 D。

17. 医疗机构发现甲类传染病时，应及时采取措施是

A. 疑似病人确诊前在指定场所单独隔离治疗

B. 医疗机构内病原携带者的密切接触者予以隔离治疗

C. 宣布本行政区域为疫区

D. 向卫生行政部门提出疫情控制方案

E. 封闭被传染病病原体污染的公共饮用水源

考点：医疗机构发现传染病时应采取的措

施★

解析：医疗机构发现甲类传染病时，应及时采取措施：①对病人、病原携带者，予以隔离治疗，隔离期限根据医学检查结果确定。②对疑似病人，确诊前在指定场所单独隔离治疗。③对医疗机构内的病人、病原携带者、疑似病人的密切接触者，在指定场所进行医学观察和采取其他必要的治疗措施。拒绝隔离治疗或者隔离期未满擅自脱离隔离治疗的，可以由公安机关协助医疗机构采取强制隔离治疗措施。故本题选 A。

18.《传染病防治法》规定应予以隔离治疗的是
　　A. 疑似传染病病人
　　B. 甲类传染病病人
　　C. 甲类传染病病人和病原携带者
　　D. 乙类传染病病人和病原携带者
　　E. 除艾滋病病人、炭疽中的肺炭疽以外的乙类传染病病人

考点：医疗机构发现传染病时应采取的措施★

解析：参见 17 题。故本题选 C。

19. 下列各项，不属全国突发事件应急预案内容的是
　　A. 突发事件应急处理技术和监测机构及其任务
　　B. 突发事件应急处理专业队伍的建设和培训
　　C. 突发事件信息的收集、分析、报告、通报制度
　　D. 突发事件的立法规划方案
　　E. 突发事件的分级和应急处理工作方案

考点：突发公共卫生事件应急预案的主要内容

解析：全国突发事件应急预案内容：①突发事件应急处理指挥部的组成和相关部门的职责。②突发事件的检测与预警。③突发事件信息的收集、分析、报告、通报制度。④突发事件应急处理技术和监测机构及其任务。⑤突发事件的分级和应急处理工作方案。⑥突发事件预防、现场控制，应急设施、设备、救治药品和医疗器械以及其他物资和技术的储备与调度。⑦突发事件应急处理专业队伍的建设和培训。故本题选 D。

【B1 型题】

　　A. 诊疗权

　　B. 健康教育权
　　C. 医学继续教育权
　　D. 特殊干涉权
　　E. 自我保护权

20. 医生参加专业培训，学习新知识、新技能，属于

21. 医生根据患者情况对其所患疾病做出诊断、治疗，属于

考点：执业医师的权利★
解析：参见 8 题。故 20 题选 C，21 题选 A。

　　A. 劣药
　　B. 假药
　　C. 残次药品
　　D. 仿制药品
　　E. 特殊管理药品

22. 超过有效期的药品是

23. 所标明的适应证或者功能主治超出规定范围的药品是

考点：禁止生产（包括配制）、销售假药与劣药★

解析：劣药包括：①未标明有效期或者更改有效期的。②不注明或者更改生产批号的。③超过有效期的。④直接接触药品的包装材料和容器未经批准的。⑤擅自添加着色剂、防腐剂、香料、矫味剂及辅料的。⑥其他不符合药品标准规定的。假药包括：①国务院药品监督管理部门规定禁止使用的。②依照本法必须批准而未经批准生产、进口，或者依照本法必须检验而未经检验即销售的。③变质的。④被污染的。⑤使用依照本法必须取得批准文号而未取得批准文号的原料药生产的。⑥所标明的适应证或者功能主治超出规定范围的。故 22 题选 A，23 题选 B。

　　A. 鼠疫
　　B. 流行性感冒
　　C. 百日咳
　　D. 麻风病
　　E. 流行性腮腺炎

24. 属于甲类传染病的是

25. 属于乙类传染病的是

考点：法定传染病的分类
解析：参见 13 题。故 24 题选 A，25 题选 C。

　　A. 公安机关

B. 人民法院

C. 疾病预防控制机构

D. 县级以上地方人民政府

E. 卫生行政部门

26. 对传染病的发生、流行及影响因素进行监测的部门是

27. 报上级部门决定后，可以宣布本行政区域全部或部分为疫区的部门是

考点：国家建立传染病预防的相关制度、各级政府部门在传染病发生时应采取的紧急措施

解析：各级疾病预防控制机构对传染病的发生、流行以及影响其发生、流行的因素进行监测；对国外发生、国内尚未发生的传染病或者国内新发生的传染病，进行监测。甲类、乙类传染病暴发、流行时，县级以上地方人民政府报经上一级人民政府决定，可以宣布本行政区域部分或者全部为疫区；国务院可以决定并宣布跨省、自治区、直辖市的疫区。故 26 题选 C，27 题

选 D。

A. 在必要时可以采取停工、停业、停课等措施

B. 承担本单位的传染病预防、控制以及责任区域内的传染病预防工作

C. 做出对甲类传染病疫区实施封锁管理的决定

D. 承担责任范围内的传染病监测管理工作

E. 对违反《中华人民共和国传染病防治法》的行为给予行政处罚

28. 各级各类卫生防疫机构按照专业分工应

29. 各级各类医疗保健机构设立的预防保健组织或人员应

考点：各级医疗机构和疾病预防控制机构在传染病预防控制中的职责 ★

解析：参见 16 题。故 28 题选 D，29 题选 B。